中国卫生健康人才发展报告

（2022）

国家卫生健康委人才交流服务中心　组织编写

U0245876

人民卫生出版社

·北　京·

图书在版编目（CIP）数据

中国卫生健康人才发展报告.2022 / 国家卫生健康委人才交流服务中心组织编写.—北京：人民卫生出版社，2023.10

ISBN 978-7-117-35396-0

Ⅰ.①中…　Ⅱ.①国…　Ⅲ.①医疗保健事业–人才培养–研究报告–中国–2022　Ⅳ.①R199.2

中国国家版本馆 CIP 数据核字（2023）第 188323 号

人卫智网	www.ipmph.com	医学教育、学术、考试、健康，购书智慧智能综合服务平台
人卫官网	www.pmph.com	人卫官方资讯发布平台

中国卫生健康人才发展报告（2022）
Zhongguo Weisheng Jiankang Rencai Fazhan Baogao（2022）

组织编写：国家卫生健康委人才交流服务中心
出版发行：人民卫生出版社（中继线 010-59780011）
地　　址：北京市朝阳区潘家园南里 19 号
邮　　编：100021
E - mail：pmph @ pmph.com
购书热线：010-59787592　010-59787584　010-65264830
印　　刷：天津市光明印务有限公司
经　　销：新华书店
开　　本：787×1092　1/16　印张：19
字　　数：462 千字
版　　次：2023 年 10 月第 1 版
印　　次：2023 年 11 月第 1 次印刷
标准书号：ISBN 978-7-117-35396-0
定　　价：78.00 元
打击盗版举报电话：010-59787491　E-mail：WQ @ pmph.com
质量问题联系电话：010-59787234　E-mail：zhiliang @ pmph.com
数字融合服务电话：4001118166　E-mail：zengzhi @ pmph.com

《中国卫生健康人才发展报告（2022）》
编写委员会

编　委（按姓氏笔画排序）

万新华　马达飞　马志勇　王　军　王　青　王　玲

王江红　王兴鹏　文黎敏　方建宁　厉将斌　石力文

史穆然　冯晓飞　吕汪斌　吕金捍　朱　珠　朱　榆

刘美岑　刘晓飞　刘清伟　闫丽娜　李迪郁　李晓燕

李淑婷　李福军　杨　翠　吴满红　何栩如　汪本奎

宋祎玮　宋益平　张　宏　张　蓓　张迎春　张君君

张学高　张思国　张彦杰　陈　文　武　宁　林汉群

祎莉娜　赵明阳　赵隽祎　南　瑾　南沐辰　侯丽红

宫芳芳　贾瑶瑶　徐　童　徐　魏　徐小平　徐春燕

高　翔　郭　姣　唐远航　崔文娟　崔文彬　董国庆

鲁　冰　蔡海燕　戴立萍　魏华林

秘　书　冯晓飞

前　言

　　百年大计，人才为先。党中央历来高度重视人才工作，党的十八大以来，党中央作出人才是实现民族振兴、赢得国际竞争主动的战略资源的重大判断。2021年9月召开的中央人才工作会议上，习近平总书记强调，要坚持党管人才，坚持面向世界科技前沿、面向经济主战场、面向国家重大需求、面向人民生命健康，深入实施新时代人才强国战略，全方位培养、引进、用好人才，加快建设世界重要人才中心和创新高地。在党的二十大报告里，党中央高瞻远瞩地提出了深入实施科教兴国战略、人才强国战略、创新驱动发展战略，开辟发展新领域新赛道，不断塑造发展新动能新优势的最新要求。这些重要论述和战略部署为我国未来的人才工作指明了方向，擘画了蓝图。

　　卫生健康人才是推进健康中国战略实施、推动我国医疗卫生健康事业发展的第一资源。党的十八大以来，以习近平同志为核心的党中央坚持把人民健康放在优先发展的战略位置，坚持"人民至上、生命至上"，持续深入推进医药卫生体制改革，卫生人才队伍整体素质不断提高，卫生健康事业取得显著成就，健康中国战略稳步推进。虽然卫生健康人才队伍建设取得了长足的进步，但是必须看到，我国卫生健康人才工作同新形势、新任务、新要求相比还有很多不适应的地方。面向"十四五"，在全面推进健康中国建设，朝着健康中国远景目标奋进的新起点，国家卫生健康委人才交流服务中心（简称"人才中心"）作为承担卫生健康行业人才评价、人才服务、人才培训、人才研究、国际合作交流等职能的国家级专业人才服务机构，将按照人才强国战略要求，面向人民生命健康，认真贯彻落实国家卫生健康委党组决策部署，围绕卫生健康人才培养、评价、使用、激励等人才服务关键环节，积极发挥卫生健康行业人才队伍建设智囊作用，为建设高质量卫生健康人才队伍贡献力量。为系统总结新时代新阶段我国卫生健康人才队伍现状，为未来我国卫生健康人才队伍建设发展提出针对性的策略建议，人才中心以卫生健康人才发展重点领域、重点问题为导向，邀请相关专家学者共同编写《中国卫生健康人才发展报告（2022）》。

　　本书汇集了卫生健康人才队伍研究相关学者及实践管理者的智慧和力量。全书结合我国卫生健康人才队伍近五年来发展情况，对卫生健康人才发展中具有普遍性、代表性、深层次的关键问题进行了梳理与分析，并重点关注了卫生健康人才队伍在引进、培养、激励、评价使用等方面具有典型代表意义的管理实践案例。全书分为四篇，第一篇主要概述我国卫生健康人才发展情况；第二篇阐述了卫生健康人才队伍现状与发展策略，从医师人才、护理人才、药师人才、技师人才、卫生管理人才、基层卫生健康人才、公共卫生人才、中医药人才8个方面系统分析了当前卫生健康人才队伍的发展情况，并针对各支队伍建设问题提出相关策略建议；第三篇着眼卫生健康人才评价，结合人才中心的主责主业，从人才评价概述、卫生健康人才评价的现状、卫生健康人才评价信息化建设、卫生健康人才评价展望4个方面展示了当前我国卫生健康人才评价工作的全貌；第四篇卫生健康人才队伍建设管理实践从卫生职称制度、职称评聘、公立医院的绩效考核管理及人事薪酬制度改革、医联体人才队伍建设等方面展示了当前各地具有典型代表意义的管理实践案例,案例编写者为来自人才中心、浙江大学医学院附属邵逸夫医院、香港大学深圳医院、上海申康医院发展中心、宁夏回族自治区人民医院、四川大学华西医院、重庆市卫生健康委员会、深圳市罗湖医院集团、河北雄安新区管理委员会9家单位机构的相关人员。

　　风物长宜放眼量。卫生健康人才队伍建设是一项系统工程,完善人才队伍建设的制度和机制等也不可能一蹴而就。本书的编写旨在交流经验、分享成果,希望能给读者提供卫生健康行业人才队伍建设主题上有意义、有价值的信息和参考。书中有部分章节特别是相关案例源于作者相关报告、论著或论文,其内容基本保持了原文的风貌,其数据、引文、结论等均来自原作者观点。由于编写水平有限,书中的疏漏与不足在所难免,恳请读者批评指正!

编　者
2023 年 8 月

目　　录

第一篇

卫生健康人才发展概况

　　人才是第一资源,卫生健康人才是健康中国建设的重要支撑。近年来,卫生健康部门按照中央人才工作战略部署,积极推进人才工作,强化人才在助力医改、推进实施健康中国战略中的支撑作用,加快推进卫生健康人才队伍建设,完善卫生健康人才发展政策,提升卫生健康人才治理水平,卫生健康人才工作取得显著成效。

第一章　卫生健康人才队伍发展现状

近年来,适应卫生健康服务需求的快速增长,我国卫生健康人才队伍发展迅速,人才素质不断提升,人才结构逐步优化。

一、人才规模不断扩大

截至 2020 年底,我国卫生人员总数达 1 347.5 万人,是 1949 年新中国成立之初卫生人员总数(54.1 万)的 25 倍(图 1-1-1)。卫生人员中,卫生技术人员达 1 067.8 万人,占卫生人员总量的 79.2%,专业技术人员的主体地位逐步凸显。执业(助理)医师 408.6 万人,注册护士 470.9 万人,保持快速增长,"十三五"期间执业(助理)医师和注册护士年均增速分别达到 6.2% 和 8.2%,均高于卫生技术人员(6.1%)和卫生人员(4.9%)的年均增速。千人口执业(助理)医师达 2.90 人,千人口注册护士达 3.34 人。

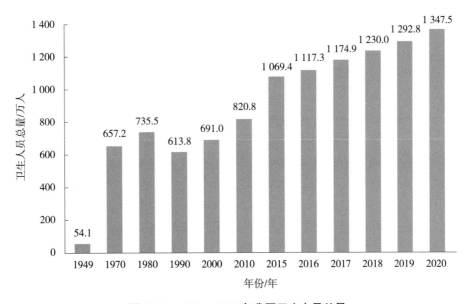

图 1-1-1　1949—2020 年我国卫生人员总量

二、人才质量逐步提升

卫生技术人员中,大学本科及以上学历者占比达 42.1%,执业(助理)医师逐步转向以大学本科学历为主,注册护士学历结构逐步转向以大专层次为主,本科及以上执业(助理)医师和注册护士分别达到 59.5% 和 28.9%。中高级职称卫生技术人员占 28.7%,其中执业

（助理）医师和注册护士中高级职称者分别达到44.7%和19.3%。基层医疗人才专业化水平逐步提升，社区卫生服务中心卫生技术人员学历从以大专为主转向以大学本科为主，乡镇卫生院从以中专为主转向以大专为主，村卫生室人员中执业（助理）医师占比由2015年的21.4%提高至2020年的32.2%。

三、人才结构不断优化

医护比例倒置局面彻底扭转，医护比达1∶1.15。2019年起，农村地区医护比倒置问题开始扭转，达1∶1.02。紧缺专业人才队伍得到加强，全科医生数量增长迅速，达40.9万人，与2015年相比，年均增长率达到16%，每万人口全科医生数增至2.9人。每千儿童儿科执业（助理）医师数达0.64人，比2015年增加了0.15人；每10万人口精神卫生执业（助理）医师和注册护士数分别达3.25人和7.96人，比2015年分别增加了1.24人和3.77人；康复医学科执业（助理）医师所占比重由2015年的0.8%提升至2020年的1.2%；麻醉、重症医学、急诊医学等人才队伍短缺局面有所缓解。

四、人才配置不断加强

近年来，随着强基层系列政策的出台，农村卫生人才配置水平有所加强，农村千人口卫生技术人员、执业（助理）医师和注册护士数分别达到5.18人、2.06人和2.1人［含精神病专科医院和精神病防治所（站、中心）执业（助理）医师和注册护士］。东、中、西部地区间人才配置差异逐步缩小，西部地区千人口卫生技术人员数达到7.74人，高于东部地区（7.67人）和中部地区（7.26人）配置水平。2020年，西部地区医护比达到1∶1.27，高于东部（1∶1.09）和中部（1∶1.16）地区。2020年，全国31个省（区、市）千人口卫生技术人员数达到7.57人，北京等10省（区、市）千人口卫生技术人员数超过8人。

（马达飞　张宏　李晓燕　高翔）

第二章 卫生健康人才队伍建设与发展的探索

一、坚持党管人才,加强卫生健康人才队伍建设的统一部署

2016 年 8 月,习近平总书记在全国卫生与健康大会上指出,广大医务人员是医药卫生体制改革的主力军,要从提升薪酬待遇、发展空间、执业环境、社会地位等方面入手,调动广大医务人员积极性、主动性、创造性。按照中央人才工作的统一部署,卫生健康部门先后印发《医药卫生中长期人才发展规划(2011—2020 年)》《"十三五"全国卫生计生人才发展规划》《"十四五"卫生健康人才发展规划》等文件,坚持人才优先发展,系统谋划,统一布局,有序推进卫生健康人才队伍稳步发展。2019 年 12 月 28 日,第十三届全国人大常委会第十五次会议通过《中华人民共和国基本医疗卫生与健康促进法》,并设医疗卫生人员专章,从医疗卫生人才培养、人事薪酬奖励、执业环境等方面明确法律规范。

二、聚焦人才短板,积极推进基层卫生人才队伍建设

近年来,各级政府高度重视基层卫生人才队伍建设,以全科医生为重点,完善政策、优化环境,稳步优化加强基层人才队伍,基层卫生人才工作取得显著成效。

一是以项目为抓手,引导人才下到基层、扎根基层。争取财政专项资金,设立"乡镇卫生院招聘执业医师""全科医生特设岗位计划"等项目,为基层医疗卫生机构补充人才,并通过各种激励手段,引导人才留在基层。

二是加大基层卫生人才培养培训力度。实施农村订单定向培养、全科医生培养培训、基层卫生人员培训、县级骨干医师培训、西部卫生人才培养等项目,提升基层卫生人员服务能力。

三是采取对口支援和人才帮扶等人才柔性流动措施。继续推进组织开展三级医院对口帮扶贫困县医院、万名医师支援农村卫生工程、国家医疗队巡回医疗等,推进城市卫生人员对口支援农村卫生工作。

四是提升基层医务人员薪酬待遇。近年来,各级卫生行政部门积极推动落实"两个允许",探索建立"公益一类保障与公益二类管理相结合"的运行新机制,在加大政府投入保障力度的同时,充分调动基层积极性,逐步完善基层医疗卫生机构绩效工资政策。2018 年,《关于完善基层医疗卫生机构绩效工资政策 保障家庭医生签约服务工作的通知》(人社部发〔2018〕17 号)中明确提出"要统筹平衡与当地县区级公立医院绩效工资水平的关系,合理核定基层医疗卫生机构绩效工资总量和水平",明确签约服务费可用于人员薪酬分配。

五是优化基层卫生人才管理制度。遵循基层人才成长规律,探索建立符合基层工作实际的职称评审与岗位管理政策。2015 年,人力资源和社会保障部、国家卫生计生委联合印

发《关于进一步改革完善基层卫生专业技术人员职称评审工作的指导意见》,明确基层卫生专业技术人员职称评审中坚持"干什么、评什么",论文、外语、科研不再是基层卫生人员职称晋升的"绊脚石"。同时,为拓展基层卫生人才职业发展空间,部分地区逐步提高基层中、高级岗位比例,优化岗位结构。

三、以薪酬制度改革为抓手,着力推进公立医院人事薪酬制度改革

一是按照习近平总书记"两个允许"的总体要求,2017年1月,国家开启公立医院薪酬制度改革试点,2018年年底改革试点扩面、提速、深化,试点范围已扩大至全国31个省(区、市)的2 800余家公立医院。围绕着合理确定薪酬水平、优化薪酬结构、改革主要负责人薪酬、完善考核评价以及多渠道筹措资金来源等内容,积极探索符合医疗卫生行业特点的薪酬制度。在公立医院绩效考核中,通过设置相关的人才标准,改革完善运行机制和医务人员激励机制,建立与岗位职责、工作业绩、实际贡献紧密联系的分配激励机制,体现医务人员技术劳务价值,引导医院人才建设发展。

二是落实公立医院用人自主权的要求,积极推动按需设岗、因事定岗,科学设置岗位系列和等级,优化岗位结构比例。宁夏回族自治区人民医院打破现行事业单位岗位设置标准,按照"核心层、骨干层、基本层"岗位标准,分设医疗、医技、护理、管理和保障5类岗位,其中医疗、医技、管理和保障设3岗8级,护理设4岗10级。香港大学深圳医院实行自主定岗,将岗位分为医生、护理、医技、科研、管理、支援6个系列,其中医生分为高级顾问医生、顾问医生、副顾问医生、高级医生、驻院医生5个级别。设立医生辅助岗位,如医生助理、B超技术员、牙科治疗师、临床助理员等。

三是创新编制模式,积极推进公立医院编制管理方式改革。各地在核定编制标准、统筹编制资源、编制管理模式等方面作了积极探索,如湖南、甘肃、内蒙古等省、自治区依据核定床位数核增了编制标准;山西、浙江等省探索在医共体范畴内统筹调配使用人员编制;安徽省探索实施编制周转池制度,通过统筹存量编制资源满足公立医院编制需求。

四、立足行业需求,着力推进医学人才培养体系创新发展

一是密集出台政策,完善医学人才培养政策体系。近年来,围绕构建具有中国特色、更高水平的医学人才培养体系,国家相继出台了《关于医教协同深化临床医学人才培养改革的意见》《关于深化医教协同进一步推进医学教育改革与发展的意见》《关于加快医学教育创新发展的指导意见》等纲领性文件,立足基本国情,以服务需求为导向,优化医学教育专业结构,全面提高人才培养质量,引领医学教育创新发展。

二是包括院校教育、毕业后教育、继续教育三阶段连续统一的临床医学人才培养体系基本确立。适应行业特点的临床医学人才培养制度基本建立,逐步明确以"5+3"为主体、"3+2"为补充的临床医学人才培养体系。住院医师规范化培训制度建设取得突破性进展,各地普遍高度重视住院医师规范化培训工作,培训体系不断健全,培训管理逐步规范,培训质量稳步提升,实现了与国际主流医师教育培训模式和行业惯例接轨。继续教育实施方式得到优化,培训内容更贴近医疗工作实际。

三是多措并举,进一步加大了基层、紧缺专业人才培养力度。通过订单定向免费医学生、转岗培训、岗位培训以及全科方向的住院医师规范化培训,加强了全科医生培养。引导

和支持高校扩大儿科、康复、精神科、麻醉、重症、老年医学等专业招生规模,加大对紧缺人才培养项目的支持力度,逐步缓解人才紧缺局面。

五、遵循实践规律,逐步完善卫生健康人才评价制度

为适应卫生健康人才发展的新要求,更好发挥人才评价"指挥棒"作用,按照中央关于深化职称制度改革的统一要求,卫生职称评审遵循行业特点和人才成长规律,坚持分层分类评价,积极探索坚持德才兼备、突出实践能力业绩导向的评价制度。一是各地在开展高级职称评审过程中,普遍引入病历、疑难病症诊治记录等评价手段,真实衡量临床人员的工作能力;二是结合基层工作实际,突出考核职业素养、临床能力、实践经验等,引导基层人才重水平、重质量、重业绩;三是选择部分具备自主评审能力的医疗机构,稳慎试点评审权下放,结合岗位管理要求,健全卫生职称评审体系,优化评审条件,积极探索了不同的自主评审模式。在开展上述探索的基础上,及时总结经验、升华提炼,2021 年,人力资源社会保障部、国家卫生健康委、国家中医药局发布了《关于深化卫生专业技术人员职称制度改革的指导意见》,为下一步推进职称制度改革提供依据。

（马达飞　张　宏　李晓燕　高　翔）

第三章 卫生健康人才队伍
建设与发展存在的问题

总体来看,我国卫生健康人才工作和人才队伍建设取得了显著的成效,人才数量快速增长,人才素质显著提高。但同时,卫生健康人才发展的一些结构性、制度性矛盾依然突出,人才结构和分布尚不合理,人才发展的制度机制及政策环境有待完善,需要找准主要矛盾、把握关键问题,切实推进卫生健康人才高质量发展。

一、卫生健康人才结构性问题仍较为突出

目前,我国卫生人力资源结构与健康服务需求之间的协调性有待于进一步增强,卫生人才专业结构尚不能很好地适应多层次、多样性、个性化的健康服务需求,与全面推进健康中国建设的总体要求存在差距。

1. 基层与公共卫生人才队伍仍是短板 "十三五"期间,我国卫生健康人才总量增加了20.9%,但基层卫生人员和专业公共卫生机构人员仅分别增长了15.5%和2.2%,年均增速分别为3.7%和0.6%,远低于同期全国卫生人员总量的增长速度(4.9%)和医院的增长速度(6.1%)。基层卫生人员占卫生健康人才总量的比重逐年下降,由2015年的33.7%下降到2020年的32.2%。专业公共卫生人员中,疾病预防控制机构和卫生监督机构人员绝对量逐年减少,总量分别减少了0.33万人和0.19万人。

我国公共卫生人才培养总体数量和质量不足,且因社会地位和待遇不高造成人才流失严重。2020年,我国执业(助理)医师队伍中,公共卫生医师只有11.8万人,仅占2.9%,人员规模远小于口腔(27.8万)、中医(68.3万)和临床(300.7万)类别医师数量。学历结构方面,我国各级疾病预防控制中心人员中,本科及以上学历占比为49.6%,大专及以下学历占比为50.4%。由于我国预防医学等公共卫生专业毕业生的待遇普遍不高,公共卫生人员职称晋升相对困难,成就感和社会地位较低,导致公共卫生专业的生源质量存在较大问题,公共卫生专业学生毕业后转行比例很高,人才流失严重。

2. 卫生人才资源地域配置不均,城乡差距仍较大 2020年,我国城市和农村地区千人口卫生人员数分别为11.46人和5.18人,千人口执业(助理)医师数分别为4.25人和2.06人,千人口注册护士数分别为5.4人和2.1人。城市千人口卫生技术人员、执业(助理)医师、注册护士数分别为农村的2.21倍、2.06倍和2.57倍。2015—2017年,城市、农村卫生人才配备的差距一直在拉大,其中,千人口卫生技术人员数差距由2015年的6.31人拉大到2017年的6.59人,千人口医师数差距由1.65人拉大到2.29人,千人口护士数差距由2.2人拉大到3.39人。从2017年开始,在国家"强基层"系列人才政策和措施的合力推动下,这

一趋势开始出现"拐点",城乡差距开始逐年缩小。

3. 紧缺专业等人才缺口仍较大　据统计,2020 年全科医生占执业(助理)医师的比重仅为 10%,远低于国际上 30%~60% 的平均水平。我国每千名 0~14 岁儿童仅有 0.64 名儿科医师,低于世界卫生组织规定的千名儿童拥有 1.5 名儿科医师的要求。我国每十万人口精神科医师数为 3.25 人,而俄罗斯和美国每十万人口精神科医师数分别为 11 人和 12 人。我国每十万人口康复科医师 3.47 人,而国际通行标准是每十万人口 8 名康复治疗师。

4. 高层次复合型人才短缺　据统计,截至 2020 年,我国卫生技术人员中具有高级职称的人员比例仅为 8.9%,与世界银行建议的高、中、初级职称人才比例 1:3:1 相比,高层次人才占比偏低。同时,创新型、复合型人才,尤其是"将帅型"的领军人才严重匮乏,临床医疗、公共卫生领域的部分学科和前沿医学研究高层次人才短缺。

二、卫生健康人才供需不匹配问题仍比较严重

1. 医学教育与医疗卫生服务需求不匹配　医学教育在专业设置、招生规模、培养层次等方面与医疗卫生服务需求不匹配,医护比例、医学专业结构不尽合理,医学院校在专业设置、培养方向等方面"趋高"现象仍然突出,追求多设专业、长学制和研究生培养,与医疗卫生对医学人才的需求相比较,医学人才培养呈现数量不少而结构性不足,特别是面向基层和农村的医疗卫生人力资源严重不足,医学人才培养的准确性不高。

2. 医学培养模式与医学人才成长规律不相适应　多数医学院校仍以传统课程体系教学为主,教学内容和方法滞后,盲目追求高学历、高学位,在培养目标上注入很多科研内容,存在"唯学历、唯科技"倾向。部分院校临床实践基地、师资队伍建设比较薄弱,临床实践技能培养水平参差不齐。同时,多数医学毕业生在临床实习阶段准备研究生考试,严重冲击临床实习,生产实习的质量难以保证。

3. 对公共卫生教育重视程度不够　目前,公共卫生教育体系、层级设置、培养内容、教育目标等尚未明确,社会各界对此缺乏统筹兼顾和系统考虑,造成公共卫生专业规模小、人才培养数量少、专业学科结构不合理、师资队伍力量薄弱等问题,严重限制了公共卫生学科的建设与发展。同时,医学教育领域普遍存在着"重治轻防"的现象,多数学科建设项目、国家重点实验室或平台建设项目、人才支持计划对公共卫生人才培养倾斜力度不够,缺乏相应的投入,造成公共卫生人才培养体系被边缘化。

三、卫生人事人才管理制度尚需加大改革力度

近年来,我国在卫生人才培养开发、评价使用、激励保障、流动配置等方面作了一些政策创新,卫生人才管理制度机制有所完善,但影响人才管理的制度性障碍仍然存在,体制机制仍需理顺,政策有待完善。

1. 编制制度改革尚需进一步凝聚共识　现有编制核定政策滞后于医疗服务需求和医院职责任务的变化,使得核定的编制总量往往与医疗卫生机构的实际需求不符,人员超编、"无编可用"现象突出。同时,多数地方和医院均存在空编不准使用的情况。对编制问题,需要进一步深化认识、达成共识,创新编制管理,推进编制备案制,同时妥善处理好编外人员与编内人员"同岗不同酬"的问题。

2. 岗位管理制度需加快改革进度　现行岗位设置与管理政策要求同医疗卫生事业发

展需求不匹配。现有确定的岗位总量和结构比例,与机构人员需求不符,尤其是中高级岗位紧缺局面日趋严重,岗位供求矛盾十分突出。同时,政府主管部门更多从强化事业单位岗位管理的规范性出发,对编制使用、岗位审批与管理、岗位招聘等流程统得太多、管得太死,造成医疗卫生机构岗位管理自主权受限,岗位管理科学性、适宜性不强。

3. 符合行业特点的人才评价机制尚待建立 目前,对各类卫生人员的评价,仍然存在"重科研、轻实践"倾向,评审指标普遍选取资历、学历、论文和科研项目等简单易评的指标,尤其是科研、论文等指标所占比重仍偏大,而对实践能力、工作业绩、创新能力等深层次的指标反映较少。对专业公共卫生人才的评价同样存在科研导向与实用导向混淆不清的问题,职称晋升唯论文、唯科研成果。

4. 人才激励保障机制亟待完善 目前,社会各界普遍认识到医务人员薪酬水平偏低,与其技术和劳务价值不符,认同医务人员薪酬水平应该有所提高,但对于具体水平、高多少、如何核定等尚未达成共识。尤其是医疗机构与公共卫生机构间薪酬差距的合理水平尚不明确。薪酬结构不合理,体现保障功能的基本工资(岗位工资和薪级工资)占比低、保障不力,而体现个人业绩的绩效工资过高,则易导致逐利倾向。基于现阶段财政投入不足、补偿机制不健全、服务价格调整不到位等问题,医务人员薪酬制度改革推进中,如何确保收入经费来源、拓宽医务人员收入空间,成为当前和今后一段时间亟待解决的难题。

(马达飞 张 宏 李晓燕 高 翔)

第四章　卫生健康人才队伍建设与发展策略

党的十九届五中全会通过的《中共中央关于制定国民经济和社会发展第十四个五年规划和二○三五年远景目标的建议》，提出了全面推进健康中国建设的重大任务。全面推进健康中国建设，必须有强大而有力的卫生健康人才队伍作支撑，这也对卫生健康人才工作提出了更高要求。

一、坚持系统观念，推进各类卫生健康人才队伍稳步发展

1. 坚持补短板强弱项，重点加强基层、公共卫生等人才队伍建设　以人人享有基本卫生健康服务为出发点，以提高基层医疗卫生人员的专业素质和技术水平为重点，加强基层医疗卫生人才队伍建设。通过订单定向培养、规范化培训、岗位培训等多种形式，提升基层卫生人才能力素质；通过县域卫生人才一体化配备、城乡对口支援、人才柔性引进、拓展基层人才自主招聘等多种方式，强化基层卫生人才配备；通过完善基层绩效工资政策、实施一类保障二类管理的运行新机制、增加岗位补贴等多种渠道，增强基层卫生岗位的吸引力。适应构建强大的公共卫生体系的需要，加强公共卫生人才队伍建设。完善学校教育、毕业后教育和继续医学教育相衔接的一体化公共卫生教育体系，注重培养一批立足中国卫生国情、具有全球健康视野、具备多学科交叉融合能力、兼顾协调管理潜力的高级复合型公共卫生人才，通过加强岗位管理、加大在岗培训力度、合理评价岗位能力、提升岗位待遇等多种方式，提升公共卫生人员服务水平。

2. 坚持需求导向，着力加强紧缺专业人才和新型健康服务人才队伍建设　根据我国卫生健康服务需求的变化，加强对包括全科医学、儿科、产科、护理、助产、病理、麻醉、康复、急救、重症医学、传染病、精神心理等在内的紧缺专业人才的培养，建立卫生行业紧缺人才需求预测预警机制，动态编制紧缺人才目录。积极应对人口老龄化需求，切实加强老年健康服务人员队伍建设，加快培养一批老年医学、康复、护理、营养、心理和社会工作等方面的专业人才。加强专业技能培训，采取积极措施保障从业者的合法权益。围绕健康产业发展和健康服务新业态，加大包括康复治疗、心理咨询、健康管理、营养、中医药服务等在内的健康服务人才培养和建设力度。

3. 坚持创新驱动发展，加强高层次卫生健康人才队伍建设　以提升医学创新能力和医疗卫生技术水平为核心，造就一批具有国际竞争力的医学杰出人才，打造一批高水平创新团队，注重培养一线创新人才和青年科技人才。培养和引进一批能够在突发公共卫生事件应对、重大疫情应急处置、重大公共卫生问题研判分析等发挥一锤定音作用的公共卫生领域高层次人才，培养一批高技能专业技术骨干人才。

4. 协调发展，统筹推进其他各支卫生人才队伍建设　以适应新时期健康服务需求为导

向,推动精神科、职业健康、卫生监督、卫生健康信息化、卫生管理、中医药等其他各类医药卫生人才队伍协调发展。

二、坚持深化改革,持续推进卫生人事人才管理制度改革创新

1. 遵循人才成长规律,精准对接行业需求,推进人才培养与使用的紧密衔接 加强人才需求分析,优化医学学科专业、类型、层次结构和区域分布。逐步提升医学类专业学历教育层次,增加优质医学人才供给。坚持从医疗卫生机构用人需求出发,明确医学人才培养标准,做实、做好"5+3"医学人才培养体系建设,做到培养标准与用人标准的统一。动态关注医疗服务和健康产业发展需求,加大"临床医学+""医学+""互联网+"等复合型、新型人才培养力度,鼓励具备条件的医学院校或综合性大学充分整合临床医学专业与其他医学专业、医学与其他学科的课程体系、师资队伍、实验条件等,实现各种资源的互补和共享。

2. 深化编制改革,强化岗位管理,全面落实医疗卫生机构用人自主权 以医疗卫生服务实际需求为导向,深化编制管理改革。合理制定公立医疗卫生机构人员编制并建立动态核增机制,转变编制配备理念,由原来的按机构配编逐步转向按区域配编,加大区域内医疗卫生机构编制资源统筹使用力度,盘活存量资源、用好空编资源,编制资源重点向疾病预防控制等公共卫生领域和基层医疗卫生机构倾斜。强化岗位管理,以科学规划岗位为起点,按需设岗、因事定岗、因岗择人、竞聘上岗,人员配置到岗位后,做到因能授职、以岗定薪、岗变薪变,真正实现人员基于岗位的全链条管理。

3. 坚持"以用为本",强化实践导向,完善卫生健康人才评价体系 加快推进新型职业人才评价标准开发工作,明确从事新技术、新职业工作者的成长阶梯和职称评价体系。坚持实践导向,突出品德评价,逐步破除唯论文、唯学历、唯奖项、唯"帽子"等倾向,突出评价人才履行岗位职责的业绩水平和实际贡献,分层分类设置基于岗位需求的职称评价标准,把医生还给临床,把护士还给病人。坚持以用为本,做到人才评价与岗位管理结合、评价结果与激励结合,注重人才评价与人才招聘、岗位聘任、人才激励等人才管理制度的衔接。

4. 落实"两个允许",区分不同医务人员的岗位特点,统筹推进医务人员薪酬体系改革 稳步推进公立医院薪酬制度改革,合理确定公立医院薪酬水平,优化医务人员薪酬结构,着力提高体现保障功能的基本薪酬水平。结合公立医院特点,设置体现行业、岗位特点的津贴补贴项目。强化绩效考核,以服务数量、服务质量和服务效果为核心,建立医务人员绩效评价机制。结合公共卫生人才的职业特点,稳步提高公共卫生人才薪酬水平,逐步缩小专业公共卫生机构与公立医院之间的薪酬差距。同步地区经济增长,建立公共卫生人员稳定的绩效工资增长机制并实行动态调整。加大对专业公共卫生机构的财政保障力度,逐步拓宽专业公共卫生机构经费来源空间。按照"两个允许"的要求,持续推进基层医疗卫生机构"公益一类保障、公益二类管理"的改革举措。完善绩效工资政策,鼓励各地在绩效工资总量水平、奖励性绩效比重、超量劳动补偿机制、特殊岗位专项补助等方面实现较大程度的改革突破。

三、适应现代医院管理需求,推进医院人才队伍高质量发展

**1. 结合医院实际,着力加强医院精神心理、公共卫生、重症医学、感染、卫生信息等专业

人才队伍建设　增加医院精神科医师、护士和心理治疗师的配置数量,探索引进和培养心理咨询师、心理治疗师、康复治疗师和社会工作者等专业人才。加大重症医学专业人才储备,培训普及重症医学的相关知识。适应以互联网为载体、以信息技术为手段的新型医疗健康服务业态的发展需要,引进和培养一批既懂组织管理又懂卫生健康业务和信息技术的复合型信息人才,提升医疗卫生人才的互联网思维。高度重视医院公共卫生人才发展,加大培训,提升临床医生的公共卫生素养。

2. 推进医院岗位设置精细化,强化岗位聘任　以公立医院公益性功能定位为前提,充分考虑社会需求、医院发展、医院人才结构和人才培养等多种因素,精细化开展岗位设置,科学编制岗位说明,明确岗位职责任务、任职条件、工作标准、聘用期限等。同时,科学化开展各类岗位价值评估体系,建立岗位竞聘机制,编制内外人员同等岗位、同等条件下公开竞聘上岗,以岗定薪、岗移薪变,形成能进能出、能上能下的灵活用人机制。

3. 搭建人才培养联盟,建立医院间深层次、常态化人才培养与交流机制　以国际交流助力人才培养,积极参与"一带一路"卫生健康人才合作,加强与共建"一带一路"国家的人才培养合作及交流。探索医联体、医共体内部人才培养机制,顺畅人才交流渠道,以强带弱,带动医院服务能力整体提升。充分利用人才培养联盟渠道,鼓励联盟内医院间人才联合培养,促进和加强医院间创新管理和人才交流。

（马达飞　张　宏　李晓燕　高　翔）

第二篇

卫生健康人才队伍现状与发展策略

第一章　医师人才队伍现状与发展策略

医师是卫生健康事业发展的基础,是保障人民健康、建设健康中国的重要力量。《中华人民共和国医师法》规定医师是指依法取得医师资格,经注册在医疗卫生机构中执业的专业医务人员,包括执业医师和执业助理医师。

第一节　我国医师人才队伍发展现状

一、执业(助理)医师数量

截至 2020 年末,我国执业(助理)医师总量为 408.57 万人,平均每家医疗卫生机构 3.99 人,每千人口执业(助理)医师 2.90 人,占卫生技术人员的比重为 38.26%,医护比为 1∶1.15。

2010—2020 年,我国医师数量逐年增加,增加了 167.24 万人,年均增长率为 5.41%,低于同期卫技人员(6.15%)和注册护士(8.68%);占卫技人员的比重由 41.07% 下降至 38.26%,降低了 2.81 个百分点;每千人口执业(助理)医师数由 1.79 人增加至 2.90 人;医护比由 1∶0.85 转变为 1∶1.15,从 2013 年起医护比倒置情况得到彻底扭转(表 2-1-1)。

表 2-1-1　2010—2020 年执业(助理)医师数量与变化情况

年份 / 年	执业(助理)医师数量 / 万人	占卫技人员比重 /%	每千人口执业(助理)医师 / 人	医护比
2010	241.33	41.07	1.79	1∶0.85
2011	246.61	39.76	1.82	1∶0.91
2012	261.61	39.19	1.94	1∶0.95
2013	279.48	38.76	2.04	1∶1.00
2014	289.25	38.11	2.12	1∶1.04
2015	303.91	37.95	2.22	1∶1.07
2016	319.10	37.74	2.31	1∶1.10
2017	339.00	37.72	2.44	1∶1.12
2018	360.72	37.85	2.59	1∶1.14
2019	386.69	38.08	2.77	1∶1.15
2020	408.57	38.26	2.90	1∶1.15

二、执业（助理）医师构成情况

1. 性别构成　2020 年，我国男性执业（助理）医师占 52.4%，女性占 47.6%。与 2010 年相比，女性医师所占比例提高了 4.7 个百分点（表 2-1-2）。

表 2-1-2　2010—2020 年执业（助理）医师性别构成　　　　　单位：%

性别	2010 年	2015 年	2016 年	2017 年	2018 年	2019 年	2020 年
男性	57.1	55.1	54.7	54.3	53.8	52.9	52.4
女性	42.9	44.9	45.3	45.7	46.2	47.1	47.6

2. 年龄构成　2020 年，执业（助理）医师队伍以中青年（25~44 岁）为主，占 59.1%。与 2010 年相比，中青年医师所占比例降低了 6.8 个百分点，其中 25~34 岁的医师占比降低了 3.8 个百分点；55 岁及以上所占比例提高了 3.6 个百分点（表 2-1-3）。

表 2-1-3　2010—2020 年执业（助理）医师年龄构成　　　　　单位：%

年龄	2010 年	2015 年	2016 年	2017 年	2018 年	2019 年	2020 年
25 岁以下	0.2	0.1	0.2	0.2	0.2	0.2	0.8
25~34 岁	31.7	23.5	23.7	22.1	20.2	25.4	27.9
35~44 岁	34.2	35.2	34.6	34.4	33.9	32.0	31.2
45~54 岁	20.1	24.4	25.5	26.1	25.9	23.8	22.8
55~59 岁	7.5	5.9	5.0	5.5	7.8	7.6	7.1
60 岁及以上	6.2	11.0	11.0	11.8	12.1	10.9	10.2

3. 工作年限构成　2020 年，低年资（工作 10 年以下）的执业（助理）医师占比最高（36.7%），中青年骨干（工作 10~19 年）占 23.7%，高年资（工作 20~29 年）占 21.4%。与 2010 年相比，低年资医师占比增幅较大，提高了 10.1 个百分点，中青年骨干医师占比降幅较大，下降了 9.5 个百分点（表 2-1-4）。

表 2-1-4　2010—2020 年执业（助理）医师工作年限构成　　　　　单位：%

工作年限	2010 年	2015 年	2016 年	2017 年	2018 年	2019 年	2020 年
5 年以下	13.1	10.5	11.8	11.7	10.1	13.7	18.5
5~9 年	13.5	16.0	16.4	16.8	17.6	18.9	18.2
10~19 年	33.2	27.1	25.8	25.1	25.3	24.7	23.7
20~29 年	20.8	25.2	25.4	25.7	25.5	22.6	21.4
30 年及以上	19.4	21.3	20.6	20.7	21.5	20.1	18.1

4. 学历构成　2020 年，执业（助理）医师以本科及以上学历为主，占 59.5%。与 2010 年相比，执业（助理）医师的学历水平明显提高，本科及以上学历占比提高了 16.5 个百分点，

其中研究生学历占比提高了 6.9 个百分点；中专学历占比下降最多,下降了 9.9 个百分点；其次为大专学历,下降了 4.8 个百分点(表 2-1-5)。

表 2-1-5　2010—2020 年执业(助理)医师学历构成　　单位:%

学历	2010 年	2015 年	2016 年	2017 年	2018 年	2019 年	2020 年
研究生	6.9	10.3	11.2	12.0	13.1	13.6	13.8
大学本科	36.1	38.8	40.0	41.0	42.3	43.8	45.7
大专	32.3	30.6	30.0	29.1	28.4	27.9	27.5
中专	22.0	18.3	17.1	16.3	14.8	13.6	12.1
高中及以下	2.7	2.0	1.8	1.6	1.4	1.1	0.9

5. 执业级别构成　2020 年,全国执业(助理)医师中,执业医师 340.17 万人,占 83.26%,执业助理医师 68.40 万人,占 16.74%。与 2010 年相比,执业医师数量增加 142.89 万人(年均增长率为 5.60%),占比提高 1.51 个百分点。执业医师所占比例的提高,与近 10 年医学专业研究生和本科毕业人数相对增加较多有关(表 2-1-6)。

表 2-1-6　2010—2020 年执业(助理)医师执业级别构成

年份 / 年	执业医师		执业助理医师	
	数量 / 万人	占比 /%	数量 / 万人	占比 /%
2010	197.28	81.75	44.04	18.25
2011	202.02	81.92	44.59	18.08
2012	213.88	81.76	47.72	18.24
2013	228.58	81.79	50.90	18.21
2014	237.49	82.11	51.76	17.89
2015	250.84	82.54	53.07	17.46
2016	265.14	83.09	53.96	16.91
2017	282.90	83.45	56.10	16.55
2018	301.04	83.46	59.68	16.54
2019	321.05	83.03	65.64	16.97
2020	340.17	83.26	68.40	16.74

6. 专业分布构成　执业(助理)医师的执业范围包括临床类、中医类、口腔类和公共卫生类 4 类。2020 年,医师执业范围以临床类为主,占 73.6%,其次是中医类,占 16.7%,口腔与公共卫生类别相对较少。与 2010 年相比,临床类别医师所占比例降低了 4.4 个百分点,公共卫生类别降低了 2.4 个百分点,中医类别提高了 4.5 个百分点(表 2-1-7)。

表 2-1-7　2010—2020 年各类别执业（助理）医师分布　　　　单位：%

年份 / 年	临床类别	中医类别	口腔类别	公共卫生类别
2010	78.0	12.2	4.6	5.3
2011	77.3	12.5	4.8	5.3
2012	77.3	14.1	4.4	4.1
2013	77.1	14.3	4.6	4.0
2014	76.8	14.5	4.9	3.9
2015	76.4	14.9	5.1	3.7
2016	76.2	15.1	5.2	3.5
2017	75.6	15.5	5.6	3.3
2018	74.9	16.0	6.0	3.2
2019	74.5	16.2	6.3	3.0
2020	73.6	16.7	6.8	2.9

7. 技术职称构成（专业技术资格）　2020 年，执业（助理）医师以初级职称（师级 / 助理、士级）为主，占 48.9%；中级职称次之，占 26.7%；高级职称（正高、副高）占 18.0%。与 2010 年相比，中级职称所占比例下降 3.4 个百分点，高级职称提高 2.1 个百分点。高、中、初级职称数量比值由 2010 年的 1 : 1.89 : 3.01 转变为 2020 年的 1 : 1.48 : 2.72（表 2-1-8）。

表 2-1-8　2010—2020 年执业（助理）医师技术职称构成　　　　单位：%

技术职称	2010 年	2015 年	2016 年	2017 年	2018 年	2019 年	2020 年
正高	3.8	4.6	4.6	4.7	4.9	4.6	5.1
副高	12.1	12.8	12.8	12.9	13.2	12.4	12.9
中级	30.1	30.1	29.6	28.9	29.0	26.6	26.7
师级 / 助理	37.3	38.1	38.4	37.7	38.5	37.9	38.1
士级	10.6	8.1	8.1	7.8	8.2	11.1	10.8
不详	6.2	6.4	6.4	8.0	6.3	7.3	6.5

三、执业（助理）医师分布

1. 机构分布　我国执业（助理）医师主要分布在医院、基层医疗卫生机构（简称"基层机构"）、专业公共卫生机构（简称"公卫机构"）、其他卫生机构。2020 年，医院、基层机构、公卫机构医师数量分别为 228.26 万人、153.64 万人、25.18 万人，平均每家机构医师数量分别为 64.49 人、1.58 人、17.38 人。2010—2020 年，医院医师数量年均增幅（6.11%）高于基层机构（4.94%）和公卫机构（2.93%）。

从机构分布来看，全国 55.87% 的医师分布在医院，37.60% 分布在基层机构，6.16% 分布在公卫机构。与 2010 年相比，分布在医院中的医师比例提高了 3.62 个百分点，分布在基层机构、公卫机构中的医师比例分别下降了 1.73 个百分点和 1.65 个百分点（表 2-1-9）。

表 2-1-9　2010—2020 年各类机构执业（助理）医师数量与所占比例

年份/年	医院		基层机构		公卫机构		其他机构	
	医师数量/万人	所占比例/%	医师数量/万人	所占比例/%	医师数量/万人	所占比例/%	医师数量/万人	所占比例/%
2010	126.09	52.25	94.91	39.33	18.86	7.82	1.47	0.61
2011	130.68	52.99	96.00	38.93	18.55	7.52	1.38	0.56
2012	140.38	53.66	100.96	38.59	18.90	7.22	1.37	0.52
2013	150.32	53.79	105.01	37.57	22.74	8.14	1.41	0.50
2014	158.44	54.78	106.41	36.79	23.02	7.96	1.38	0.48
2015	169.28	55.70	110.19	36.26	23.09	7.60	1.36	0.45
2016	180.35	56.52	114.54	35.89	22.95	7.19	1.27	0.40
2017	193.25	57.01	121.36	35.80	23.21	6.85	1.18	0.35
2018	205.35	56.93	130.51	36.18	23.66	6.56	1.19	0.33
2019	217.43	56.23	143.66	37.15	24.22	6.26	1.38	0.36
2020	228.26	55.87	153.64	37.60	25.18	6.16	1.49	0.36

注：所占比例 = 各机构执业（助理）医师数 ÷ 执业（助理）医师总数 ×100%。

2. 地区分布　2020 年，东、中、西部地区执业（助理）医师数量分别为 185.45 万人、118.52 万人、104.60 万人，占执业（助理）医师总量的比重分别为 45.39%、29.01%、25.60%。2010—2020 年，东部地区医师数量年均增幅（5.74%）略高于西部地区（5.56%）、中部地区（4.44%）；中部地区医师占比下降 1.80 个百分点，东部地区和西部地区分别提高 1.42 个百分点和 0.38 个百分点（表 2-1-10）。

表 2-1-10　2010—2020 年东、中、西部地区执业（助理）医师数量与所占比例

年份/年	东部		中部		西部	
	数量/万人	所占比例/%	数量/万人	所占比例/%	数量/万人	所占比例/%
2010	106.11	43.97	74.35	30.81	60.86	25.22
2011	109.73	44.50	74.01	30.01	62.87	25.49
2012	117.44	44.89	77.96	29.80	66.20	25.31
2013	126.00	45.08	82.46	29.50	71.03	25.41
2014	129.87	44.90	86.17	29.79	73.21	25.31
2015	136.54	44.93	91.02	29.95	76.35	25.12
2016	144.00	45.13	94.68	29.67	80.41	25.20
2017	153.42	45.26	99.85	29.45	85.73	25.29
2018	165.05	45.76	104.88	29.08	90.78	25.17
2019	176.94	45.76	110.87	28.67	98.88	25.57
2020	185.45	45.39	118.52	29.01	104.60	25.60

注：所占比例 = 各地区执业（助理）医师数 ÷ 执业（助理）医师总数 ×100%。

从人口分布密度来看,2020年东、中、西部地区每千人口执业(助理)医师数量分别为3.06人、2.82人、2.73人。中、西部地区医师人口分布密度基本相当。与2010年相比,中部地区每千人口医师数量增加1.19人,略多于西部(1.17人)和东部地区(0.93人)。

从地理分布密度来看,2020年东、中、西部地区每平方千米执业(助理)医师数量分别为1.75人、0.71人、0.16人。西部地区医师地理分布密度明显低于东、中部地区。与2010年相比,东部地区每平方千米医师数量增加0.75人,远多于中部(0.26人)和西部地区(0.07人)(表2-1-11)。

表2-1-11　2010—2020年东、中、西部地区执业(助理)医师分布密度　单位:%

年份/年	东部		中部		西部	
	每千人口医师数	每平方千米医师数	每千人口医师数	每平方千米医师数	每千人口医师数	每平方千米医师数
2010	2.13	1.00	1.63	0.45	1.56	0.09
2011	2.18	1.03	1.61	0.45	1.60	0.10
2012	2.10	1.11	1.83	0.47	1.82	0.10
2013	2.48	1.19	1.79	0.50	1.79	0.11
2014	2.30	1.22	2.01	0.52	1.99	0.11
2015	2.40	1.29	2.10	0.55	2.10	0.12
2016	2.50	1.36	2.20	0.57	2.10	0.12
2017	2.70	1.44	2.30	0.60	2.30	0.13
2018	2.80	1.55	2.40	0.63	2.40	0.14
2019	3.00	1.67	2.50	0.67	2.60	0.15
2020	3.06	1.75	2.82	0.71	2.73	0.16

注:东、中、西部地区面积为各省份面积总和,每平方千米医师数=各地区医师数/各地区面积。

3. 城乡分布　2020年,城市和农村[1]执业(助理)医师数量分别为217.37万人和191.20万人,占执业(助理)医师总量的比例分别为53.20%、46.80%。从2015年起,城市医师数量开始超过农村,且与"城镇化率"同步。2010—2020年,城市医师数量年均增长率(6.55%)高于农村(4.25%)(表2-1-12)。

表2-1-12　2010—2020年城乡执业(助理)医师数量与所占比例

年份/年	城市		农村	
	医师数量/万人	所占比例/%	医师数量/万人	所占比例/%
2010	115.21	47.74	126.12	52.26
2011	119.06	48.28	127.55	51.72
2012	119.06	48.28	127.55	51.72

---

[1]　城市包括直辖市区和地级市辖区,农村包括县及县级市。

续表

年份 / 年	城市		农村	
	医师数量 / 万人	所占比例 /%	医师数量 / 万人	所占比例 /%
2013	136.01	48.67	143.46	51.33
2014	143.17	49.50	146.08	50.50
2015	153.76	50.59	150.15	49.41
2016	164.77	51.64	154.33	48.36
2017	177.81	52.45	161.19	47.55
2018	190.74	52.88	169.98	47.12
2019	204.57	52.90	182.12	47.10
2020	217.37	53.20	191.20	46.80

从人口分布密度来看,2020 年城市和农村每千人口执业(助理)医师数分别为 4.25 人和 2.06 人。2010—2020 年,城市和农村每千人口医师数均有所增加,城市由 2.97 人增加到 4.25 人,增加 1.28 人;农村由 1.32 人增加到 2.06 人,增加 0.74 人。但是,城乡间每千人口医师的配置差距也越来越大,由 1.65 人扩大到 2.19 人,且呈逐年递增趋势(图 2-1-1)。

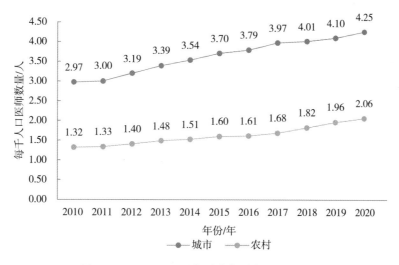

图 2-1-1　2010—2020 年城乡每千人口医师数量

4. 所有制分布　按经济类型分,医疗卫生机构分为公立医疗卫生机构(简称"公立机构",包括国有和集体医疗卫生机构)、非公立医疗卫生机构(简称"非公立机构",包括联营和私营医疗卫生机构)。2020 年公立、非公立机构执业(助理)医师数量分别为 296.57 万人、112.00 万人,公立机构是非公立机构的 2.65 倍,占执业(助理)医师总量的比例分别为 72.59%、27.41%。2010—2020 年,非公立机构医师年均增幅(10.63%)高于公立机构(3.99%),公立机构医师所占比例下降 10.51 个百分点(表 2-1-13)。

表 2-1-13　2010—2020 年公立与非公立医疗卫生机构医师分布

年份 / 年	公立机构		非公立机构	
	医师数量 / 万人	所占比例 /%	医师数量 / 万人	所占比例 /%
2010	200.53	83.09	40.80	16.91
2011	202.51	82.12	44.10	17.88
2012	202.51	82.12	44.10	17.88
2013	226.56	81.07	52.91	18.93
2014	232.72	80.46	56.53	19.54
2015	240.89	79.26	63.03	20.74
2016	249.70	78.25	69.40	21.75
2017	259.51	76.55	79.49	23.45
2018	269.71	74.77	91.01	25.23
2019	284.81	73.65	101.88	26.35
2020	296.57	72.59	112.00	27.41

5. 科室分布　2020 年,54.2% 的执业(助理)医师分布在内科(21.8%)、中医科(12.4%)、外科(11.7%)和妇产科(8.3%)4 个科室。与 2010 年相比,内科、眼科、口腔科、医疗美容科、急诊医学科、康复医学科、麻醉科、医学检验科、病理科、医学影像科等 12 个科室医师所占比例略有增加,其中口腔科提高 2.6 个百分点,医学影像科提高 1.2 个百分点;中医科、妇产科、儿科、全科医疗科、传染科等 14 个科室有所降低,其中,中医科降低 3.0 个百分点,妇产科降低 1.8 个百分点,儿科降低 0.8 个百分点(表 2-1-14)。

表 2-1-14　2010—2020 年各科室执业(助理)医师分布　　　　单位:%

科室(2020 年降序)	2010 年	2015 年	2016 年	2017 年	2018 年	2019 年	2020 年
内科	21.2	22.8	22.7	23.1	22.4	22.3	21.8
中医科	15.4	11.6	11.8	11.6	12.1	12.2	12.4
外科	12.1	12.6	12.5	12.4	12.2	12.0	11.7
妇产科	10.1	9.3	9.3	9.2	9.0	8.4	8.3
口腔科	4.3	5.2	5.3	5.6	6.0	6.2	6.9
医学影像科	5.6	6.7	6.8	6.8	6.9	6.9	6.8
其他	3.7	6.5	6.3	6.2	6.2	6.3	5.7
全科医疗科	5.4	5.2	4.9	4.8	4.8	4.8	4.9
儿科	4.8	3.9	4.0	4.0	4.0	4.1	4.0
麻醉科	2.0	2.4	2.4	2.5	2.5	2.5	2.4

续表

科室 （2020 年降序）	2010 年	2015 年	2016 年	2017 年	2018 年	2019 年	2020 年
预防保健科	2.8	2.7	2.7	2.6	2.5	2.4	2.3
急诊医学科	1.6	1.9	1.9	1.9	1.9	2.0	2.0
眼科	1.2	1.3	1.3	1.3	1.3	1.3	1.3
耳鼻咽喉科	1.4	1.4	1.4	1.3	1.3	1.3	1.2
康复医学科	0.8	0.8	0.9	0.9	1.0	1.2	1.2
精神科	1.3	0.9	1.0	1.0	1.0	1.2	1.1
中西医结合科	1.7	0.9	1.0	1.0	1.0	1.1	1.1
肿瘤科	1.1	0.9	0.9	1.0	1.0	1.0	1.0
皮肤科	0.9	0.9	0.8	0.8	0.8	0.8	0.8
重症医学科	—	—	—	—	—	0.7	0.7
传染科	1.1	0.7	0.6	0.6	0.6	0.5	0.5
病理科	0.4	0.5	0.5	0.5	0.5	0.5	0.5
医疗美容科	0.2	0.2	0.2	0.2	0.3	0.3	0.4
医学检验科	0.3	0.3	0.3	0.3	0.3	0.4	0.4
结核病科	0.4	0.2	0.2	0.2	0.2	0.2	0.2
民族医学科	0.2	0.1	0.2	0.1	0.1	0.2	0.2
职业病科	0.2	0.1	0.1	0.1	0.1	0.1	0.1
地方病科	0.0	0.0	0.0	0.0	0.0	0.0	0.0

四、与国际比较

与主要国家相比，我国医师年人均诊疗 2 303 人次，高于经济合作与发展组织（OECD）国家平均 2 145 人，高于大多数 OECD 国家；我国医院医师年人均担负出院患者 124 人，高于 OECD 国家的平均 87 人，也高于大多数 OECD 国家。我国医院医师配备不足，工作负荷相对较大（表 2-1-15）。

表 2-1-15　2017 年（或最近一年）OECD 国家医师配置与医疗服务效率

国家	每千人口医师数 / 人	医师年人均诊疗次数 / 人次	医院医师年人均担负出院人数 / 人
韩国	2.34	7 078.76	141.98
日本	2.43	5 197.47	78.02
斯洛伐克	3.42	3 185.76	116.76
匈牙利	3.32	3 278.29	95.10
奥地利	5.18	1 254.18	88.98
拉脱维亚	3.21	1 903.35	87.90

续表

国家	每千人口医师数/人	医师年人均诊疗次数/人次	医院医师年人均担负出院人数/人
卢森堡	2.98	1 908.66	—
德国	4.25	2 330.16	107.45
希腊	6.07	659.27	65.80
捷克	3.69	2 185.88	81.33
立陶宛	4.56	1 956.73	74.09
斯洛文尼亚	3.10	2 127.98	97.25
爱沙尼亚	3.47	1 701.09	65.71
土耳其	1.87	4 766.85	119.04
比利时	3.08	2 270.73	227.22
意大利	3.99	1 707.30	53.94
法国	3.17	1 916.83	71.15
智利	2.62	1 399.57	90.64
以色列	3.14	1 393.70	68.65
葡萄牙	4.97	824.21	34.81
西班牙	3.88	1 883.15	45.12
荷兰	3.58	2 316.86	68.82
爱尔兰	3.18	1 505.97	74.44
澳大利亚	3.68	2 095.01	96.98
墨西哥	2.43	1 154.09	26.52
芬兰	3.21	1 704.72	144.35
瑞士	4.30	1 000.50	53.63
挪威	4.82	922.50	60.62
加拿大	2.69	116.72	4.02
美国	2.61	1 523.55	126.65
冰岛	3.94	1 497.31	41.18
英国	2.85	1 755.34	—
丹麦	4.00	956.54	46.76
波兰	2.38	3 197.23	170.71
新西兰	3.33	1 025.65	72.51
瑞典	4.12	718.68	—
OECD 国家平均	3.50	2 145.39	87.26
中国（2018 年）	2.60	2 303.20	123.61

注：OECD 国家医师诊疗人次、出院人数来源于经济合作与发展组织数据库，为了便于对比，将数据标准统一处理为可对比指标。

第二节 我国医师教育培养

医学教育是医疗卫生事业发展的重要基石。近年来,尤其党的十八大以来,我国不断深化医学人才培养改革,明确构建以"5+3"〔5 年临床医学本科教育 +3 年住院医师规范化培训(简称"住培")或 3 年临床医学硕士专业学位研究生教育〕为主体、以"3+2"(3 年临床医学专科教育 +2 年助理全科医生培训)为补充,院校医学教育、毕业后医学教育、继续医学教育三阶段有机衔接的具有中国特色的标准化、规范化临床医学人才培养体系,为卫生健康事业输送了大批高素质医学人才。《中华人民共和国基本医疗卫生与健康促进法》明确提出国家制定医疗卫生人员培养规划,完善医学院校教育、毕业后教育和继续教育体系,建立健全住院医师、专科医师规范化培训制度。

一、院校医学教育

院校医学教育是医学人才培养三阶段连续统一体的重要基础。近 10 年,国家推进院校医学教育主要有如下几点。

1. 提高医学生培养的数量和质量 近 10 年,我国医学院校招生规模不断扩大,医学毕业生数量持续增加,卫生人才队伍后备力量充足;高等院校逐渐成为医药卫生人才"供给"的主体,院校教育质量和医学入口生源质量不断提高。根据统计,2010—2020 年,我国中等和高等院校医学专业共计招生 1 350.84 万人,毕业 1 212.51 万人。高等院校医学专业的招生、在校生、毕业生数量的年均增长率分别为 7.72%、7.03%、6.15%,招生数占医学专业招生总数的比例由 47.80% 提高到 71.73%,在校生数占在校生总数的比例由 52.55% 提高到 75.63%,毕业生数占毕业生总数的比例由 52.59% 提高到 70.11%(表 2-1-16)。

表 2-1-16　2010—2020 年医学专业招生、在校生及毕业生数　　单位:万人

年份/年	普通高等学校			中等职业学校			合计		
	招生	在校生	毕业生	招生	在校生	毕业生	招生	在校生	毕业生
2010	53.36	186.47	48.36	58.28	168.39	43.59	111.64	354.85	91.95
2011	59.30	200.18	49.82	53.05	165.07	50.46	112.35	365.25	100.28
2012	59.17	212.09	51.34	51.34	153.95	53.41	110.51	366.04	104.75
2013	63.02	225.64	55.90	51.96	147.09	50.01	114.98	372.73	105.91
2014	68.01	241.94	58.87	48.81	146.58	45.21	116.82	388.52	104.09
2015	70.89	255.44	62.69	46.82	140.11	46.08	117.71	395.55	108.77
2016	77.72	275.61	67.43	45.09	134.07	44.39	122.81	409.68	111.82
2017	80.86	289.19	74.59	42.14	128.56	42.19	123.00	417.75	116.78
2018	85.52	305.01	79.07	39.00	120.92	40.86	124.52	425.93	119.93
2019	100.58	331.45	82.84	39.43	115.52	40.11	140.01	446.98	122.95
2020	112.26	367.72	87.83	44.24	118.51	37.45	156.49	486.24	125.28

1997 年 4 月,国务院学位委员会第十五次会议审议通过《临床医学专业学位试行办法》,在我国设置了临床医学博士和硕士专业学位,定位于加快临床医学高层次人才培养,提高临床医疗队伍的素质和临床医疗工作水平。以重症医学为例,目前,全国共设置临床医学一级学科博士点 59 个,硕士点 57 个,高校可根据自身发展和需要在临床医学一级学科下设置重症医学二级学科或研究方向。

2010—2020 年,医学研究生的招生、在校生、毕业生数量年均增长率分别为 12.55%、10.06%、8.49%;医学研究生的招生量占医学专业招生总数的比例由 3.59% 提高到 7.35%,在校生占医学专业在校生总数的比例由 3.63% 提高到 6.91%,毕业生占医学专业毕业生总数的比例由 3.87% 提高到 6.42%(表 2-1-17)。

表 2-1-17 2010—2020 年医学研究生招生、在校生及毕业生数

年份 / 年	招生		在校生		毕业生	
	人数 / 万人	所占比例 / %	人数 / 万人	所占比例 / %	人数 / 万人	所占比例 / %
2010	4.01	3.59	12.89	3.63	3.56	3.87
2011	6.08	5.41	18.11	4.96	4.90	4.89
2012	6.49	5.87	18.87	5.15	5.60	5.35
2013	6.65	5.79	19.66	5.28	5.86	5.53
2014	7.05	6.03	20.41	5.25	6.12	5.88
2015	7.53	6.40	21.52	5.44	5.26	4.84
2016	7.93	6.46	22.72	5.54	6.58	5.88
2017	8.65	7.04	25.37	6.07	6.69	5.73
2018	9.52	7.64	27.14	6.37	7.07	5.90
2019	10.13	7.24	29.01	6.49	7.44	6.05
2020	13.07	8.35	33.62	6.91	8.04	6.42

2. 实施"卓越医生教育培养计划" 2012 年,国家开始实行"卓越医生教育培养计划"。2018 年,教育部、国家卫生健康委员会、国家中医药管理局印发《关于加强医教协同实施卓越医生教育培养计划 2.0 的意见》(教高〔2018〕4 号)。主要内容包括改革五年制本科临床医学人才培养模式、改革临床医学硕士专业学位研究生培养模式、改革长学制临床医学人才培养模式、改革面向农村基层的全科医生人才培养模式等五个方面内容。

2019 年,教育部印发《关于深化本科教育教学改革全面提高人才培养质量的意见》(教高〔2019〕6 号),提出开展双学士学位人才培养项目试点,为学生提供跨学科学习、多样化发展机会,要求开展双学士学位人才培养项目试点不同专业课程之间的有机融合,实现学科交叉基础上的差异化、特色化人才培养。

2020 年,国务院办公厅印发《关于加快医学教育创新发展的指导意见》(国办发〔2020〕34 号),支持有关高校设置交叉学科,促进医工、医理、医文学科交叉融合,加快"医学 +X"

多学科背景的复合型创新拔尖人才培养。同时,教育部还支持培养单位试点"医学+公共卫生硕士(MPH)"双学位项目,鼓励全日制基础医学、临床医学、护理学等医科研究生兼修MPH,培养医防结合复合型人才。

同时,支持高等医学院校加大紧缺专业本科招生。2016年起,有43所高校设置本科儿科学专业,3年累计招收5 319人;有61所高校设置本科麻醉学专业,年招收5 921人;29所高校设置本科精神医学专业,年招收1 578人。

3. 推进临床实践教学能力建设 临床教学基地是医学院校临床教育的重要依托,是医学院校临床学科的载体,是医学院校必不可少的重要组成部分。《普通高等医学教育临床教学基地管理暂行规定》(教高〔1992〕8号)对附属医院、教学医院、实习医院的主要教学任务、应具备的基本条件等作出了明确规定。2008年,教育部和卫生部联合印发的《本科医学教育标准——临床医学专业(试行)》(教高〔2008〕9号)明确要求:医学院校必须拥有不少于1所三级甲等附属医院,医学类专业在校学生与病床总数比应达到1:1;建立稳定的临床教学基地管理体系与协调机制,确保有足够的临床教学基地满足临床教学需要。2012年,教育部和卫生部《关于实施临床医学教育综合改革的若干意见》(教高〔2012〕6号)提出:在"985工程"、"211工程"、重点学科、国家重点实验室建设等项目中加强对附属医院教学、科研的支持。2018年,教育部和国家卫生健康委员会联合认定74家高校附属医院(牵头医院)为首批国家临床教学培训示范中心,以发挥示范辐射作用,带动提升我国临床教学基地的教育教学水平。《国务院办公厅关于加快医学教育创新发展的指导意见》(国办发〔2020〕34号)明确提出夯实高校附属医院医学人才培养主阵地:教育、卫生健康、中医药部门要医教协同加强和规范高校附属医院管理;抓紧制定完善高校附属医院等临床教学基地标准,将人才培养质量纳入临床教学基地绩效考核和卫生专业技术人员医疗卫生职称晋升评价的重要内容。

二、毕业后教育

1. 住院医师规范化培训 住院医师规范化培训是培养合格临床医师的必经途径。2009年,《中共中央 国务院关于深化医药卫生体制改革的意见》明确要求"建立住院医师规范化培训制度"。2013年7月,国家卫生计生委等7部门联合印发《关于建立住院医师规范化培训制度的指导意见》(国卫科教发〔2013〕56号),明确到2015年,各省(区、市)全面启动住院医师规范化培训工作,到2020年,基本建立住院医师规范化培训制度,所有新进医疗岗位的本科及以上学历临床医师均接受住院医师规范化培训。之后,从国家、省级到基地层面,围绕住培培训年限、培训专业、培训基地、培训招收、培训内容、培训过程管理、培训期间身份与待遇、培训考核、政策保障等各个环节,建立了完整的制度体系,做了明确的政策安排。

(1)推进临床医学专业学位硕士研究生教育与住院医师规范化培训相互衔接。2014年,教育部等6部门联合印发了《关于医教协同深化临床医学人才培养改革的意见》(教研〔2014〕2号),推进临床医学、口腔医学、中医硕士专业学位研究生培养改革。2015年,国务院学位委员会发布《关于印发临床医学、口腔医学和中医硕士专业学位研究生指导性培养方案的通知》(学位〔2015〕9号),全面改革临床医学硕士专业学位研究生培养模式,研究生的临床轮转按照国家统一制定的住培要求进行,实际培训时间不少于33个月,合格者可在毕业时获得医师资格证、住培合格证、硕士学历和学位证书,实现硕士专业学位研究生培养与住培有机衔接。为健全住培制度,《国务院办公厅关于加快医学教育创新发展的指导意见》(国办发〔2020〕34号)提出"面向社会招收的普通高校应届毕业生培训对象培训合格当年在医疗卫生机构就业的,在招聘、派遣、落户等方面,按当年应届毕业生同等对待。对经住培合格的本科学历临床医师,在人员招聘、职称晋升、岗位聘用、薪酬待遇等方面,与临床医学、中医专业学位硕士研究生同等对待。"(简称"两个同等对待")

(2)逐步建立以"5+3"为主体的医学人才培养体系。2015年,教育部办公厅发布了《关于做好七年制临床医学教育调整为"5+3"一体化人才培养改革工作的通知》(教高厅〔2015〕2号),调整改革七年制医学教育,将42所高校七年制临床医学(含中医、口腔,下同)专业招生调整为"5+3"一体化培养,即5年本科阶段合格者直接进入本校与住院医师规范化培训有机衔接的3年临床医学硕士专业学位研究生教育阶段。2017年,国务院办公厅印发《关于深化医教协同进一步推进医学教育改革与发展的意见》(国办发〔2017〕63号),确定了"5+3"为主体的医学人才培养体系。

(3)将急需紧缺专业纳入住院医师规范化培训专业目录。逐步将儿科、麻醉科、急诊科、重症医学、预防医学等专业纳入住院医师规范化培训专业目录,并制定相关技术标准、遴选培训基地,遴选认定儿科专业基地648个、麻醉科专业基地546个、急诊科专业基地493个、重症医学科专业基地342个、预防医学科专业基地55个。同时,将院前急救、突发公共卫生事件应急处理和传染病防治等纳入《住院医师规范化培训内容与标准(试行)》。

(4)逐步促进住院医师规范化培训工作规范化。2015年,国家卫生计生委组织制定了《住院医师规范化培训招收实施办法(试行)》和《住院医师规范化培训考核实施办法(试行)》(国卫办科教发〔2015〕49号),进一步促进工作规范化,提升培训质量,确保培训考核工作公平公正、科学有效。

2014年以来,年度培训招收规模从5万人逐步增加到近7万人,截至2021年末,累计招收住院医师超过45万人,中央财政已累计投入310多亿元支持住院医师规范化培训。国家医学考试中心数据显示,2016年参加住院医师规范化培训的人员首次参加临床执业医师资格考试通过率为83%,较未培训者高出近10个百分点,到2020年较未培训者高出28个百分点。数据还显示,参加住培结业后的人员参加中级职称考试的通过率远远高于未参加住培的人员。近3年,每年约10万住培结业学员输送到医师队伍当中,对中国医师队伍整体素质和结构的改善起到了不可替代的作用。

2. 全科医师规范化培训 全科专业住院医师规范化培训是培养高素质全科医生的治本之策,助理全科医生培训是现阶段农村基层全科医生培养的过渡期补充措施。2013年起,国家逐步加强以全科专业为重点的住院医师规范化培训,即以"3+2"为补充的助理全科医生培养模式(3年医学专科教育+2年毕业后全科医生培训)。

(1)加强培训基地建设。制定印发《住院医师规范化培训基地(综合医院)全科医学科设置指导标准(试行)》,健全培训基地体系,提高全科医生培养质量。截至2020年底,共择优遴选了全科住院医师规范化培训专业基地689个、助理全科医生培训基地593个、全科重点专业基地47个。

(2)强化师资队伍建设。原卫生部等4部门制定印发《全科医学师资培训实施意见(试行)》(卫办科教发〔2012〕151号),对培训对象、培训内容与要求、培训方式与时间、培训管理、培训基地、培训考核等作出明确规定,已累计培训全科医学师资 3 万余人。印发《全科医生转岗培训大纲(2019 年修订版)》,鼓励二级及以上医院有关专科医师参加全科医生转岗培训,进一步拓宽转岗培训渠道。

(3)建立全科医学实践培训基地网络。在国家第一批、第二批住院医师规范化培训基地中,遴选全科专业住院医师规范化培训基地 561 家,基层实践基地 1 660 家(其中社区卫生服务中心 1 173 家,乡镇卫生院 170 家)。

(4)加强助理全科医生培训。2016 年,国家卫生计生委等 6 部门联合印发《助理全科医生培训实施意见(试行)》(国卫科教发〔2016〕14 号),推进"3+2"助理全科医生培训。

(5)强化财政支持与保障。自 2014 年起,中央财政按照 3 万元/(人·年)的标准提供经常性补助经费,2018 年累计招收培训全科专业住院医师 4.5 万人。中央财政按照 2 万元/(人·年)的标准,支持为中西部农村基层医疗卫生机构招收培训 1.7 万余名助理全科医生。

通过以上多种途径,全科医生队伍快速壮大,截至 2020 年,我国培训合格的全科医生已达 40.6 万人,较上一年度增长了 4.1 万人(增长 11%),每万人口拥有全科医生已达到 2.9 人,顺利实现 2020 年每万人口拥有全科医生 2~3 人的阶段性目标,为推进家庭医生签约服务、建立分级诊疗制度提供了有力的人才保障。

3. 专科医师规范化培训　在推进住院医师规范化培训工作的同时,2015 年,国家卫生计生委等 8 部委联合印发《关于开展专科医师规范化培训制度试点的指导意见》(国卫科教发〔2015〕97 号),明确自 2016 年正式启动专科医师规范化培训试点工作,对培训专科、培训对象、培训基地、培训招收、培训模式、培训考核等作出了顶层设计。按照"稳妥、审慎、小范围"的原则,分两批遴选呼吸与危重症医学、心血管病学、神经外科、老年医学等 10 个专科,开展专科医师规范化培训制度试点工作;制定试点专科《专科医师规范化培训基地遴选标准细则(试行)》和《专科医师规范化培训内容与标准细则(试行)》,遴选试点培训基地 613 个,累计招收培训学员 4 200 余人。中央财政给予每个试点专科基地专项补助,并按照 3 万元/(人·年)的标准提供补助经费。2020 年,中央财政安排补助资金 62.4 亿元,专项支持住院医师(含专科医师)规范化培训项目。目前,根据国务院学位委员会颁布的《临床医学专业学位试行办法》的有关规定,完成第二阶段住院医师规范化培训且符合其他条件的在职临床医师可以研究生毕业同等学力申请临床医学博士专业学位。

三、继续医学教育

继续医学教育是为适应医学技术发展和实际需要,以学习新理论、新知识、新技术、新方法为主的终身职业教育,培训对象是完成毕业后医学教育培训或具有中级及以上专业技术职务的卫生技术人员。继续医学教育实行学分制,继续医学教育对象每年都应参加本专业相关的继续医学教育活动,学分数不低于 25 学分,其中 I 类学分 5~10 学分,II 类学分不低于 15 学分。省、自治区、直辖市级医疗卫生单位、三级医院和一级防保机构的继续医学教育对象,5 年内必须通过参加国家级继续医学教育项目获得 10 学分。两类学分不可相互替代。

继续教育是专业技术人员提升能力素质的重要途径。近年来,围绕继续医学教育,国家作出了如下努力。

（1）制定医学教育相关政策。2015年，人力资源和社会保障部出台了《专业技术人员继续教育规定》，对包括医疗卫生人员在内的各类专业技术人员继续教育的基本原则、基本要求、基本制度、管理体制等作了明确规定。同时，将医务人员接受继续医学教育的情况纳入其年度绩效考核的必备内容。

（2）多途径加强临床医师岗位培训和继续教育。采取健全"线上＋线下"相结合的方式，加快网络数字化课程、课件、教材开发，加快推动远程继续医学教育网络建设，普及全科适宜技术，逐步推广可验证的自学模式。2011年起，组织实施国家级继续医学教育项目共计12.15万项（含远程1.4万项，占12%），累计培训医务人员近5 587万人次。

（3）开展紧缺专业医师培训。如，2015年起，中央财政支持转岗培训儿科专业医师4 400余人。2016—2019年分别开展急诊医学、重症医学、感染病学、呼吸病学、消化病学等专业国家级继续医学教育培训项目1 146项、2 194项、707项、1 230项、1 298项。

（4）强化公共卫生知识和技能培训。针对新冠疫情防控中暴露出的医务人员知识和技能的短板，在以往强调将医德医风、法律法规等知识作为必修课的基础上，进一步明确要求将急诊和重症抢救、感染和自我防护、传染病防控、健康教育等公共卫生知识和技能作为医务人员必修课。

（5）改革继续医学教育学分管理。医务人员参加继续医学教育所获的I类和II类学分，在全国范围内当年有效。参加住院医师规范化培训、专科医师规范化培训、助理全科医生培训者，累计6个月及以上进修并考核合格者，担任省级及以上科技成果奖励项目负责人等人员，可视为当年继续医学教育合格。2010年以来国家医学教育相关文件目录见表2-1-18。

表 2-1-18 2010 年以来国家医学教育相关文件

序号	文 件 名 称
1	《关于实施临床医学教育综合改革的若干意见》（教高〔2012〕6号）
2	《卫生部关于印发〈卫生部关于加强"十二五"期间继续医学教育工作的指导意见〉的通知》（卫科教发〔2012〕85号）
3	《关于印发〈全科医学师资培训实施意见（试行）〉的通知》（卫办科教发〔2012〕151号）
4	《国家卫生计生委等7部门关于建立住院医师规范化培训制度的指导意见》（国卫科教发〔2013〕56号）
5	《教育部等六部门关于医教协同深化临床医学人才培养改革的意见》（教研〔2014〕2号）
6	《国家卫生计生委办公厅关于印发住院医师规范化培训基地认定标准（试行）和住院医师规范化培训内容与标准（试行）的通知》（国卫办科教发〔2014〕48号）
7	《国家卫生计生委关于印发住院医师规范化培训管理办法（试行）的通知》（国卫科教发〔2014〕49号）
8	《教育部办公厅关于做好七年制临床医学教育调整为"5+3"一体化人才培养改革工作的通知》（教高厅〔2015〕2号）
9	《关于印发临床医学、口腔医学和中医硕士专业学位研究生指导性培养方案的通知》（学位〔2015〕9号）

序号	文 件 名 称
10	《国家卫生计生委办公厅关于印发住院医师规范化培训招收实施办法（试行）和住院医师规范化培训考核实施办法（试行）的通知》（国卫办科教发〔2015〕49号）
11	《关于开展专科医师规范化培训制度试点的指导意见》（国卫科教发〔2015〕97号）
12	《教育部办公厅 国家卫生计生委办公厅 国家中医药管理局办公室关于加强医教协同做好临床医学硕士专业学位研究生培养与住院医师规范化培训衔接工作的通知》（教研厅〔2016〕1号）
13	《关于印发助理全科医生培训实施意见（试行）的通知》（国卫科教发〔2016〕14号）
14	《国家卫生计生委关于印发人体器官移植医师培训与认定管理办法等有关文件的通知》（国卫医发〔2016〕49号）
15	《关于印发"十三五"全国卫生计生专业技术人员培训规划的通知》（国卫科教发〔2017〕8号）
16	《国务院办公厅关于深化医教协同进一步推进医学教育改革与发展的意见》（国办发〔2017〕63号）
17	《教育部 国家卫生健康委员会 国家中医药管理局关于加强医教协同实施卓越医生教育培养计划2.0的意见》（教高〔2018〕4号）
18	《关于印发住院医师规范化培训基地（综合医院）全科医学科设置指导标准（试行）的通知》（国卫办科教发〔2018〕21号）
19	《教育部关于深化本科教育教学改革全面提高人才培养质量的意见》（教高〔2019〕6号）
20	《国家卫生健康委办公厅关于落实为基层减负措施改进继续医学教育有关工作的通知》（国卫办科教函〔2019〕702号）
21	《国务院办公厅关于加快医学教育创新发展的指导意见》（国办发〔2020〕34号）

第三节 我国医师使用管理

一、医师资格准入

执业医师资格考试是卫生行业准入性考试。按照现行《中华人民共和国医师法》（简称《医师法》）及相关文件规定,国家实行医师资格考试制度和医师执业注册制度。1999年卫生部颁布了《医师资格考试暂行办法》,明确医师资格考试实行国家统一考试,每年举行1次,考试合格者颁发医师资格证书。医师资格考试分为执业医师资格考试和执业助理医师资格考试。《医师法》第九条规定,具有下列条件之一的,可以参加执业医师资格考试:具有高等学校相关医学专业本科以上学历,在执业医师指导下,在医疗卫生机构中参加医学专业工作实践满一年;具有高等学校相关医学专业专科学历,取得执业助理医师执业证书后,在医疗卫生机构中执业满二年。

1. 不断完善医师定期考核制度　2007 年,根据《执业医师法》和相关规定,卫生部印发《医师定期考核管理办法》(卫医发〔2007〕66 号),对取得医师资格并注册的医师实施每两年一个周期的定期考核,考核内容包括业务水平测评、工作成绩和职业道德评定。对考核不合格的医师给予惩罚。同时,开展医师准入标准研究,完善合格分数线判定方法。不断加强和完善专家队伍管理,完善医师资格考试大纲,体现科学性、时效性。

2. 加强国家医师资格考试实践技能考试基地建设　连续印发《医师资格考试工作改革方案》《国家医师资格考试实践技能考试基地管理办法》《医师资格考试发展规划(2018—2020 年)》,对国家基地建设的总体规划、实施路径和工作步骤提出明确要求。2019 年,中央财政安排补助资金 2.36 亿元,专门支持国家基地建设。截至 2020 年,已经建成国家基地超过 300 个,全国有 26 个省份实现了全部考生在国家基地进行考试,考试品质、考务管理水平、考试科学性进一步提高,考试成本有所下降。

二、医师职称考试

2001 年以来,医生中级职称实行全国统一考试制度。考试合格者,由各省、自治区、直辖市人事(职改)部门颁发人事部统一印制,人事部、卫生部用印的专业技术资格证书。而后,卫生中初级专业技术资格逐步实行以考代评和与执业准入制度并轨的考试制度,即参加国家医师资格考试,取得执业助理医师资格,可聘任医士职务,取得执业医师资格,可聘任医师职务。高级专业技术资格通过考试和评审结合的办法取得。近年来,国家也陆续出台一系列政策。

1. 给予职称倾斜政策　2011 年,《国务院关于建立全科医生制度的指导意见》(国发〔2011〕23 号)规定经过规范化培养的全科医生到基层医疗卫生机构工作,可提前一年申请职称晋升,并可在同等条件下优先聘用到全科主治医师岗位。2017 年,《国务院办公厅关于深化医教协同进一步推进医学教育改革与发展的意见》(国办发〔2017〕63 号)规定,本科及以上学历毕业生参加住院医师规范化培训合格并到基层医疗卫生机构(新疆、西藏及四省藏区等艰苦边远地区可放宽到县级医疗卫生机构)工作的,可直接参加中级职称考试,考试通过的直接聘任中级职称。

2. 逐渐弱化论文、职称英语等申报职称的"硬杠杠"　2015 年,人力资源社会保障部、国家卫生计生委联合印发《关于进一步改革完善基层卫生专业技术人员职称评审工作的指导意见》(人社部发〔2015〕94 号),明确提出要坚持分层分类,体现基层卫生工作实际和职业特点,要坚持重水平、重质量、重业绩导向,充分发挥职称工作导向作用,不得将论文、职称外语等作为申报职称的"硬杠杠"。同时,强调评审指标要"接地气",要结合基层工作实际,依据医疗卫生机构功能定位和分级诊疗的要求,对不同层次医疗机构卫生专业技术人员的评审标准有所区别,重点加强对常见病、多发病诊疗、护理和康复等任务,以及公共卫生服务等任务的考核评价,实现"干什么评什么"。

3. 推行医师高级职称属地化管理　原则上采取考评结合方式,具体由各省级卫生健康行政部门会同人力资源和社会保障部门共同组织实施。同时,选择试点医院,逐步下放职称评审自主权。

2010 年以来医师资格考试相关文件目录见表 2-1-19。

表 2-1-19 2010 年以来医师资格考试相关文件

序号	文 件 名 称
1	《传统医学师承和确有专长人员医师资格考核考试办法》（2006 年 12 月 21 日卫生部令第 52 号发布，自 2007 年 2 月 1 日起施行）
2	《国务院关于建立全科医生制度的指导意见》（国发〔2011〕23 号）
3	《人力资源社会保障部 国家卫生计生委关于进一步改革完善基层卫生专业技术人员职称评审工作的指导意见》（人社部发〔2015〕94 号）
4	《国家卫生计生委中医药管理局关于成立国家卫生和计划生育委员会医师资格考试委员会的通知》（国卫医发〔2013〕39 号）
5	《医师资格考试违纪违规处理规定》（2014 年 8 月 10 日国家卫生和计划生育委员会令第 4 号公布，自 2014 年 9 月 10 日起施行）
6	《国家卫生计生委医师资格考试委员会关于印发〈医师资格考试发展规划（2018—2020 年）〉的通知》（国卫医考委发〔2017〕7 号）
7	《中医医术确有专长人员医师资格考核注册管理暂行办法》（2017 年 11 月 10 日国家卫生和计划生育委员会令第 15 号公布，自 2017 年 12 月 20 日起施行）

三、医师流动配置

1. 医师执业注册制度 医师执业注册制度是《医师法》确定的国家制度。取得医师资格者，可向所在地县级以上人民政府卫生行政部门申请注册获得国务院卫生行政部门统一印制的医师执业证书，未经注册取得执业证书，不得从事医师执业活动。2017 年 4 月 1 日开始施行《医师执业注册管理办法》（国家卫生和计划生育委员会令第 13 号），1999 年卫生部颁布的《医师执业注册暂行办法》同时废止，规定未经注册取得医师执业证书者，不得从事医疗、预防、保健活动，医师执业注册内容包括执业地点、执业类别、执业范围，此外还对注册程序、注销注册及变更注册等进行规定。与 1999 年《医师执业注册暂行办法》相比，我国开始建立医师执业区域注册制度，即医师执业地点由过去的医疗、预防、保健机构变为省级或县级行政区划，实现"一地注册，全区有效"。2017 年，《国家卫生计生委、国家中医药管理局关于加快医疗机构、医师、护士电子化注册管理改革的指导意见》（国卫医发〔2017〕23 号）提出，到 2018 年 6 月，各省份建立地方电子化注册系统，与国家电子化注册系统互联互通，实现医疗机构、医师、护士注册电子化管理；到 2020 年，在全面实行电子化注册管理的基础上，基本完成电子证照的发放使用工作，实现行政审批服务便捷高效，事中事后监管动态及时，人人享有医疗资源信息服务的目标。

2. 医师多点执业制度 2009 年，《中共中央 国务院关于深化医药卫生体制改革的意见》中提到："稳步推动医务人员的合理流动，促进不同医疗机构之间人才的纵向和横向交流，研究探索注册医师多点执业。"医师多点执业，是指在注册有效期内的医师，在不改变和影响医生与所属单位人事关系的前提下，在两个或两个以上医疗机构定期从事执业活动的行为。近年来，国家针对医师多点执业的热点问题，在保障医疗质量和医疗安全的前提下，进行了试点和探索。2009 年，卫生部下发《关于医师多点执业有关问题的通知》，研究探索注册医师多点执业问题,并在部分省份推行试点。2011年,按照卫生部办公厅《关于扩大医师多点执业试点范围的通知》,医师多点执业试点地区扩大至全国,符合条件的医师可以申请增加2个执业地点,并将申请多点执业医师的资格由副高降为中级及以上。2014年,《关于印发推进和规范医师多点执业的若干意见的通知》(国卫医发〔2014〕86号)进一步规范医师多点执业的资格条件、权利与责任,推动医师合理流动。

四、设立"中国医师节"

医师和医务人员是保障人民健康、推进健康中国建设的重要力量。党中央、国务院高度重视医师和医务人员队伍建设,在2016年8月19日召开的全国卫生与健康大会上,习近平总书记深刻指出,广大医务人员是医药卫生体制改革的主力军,要从提升薪酬待遇、发展空间、执业环境、社会地位等方面入手,调动广大医务人员的积极性、主动性、创造性。2017年11月,《国务院关于同意设立"中国医师节"的批复》(国函〔2017〕136号)同意自2018年起,将每年8月19日设立为"中国医师节",由卫生健康部门组织"中国医师节"系列活动。通过强化正向激励,鼓励支持反映医疗卫生战线正能量的影视剧和媒体栏目的创作,利用各类平台广泛宣传医务人员"敬佑生命、救死扶伤、甘于奉献、大爱无疆"的精神,推动在全社会形成尊医重卫的良好社会氛围,进一步增强医务人员的职业荣誉感。特别是新冠疫情发生以来,通过多种媒体,大力宣传医务人员履职担当、全力以赴、"敬佑生命、救死扶伤、甘于奉献、大爱无疆"的崇高精神,让更多的中学生向往学医。

第四节 我国医师人才队伍建设存在的问题与发展策略

一、主要发现

1. 医师队伍配置结构不尽合理 目前我国执业医师队伍总量仍显不足,地区分布、城乡分布极不平衡,人才短缺与过剩现象并存。尽管我国执业(助理)医师队伍数量持续增长,但通过与国际比较看,我国每千人口执业(助理)医师数与发达国家平均水平相比尚存在不小的差距,我国每千人口医生数(2020年2.9人)低于OECD国家平均水平(3.5人,2017年或最近一年)。城乡分布差异悬殊,长期以来,我国卫生人力资源的城乡分布呈倒金字塔型,执业(助理)医师队伍主要集中在城市、大医院,数据显示,全国55.87%的医师分布在医院,37.60%的医师分布在基层机构,城乡间每千人口医师的配置差距由2010年1.65人拉大到2020年2.19人。地区间分布也不均衡,不论数量还是质量,执业(助理)医师队伍东部与中、西部地区之间差异显著,呈现东强西弱态势。从人口分布密度来看,东、中、西部地区每千人口执业(助理)医师数量分别为3.06人、2.82人、2.73人。从地理分布密度来看,东、中、西部地区每平方千米执业(助理)医师数量分别为1.75人、0.71人、0.16人,西部地区医师地理分布密度明显低于东、中部地区。与2010年相比,东部地区每平方千米医师数量增加0.75人,远多于中部(0.27人)和西部地区(0.07人)。与此同时,学科短板依然存在,康复、儿科等专业医师数量相对较少,公共卫生类别执业(助理)医师占执业(助理)医师的比重较2010年下降了2.4个百分点。

2. 医师执业环境有待进一步完善 根据《中国医务人员从业状况调查报告(2018)》,

80.6%的被调查医务人员认为我国当前医患关系紧张,89.8%的医务人员称"医患沟通不畅"是造成医患关系紧张的主因,其次为"医学局限性"(62.4%)和"工作压力大"(60%);39.7%的医务人员称自己被辱骂过1~2次,28.4%的人被辱骂过3次及以上,19.3%的医务人员称上一年与患者发生过肢体冲突与5年前持平;52.6%的医务人员日工作时间在9小时及以上,医生日工作时间在9小时及以上的占70.8%,日工作时间在10小时及以上的占37.6%。根据《全国第六次卫生服务统计调查专题报告》,医务人员心理健康不容忽视,43.1%的医务人员感到工作压力高,县医院医务人员(49.6%)工作压力高于城市三级医院(45.7%)、城市二级医院(42.3%),临床医生(49.3%)工作压力明显高于护理人员(36.7%)、医技人员(36.5%)和药剂人员(31.4%)。与此同时,医师权利保障仍存在不到位的情况,比如医师休息休假、劳动安全保护等保障措施不足,工作时间长、工作负荷大,睡眠时间短、运动时间少,执业风险大、遭受医院暴力多,患者期望高、面对医患关系更复杂,超负荷工作和高风险执业环境是他们承受的双重负担,对他们的身心健康危害极大。

3. 医师管理制度与机制仍需进一步完善 医师流动的"马太效应"突出,东部地区、城市人才聚集效应显著,而西部地区、基层等长期受学历、职称、待遇、工作条件等的限制,医师数量少、流失现象严重。尤其是影响医师流动的体制性、制度性障碍将医师"束缚于"固定医疗机构,医师自由执业受阻,优质医疗资源分布不均状况难以缓解。《中国医务人员从业状况调查报告(2018)》显示,仅有2.8%的被调查医生参与了多点执业(2013年为2.2%),医生职称越高,越认为"机构间责、权、利分配不明确"和"医院不支持"是限制本院医生多点执业的主因。长期以来,医疗机构补偿机制的不完善,医务人员薪酬的高低直接取决于医院的经济效益,使得卫生机构只能将其绩效与医师收入相挂钩,扭曲了医务人员的薪酬激励机制,使得他们更多选择从事能带来高收入的服务,而真正的技术劳务价值没有得到合理体现和补偿,没有体现知识、技术生产要素参与收益分配的原则。《全国第六次卫生服务统计调查专题报告》显示,参与调查的医务人员目前的收入水平普遍未达到期望水平,整体平均水平显示,医务人员目前收入是期望收入的59.5%。《中国医务人员从业状况调查报告(2018)》显示,79.5%的医生称自己对工作的付出大于投入;56.9%的医务人员有离职意向,医护人员的离职意向明显高于医技/药剂和管理人员;医生群体中自称工作神圣或有价值的占37.5%,而认为仅仅是一种谋生手段的占47.6%,甚至有14.9%的人称职业低下。

二、思考与建议

虽然我国执业(助理)医师队伍的分布和结构得到很大改善,服务提供能力有了很大加强。但是,与居民日益提高的多层次健康服务需求相比,仍有许多工作要做。

1. 补齐基层和部分专业医师短板 以农村为重点稳定和壮大基层医师队伍,通过培训、进修等多种方式,提高执业(助理)医师的服务能力和服务水平,包括做好乡村医生教育培训,如鼓励符合条件的在岗乡村医生进入中高等医学院校接受医学学历教育,通过规范化培训、转岗培训等加快壮大全科医生队伍。扎实推进健康扶贫,系统提升贫困地区医师队伍服务能力,集中组织三级医院对口帮扶全国所有贫困县县级医院。加快培养短缺专业医师,增加儿科、麻醉等短缺专业医师数量。优化执业(助理)医师的城乡、地区分布,鼓励和吸引执业医师到基层、到中西部地区工作是优化结构的重点。

2. 推动完善体制机制 建立以岗位职责为基础,工作业绩为核心,以品德、知识、能力、服务为主要内容的执业（助理）医师评价指标体系。完善专业技术资格标准条件,强化对执业（助理）医师的实践能力考核。推行聘用制,完善岗位设置,实现执业（助理）医师的管理由固定用人向合同用人转变,由身份管理向岗位管理转变。合理确定分配要素,体现责任、风险、技术、服务质量等因素,注重向优秀人才和高科技含量、高风险和关键岗位倾斜,合理拉开收入差距。加强卫生行业人才服务机构规范化建设,为执业（助理）医师的流动、多点执业等提供后续保障。畅通人才流动渠道,引导执业（助理）医师在地区、机构间合理流动,吸引和鼓励执业（助理）医师到西部地区、基层卫生机构和艰苦边远地区执业。多渠道并举,改善执业环境,提升医师荣誉感和职业归属感,分散医疗风险,缓解执业（助理）医师的工作压力,为医师专业自主性的发挥提供良好执业氛围。

（贾瑶瑶）

第二章　护理人才队伍现状与发展策略

护理是以维护和促进健康、减轻痛苦、提高生命质量为目，运用专业知识和技术为人民群众健康提供服务的工作。护理工作作为医疗卫生事业的重要组成部分，与人民群众的健康利益和生命安全密切相关。目前，我国护理人员超过470万人，在推进健康中国建设、深化医药卫生体制改革、改善人民群众就医体验、促进社会和谐发展乃至维护世界公共卫生安全方面都发挥着重大作用，是一支不可或缺的力量。2020年，在抗击新冠疫情中，2.86万名护士奔赴湖北战"疫"前线，占援鄂医务人员总数近70%。习近平总书记指出，新冠肺炎疫情发生后，广大护士义无反顾、逆行出征、白衣执甲、不负重托，英勇无畏冲向国内国外疫情防控斗争第一线，为打赢中国疫情防控阻击战、保障各国人民生命安全和身体健康作出重要贡献，用实际行动践行了敬佑生命、救死扶伤、甘于奉献、大爱无疆的崇高精神；强调要关心爱护广大护士，把加强护士队伍建设作为卫生健康事业发展重要的基础工作来抓，完善激励机制，宣传先进典型，支持优秀护士长期从事护理工作。

第一节　我国护理人才队伍建设政策沿革

为加强护士队伍建设，促进护理事业发展，国家不断完善顶层设计，从制度层面保障护理队伍建设健康有序发展。1979—1986年，卫生部相继印发了《关于加强护理工作的意见》和《关于加强护理工作领导理顺管理体制的意见》，明确了要加强护理工作领导，加强护士队伍建设，理顺护理管理体制，振兴护理事业等重点任务，对促进我国护理工作的发展发挥了重要作用。1993年，卫生部发布了《中华人民共和国护士管理办法》，建立了我国护士执业考试和执业注册管理制度，在一定程度上保证了护士队伍的基本素质。2005年，卫生部召开了全国护理工作会议，专门部署和研究护理工作的发展思路和重点方向，我国护理工作发展进入快车道，各部门凝心聚力、多措并举，不断完善制度体系建设，推动护理事业快速发展。

一、强化立法保障，从法律法规层面维护护士合法权益

1993年，卫生部出台《中华人民共和国护士管理办法》，对护士的工作职责和工作内容给予了明确的要求和界定。2008年1月31日，国务院公布《护士条例》（国务院令第517号），自2008年5月12日起施行，从法规层面维护护士合法权益，规范护理行为。《护士条例》明确护士权利、义务及执业规则，以及医疗机构在保证护士人力配置、维护护士合法权益、加强护理管理方面的职责。依据《护士条例》，《护士执业注册管理办法》《护士执业资格考试办法》《临床护理实践指南》等相继出台，对促进护理事业健康发展、保障医疗安全和人民群众的健康有重要的意义。国家卫生健康委高度重视法律法规的落实，将各地和医疗机构

贯彻落实《护士条例》,保障护士执业安全等纳入有关法律法规落实情况的监督检查、大型医院巡查等专项工作中,督促各地医疗机构在保证护士人力配置、提升薪酬待遇、加强科学管理等方面采取有效措施,切实维护护士身心健康。2021 年,国家卫生健康委对《护士执业注册管理办法》进行了修订,修改内容包括:一是根据《护士条例》的有关规定,将护士执业注册审批权限由省级卫生健康主管部门部分下放至市、县级卫生健康主管部门;二是增加了实行护士电子化注册管理及延续、变更、注销注册的相关要求;三是为进一步落实"放管服"改革要求,优化审批全流程,在护士执业注册需提交的证明材料中取消了护士执业资格考试成绩合格证明以及有关健康体检证明等材料。《护士执业注册管理办法》的修订是贯彻落实"放管服"改革的重要举措,是加强护士执业管理、不断优化服务的具体体现,也是方便群众办事、增强群众获得感的务实之举。

二、以规划引领护理人才队伍建设

2005 年、2010 年、2015 年、2022 年国家卫生健康委(原卫生部 / 国家卫生计生委)分别印发实施《中国护理事业发展规划纲要(2005—2010 年)》《中国护理事业发展规划纲要(2011—2015 年)》《全国护理事业发展规划(2016—2020 年)》《全国护理事业发展规划(2021—2025 年)》(以下简称"十一五""十二五""十三五""十四五"规划),规划立足经济社会发展阶段和人民群众的健康需求,结合护理事业发展状况、存在的问题和面临的形势与挑战,制定各个阶段我国护理事业发展的方向和重点任务。无论"十一五""十二五"还是"十三五""十四五"规划,始终把人才队伍建设作为护理事业发展的重点和基础性工作,把增加护理人才数量、提升专业能力、优化人才结构、完善管理制度、加强人才培养、调动积极性等内容作为重点任务,同时,规划明确依法加强护士队伍建设,深化"以病人为中心"的服务理念,持续推进优质护理服务,提升专科护理水平,改革创新护理服务模式,加强护理学科建设等内容。

《"十三五"全国卫生计生人才发展规划》提出到 2020 年每千人口注册护士达到 3.14 人以上的发展目标,同时对护理人才培养进行了规划布局,一是要求医疗机构严格按照国家有关规定配备护士,二是规范护理院校教育、继续教育,扩大高职起点护理人才培养规模,逐步压缩中职护理人才培养规模,并引导其向基础护理、养老护理转型,三是发展临床专科护士,逐步开展专科护士培训,四是加大社区护士培养力度,建立和完善以岗位需求为导向的护理人才培养模式,五是切实保障护士待遇,维护护士合法权益,发挥护士在预防保健、自救互救、慢性病管理、精神卫生管理服务、老年护理、康复、生殖健康咨询等工作中的作用,六是加强助产专业技术人员队伍建设,逐步构建完善的助产人才培养体系。

《全国护理事业发展规划(2021—2025 年)》提出到 2025 年全国护士总数达到 550 万人,每千人口注册护士数达到 3.8 人,执业(助理)医师与注册护士比达到 1∶1.2,在基层医疗机构从事工作的护士数不低于 120 万人等目标,并对临床护理人员占比、护理人员培训比例等提出了预期性指标要求。

《"健康中国 2030"规划纲要》提出到 2030 年我国每千常住人口注册护士数达到 4.7 人的发展目标,和加强包括护理队伍在内的急需紧缺专业人才培养培训,加大养老护理员、康复治疗师、心理咨询师等健康人才培养培训力度,以及进一步优化和完善护理、助产、医疗辅助服务等方面人员评价标准等相关要求。

三、建立标准，出台政策，提升护理人力资源配置水平和公平性

1978年，卫生部颁发的《综合医院组织编制原则（试行草案）》已经对护理人员配置标准做出了明确规定：要求医院各类人员的编制比例中，卫生技术人员占编制总数的70%~72%，在卫生技术人员中，医师、中医师占编制总数的25%，护理人员占编制总数的50%，即医护比为1∶2；明确护理人员包括护士和护理员，护士和护理员之比以3∶1为宜，并包括助产士名额；病房护士与床位比为0.4∶1，重症监护室护士与床位比达到（2.5~3）∶1。

1994年，国务院颁布《医疗机构管理条例》，规定设置医疗机构应当符合医疗机构设置规划和医疗机构基本标准。同年，卫生部出台了《医疗机构基本标准（试行）》，作为《医疗机构管理条例》的配套文件，对各级各类医疗机构的人员配备标准作出了相应的规定：一级综合医院住院床位数为20~99张，每床至少配备0.7名卫生技术人员，至少有3名医师、5名护士和相应的药剂、检验、放射等卫生技术人员；二级综合医院床位数为100~499张，每床至少配备0.88名卫生技术人员，每床至少配备0.4名护士；三级综合医院床位数500张以上，每床至少配备1.03名卫生技术人员，每床至少配备0.4名护士；床位总数在19张以下的乡（镇）、街道卫生院，定员至少5人，卫生技术人员数不低于全院职工总数的80%；床位总数20~99张的乡（镇）、街道卫生院，至少有3名医师、5名护士和相应的药剂、检验、放射线技术人员。

长期以来，由于我国城乡二元结构以及经济发展的地区差异，卫生人力资源分布不均衡、配置不合理，城市卫生人才密集，农村卫生人才匮乏，东部地区卫生人才密集，西部地区卫生人才缺乏。改革开放以来，卫生部门会同有关部门研究制定了一系列政策措施，组织实施了一批卫生人才项目，推动了农村和西部地区卫生人才队伍建设。1997年，《中共中央、国务院关于卫生改革与发展的决定》提出：制定优惠政策，鼓励大专以上毕业生到县、乡卫生机构工作。2002年，卫生部等五部印发了《关于加强农村卫生人才培养和队伍建设的意见》，提出了一系列鼓励、促进卫生人才向农村流动的政策，如：志愿到艰苦、边远地区以及乡（含乡）以下卫生机构工作的各类大、中专学校毕业生，可以提前定级，定级工资标准可高于同类人员1~2档；对长期在乡以下工作的卫生专业技术人员，各省（自治区、直辖市）应根据农林一线科技工作人员的工资待遇情况给予政策倾斜；对长期在农村基层工作的卫生技术人员职称晋升，要给予适当倾斜；鼓励高等医学院校毕业生到农村和边远地区、贫困地区服务，等等。2006年，为贯彻落实中共中央办公厅、国务院办公厅《关于引导和鼓励高校毕业生面向基层就业的意见》，中共中央组织部等八部门印发了《关于组织开展高校毕业生到农村基层从事支教、支农、支医和扶贫工作的通知》，从2006年开始连续5年，每年招募2万名高校毕业生，主要安排到乡镇从事支教、支农、支医和扶贫工作。2006年，卫生部等部门印发《农村卫生服务体系建设与发展规划》，提出加强农村卫生服务队伍建设，主要政策措施包括加大农村适用卫生技术人才的培养力度、建立城市卫生支援农村卫生工作的制度、稳定农村卫生人才队伍和加强乡村医生管理等。

四、布局人才培养，持续为护理事业发展提供人才动力

自1983年我国恢复高等护理教育以来，护理教育从单一层次的中等护理教育逐步转

向为中专、大专、本科及本科以上多层次的护理教育体系,为提高护士队伍素质奠定了基础。2004 年,卫生部和教育部颁布了《护理、药学和医学相关类高等教育改革和发展规划》,提出:一是扩大办学规模,调整医学类教育和护理、药学及医学相关类高等教育办学结构比例,使医、护、技人员的比例和结构得到协调发展;二是调整办学层次,继续压缩中等教育,发展专科层次护理、药学和医学相关类高等职业教育,发展本科层次和研究生层次护理、药学和医学相关类高等教育;三是理顺护理、药学和医学相关类高等教育的办学和管理体制;四是规范专业设置,制定专业标准;五是制定指导性专业指南,完善评估机制;六是建立健全护理、药学和医学相关类高等教育学术组织。2005 年发布的《中国护理事业发展规划纲要(2005—2010 年)》提出,推进护理教育改革与发展,进一步调整护理教育的层次结构,到 2010 年,各层次护理教育的招生数量比例应达到中专占 50%、大专占 30%、本科及以上占 20% 的结构目标。2017 年,国务院办公厅印发《关于深化医教协同进一步推进医学教育改革与发展的意见》,提出以行业需求为导向,深化院校医学教育改革,加强临床、护理、康复等人才培养,同年发布的《"十三五"全国卫生计生专业技术人员培训规划》中,将老年医学、老年护理、康复等适应健康服务业发展需要的各类人才列入培训规划。2018 年,教育部发布《普通高等学校本科专业类教学质量国家标准——护理学类教学质量国家标准》,明确提出护理相关专业人才培养的目标、课程体系、教师队伍、教学条件等方面的要求,推动高校修订人才培养方案,提高人才培养质量。同年,国务院印发了《国家职业教育改革实施方案》,明确规定推进高等职业教育高质量发展,为学生接受高等职业教育提供多种入学方式和学习方式,在学前教育、护理、养老服务、健康服务等领域,扩大对初中毕业生实行中高职贯通培养的招生规模。同年,国家卫生健康委联合相关部门制定印发了《关于促进护理服务业改革与发展的指导意见》,明确提出要推进院校护理人才培养、开展临床护士在岗培训、加快辅助型护理人员培养培训、加强护理员规范管理等要求。2019 年,教育部办公厅等七部门印发《关于教育支持社会服务产业发展　提高紧缺人才培养培训质量的意见》,鼓励引导有条件的职业院校积极增设护理等相关专业点。目前,高职专业目录设置有护理专业,细分了康复护理、社区护理、老年护理、中医护理及口腔护理等专业方向。

除院校教育,继续教育也是卫生人才培养中的重要阶段。继续护理学教育是继毕业后规范化专业培训之后,以学习新理论、新知识、新技术、新方法为主的一种终生性护理学教育。1994 年,卫生部颁布《中华人民共和国护士管理办法》,明确提出护士连续注册需提供继续护理学教育合格证明的规定。1997 年,卫生部颁发《继续护理学教育试行办法》,对继续护理学教育的对象、时间、内容和形式都作了详尽的阐述,标志着我国护理继续教育工作逐渐向标准化、规范化、制度化发展。

五、完善职称评价政策体系,发挥评价"指挥棒"作用

改革开放初期,我国的职称制度得以恢复和建立,1979 年卫生部颁布《卫生技术人员职称及晋升条例(试行)》,明确护士作为卫生技术人员,依据工作能力、技术水平、学历及所承担的实际工作,其职称序列分为护士、护师、主管护师、副主任护师和主任护师 5 个职称级别。1986 年,国务院发布《关于实行专业技术职务聘任制度的规定》,职称制度的改革和专业技术职务聘任制正式建立。该文件明确专业技术职务是根据实际工作需要设

置的有明确职责、任职条件和任期,并需要具备专门的业务知识和技术水平才能担负的工作岗位。各类医疗卫生机构内工作的护士,作为从事护理专业技术工作的人员,都应当享有获得与本人业务能力和学术水平相应的专业技术职务、职称的权利。同年,中央职称改革工作领导小组颁布《卫生技术人员职务考试试行条例》,明确卫生技术职务分为医、药、护、技4类,主任、副主任医(药、护、技)师为高级技术职务,主治(主管)医(药、护、技)师为中级技术职务,医(药、护、技)师(士)为初级技术职务,技术职务不再包括员级。

2000年,中组部等部门印发《关于深化卫生事业单位人事制度改革的实施意见》,随后,卫生部、人事部跟进出台《关于加强卫生专业技术职务评聘工作的通知》,明确提出专业技术职务聘任按照评聘分开、强化聘任的原则实行。卫生中初级专业技术资格逐步试行以考代评和与执业准入制度并轨的考试制度,高级专业技术资格通过考试和评审结合的方式取得。按照以上卫生职称改革的方向,此后,卫生系统按照评聘分开的模式不断推进职称改革。2001年,卫生部、人事部印发了《临床医学专业技术资格考试暂行规定》《预防医学、全科医学、药学、护理、其他卫生技术等专业技术资格考试暂行规定》及《临床医学、预防医学、全科医学、药学、护理、其他卫生技术等专业技术资格考试实施办法》等文件,建立了初、中级卫生专业技术资格考试制度,初、中级卫生专业技术资格试行以考代评,通过参加全国统一考试取得。同年,全国卫生专业技术资格考试正式实施。全国护士执业考试分西医护理、中医护理两类。2003年,根据卫生部办公厅《关于护士执业考试与护理专业技术资格考试并轨的通知》,执业护士资格考试与护理初级(士)资格考试并轨,参加卫生专业技术资格护理初级(士)考试合格者,同时取得从事护理专业技术工作的准入资格。2021年,人力资源和社会保障部等部门印发《关于深化卫生专业技术人员职称制度改革的指导意见》,进一步明确护理类各级别职称名称分别为护士、护师、主管护师、副主任护师、主任护师,强调职称评价要注重医德医风考核,突出评价业绩水平和实际贡献,破除唯论文、唯学历、唯奖项、唯"帽子"等倾向,明确凡在乡镇卫生院、社区卫生服务机构工作的医师、护师,可提前一年参加相应专业的中级卫生专业技术资格考试,并列出了各级别护理职称评价的基本标准,护理人员评价的方向更加明确。

六、建立优化护理人员激励关爱机制,调动积极性、主动性和创造性

为稳定护士队伍,鼓励护士在临床一线护理岗位长期工作,国家颁布了一系列有关护士待遇的文件。1985年,中共中央、国务院关于《国家机关和事业单位工作人员工资制度改革方案》文件中规定,对护士除按规定发给工龄津贴外,加发护士工龄津贴;1988年,人事部、卫生部和财政部《关于提高护士工资标准的实施办法》文件中规定,对国家机关、事业单位各级各类医疗卫生机构中从事护理工作的护士,在原有工资标准上提高10%;2006年发布的《事业单位工作人员收入分配制度改革实施办法》、2011年发布的《关于深化事业单位工作人员收入分配制度改革的意见》、2014年发布的《事业单位人事管理条例》、2015年发布的《关于调整事业单位工作人员基本工资标准的实施方案》、2016年发布的《关于实行以增加知识价值为导向分配政策的若干意见》,以及2017年发布的《关于开展公立医院薪酬制度改革试点工作的指导意见》,逐步明确了护理人员的工资结构、调整机制以及倾斜政策等。按现行政策规定,包括医疗卫生机构在内的事业单位实行国家统一的事业单位岗位绩效工

资制度,工资收入由基本工资、绩效工资和津贴补贴组成。国家对基本工资建立正常调整机制,2014年、2016年、2018年三次提高标准,护士的基本工资得到提高的同时,还可享受基本工资标准提高10%的政策倾斜。符合条件的护士按规定可享受艰苦边远地区津贴、乡镇工作补贴、护龄津贴、卫生防疫津贴和医疗卫生津贴等。

2018年,国家卫生健康委等11部门印发了《关于促进护理服务业改革与发展的指导意见》,明确提出要充分调动广大护士积极性,要逐步完善激励机制,在绩效分配、职称晋升、教育培训等方面给予一定的政策倾斜。2020年,《国家卫生健康委关于学习贯彻习近平总书记重要指示精神进一步加强护士队伍建设的通知》中再次提出:"医疗卫生机构要加强以关心关爱护士为重点的文化建设,采取有力措施关注护士身心健康。医疗卫生机构要加强护士职业卫生防护,为护士提供卫生防护用品,采取有效的卫生防护和医疗保健措施,切实维护护士健康权益。通过规范的护理技术操作、放射防护、物理隔离等方式,减少护士在职业环境中可能受到的危害。要着力改善护士工作环境、轮值夜班条件和后勤保障条件,让护士劳逸结合,舒心、安心地投入工作。要重视护士的心理健康,采取多种形式加强心理疏导,帮助护士舒缓压力。"

七、满足人民群众多元化的护理服务需求,推动开展"互联网＋护理"、延续护理、老年护理等服务

为了满足人民群众日益多元化的护理服务需求,国家积极出台相关政策,推动护理人员在疾病预防、治疗、护理和康复、安宁疗护等领域发挥更大作用。2019年,国家卫生健康委办公厅印发《关于开展"互联网＋护理服务"试点工作的通知》,确定北京等6省份为国家级试点省份,开展为期1年的"互联网＋护理服务"试点工作,重点为高龄或失能老年人、出院后患者、康复期患者和终末期患者等行动不便的人群,提供慢病管理、康复护理、专项护理、健康教育、安宁疗护等医疗护理服务。2020年,国家卫生健康委办公厅印发《关于进一步推进"互联网＋护理服务"试点工作的通知》,将试点范围扩大到各省(区、市),要求各省份原则上至少确定1个城市开展"互联网＋护理服务"试点工作。

此外,为积极应对人口老龄化,国家积极推进老年护理人才培养。2019年,国家卫生健康委等8部门印发《关于建立完善老年健康服务体系的指导意见》,提出强化学科发展,引导普通高校和职业院校开设老年医学、药学、护理、康复、心理、安宁疗护等相关专业和课程,开展学历教育。同年,教育部办公厅等7部门联合印发《关于教育支持社会服务产业发展 提高紧缺人才培养培训质量的意见》,以培养养老照护、健康管理等一线高素质技术技能人才为重点,鼓励院校根据医养结合、安宁疗护、心理慰藉等产业发展新岗位、新需求,灵活设置专业方向。教育部设置护理学、康复治疗学、社会工作、应用心理学等与老年健康相关的普通本科专业,支持高校在有关一级学科下自主设置"养老服务"相关二级学科或交叉学科,支持高校开展涉老、养老服务相关的专业学位研究生教育。2021年3月,教育部发布《职业教育专业目录(2021年)》,优化职业教育类型定位,一体化设计中职、高职、本科职业教育培养体系。中职设置有老年人服务与管理、智慧健康养老服务、护理、康复技术、中医养生保健、中医康复技术等专业;高职设置有老年保健与管理、智慧健康养老服务与管理、护理、康复治疗技术、中医康复技术、健康管理等专业;本科职业教育设置有智慧健康养老管理、医养照护与管理、护理、康复治疗、健康管理等专业。

第二节 我国护理人才队伍发展现状

一、护理人才队伍总量稳步增长

1. 注册护士总量平稳增长 2020年，我国专业技术人员总量为1 067.8万人，其中注册护士数为470.9万人，占比44%。2020年，我国注册护士总量是新中国成立初期的120倍以上，与2010年相比，2020年我国注册护士增幅达到130%（图2-2-1）。

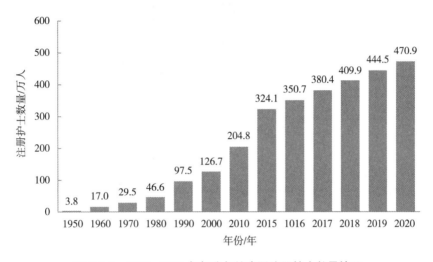

图 2-2-1 1950—2020年部分年份我国注册护士数量情况

2. 每千人口注册护士数逐年提升 新中国成立初期，我国每千人口注册护士数仅为0.06人，1998年，我国每千人口注册护士数首次超过1人，2013年，我国每千人口注册护士数首次超过2人，达到世界卫生组织建议的最低标准。2020年，我国每千人口注册护士数为3.34人，实现了《"十三五"全国卫生计生人才发展规划》中每千人口护士数的规划目标（3.14人），其中，城市每千人口注册护士数为5.4人，农村每千人口注册护士数为2.1人，均已超过世界卫生组织建议的每千人口注册护士数不低于2人的最低标准（图2-2-2）。

3. 医护比倒置情况得到扭转 近年来，国家始终高度重视护理人才队伍建设，将护理人才队伍持续增长、提高护士比例作为重要工作任务，列入护理事业发展规划、人才发展规划等相关规划文件中。新中国成立初期，我国医师数量是护士数量的10倍，到2000年，我国医师数量和护士数量的差距减少到1.5倍，2015年，我国注册护士总数首次超过医师总数，扭转了医护比倒置的情况，2020年，我国注册护士总数约为医师总数的1.15倍（图2-2-3）。

二、护理人才队伍结构持续优化

1. 高学历护理人才占比逐步提升 20世纪90年代开始，我国高等护理教育加速发展，护理人员学历结构整体水平快速提升。2005年，我国护理队伍中，中专及以下学历人员占比68.3%，大学本科及以上学历人员占比2.7%；到2015年，中专及以下学历人员占比下降

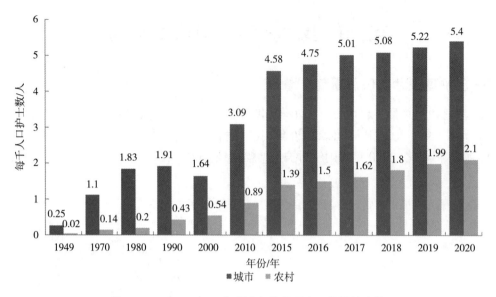

图 2-2-2　1949—2020 年部分年份每千人口注册护士数

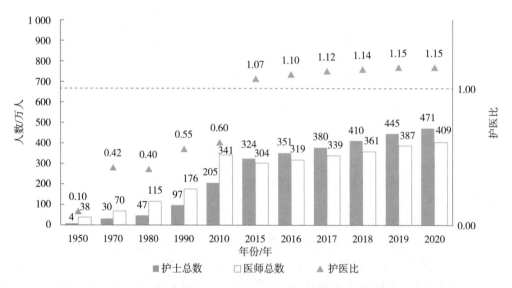

图 2-2-3　1950—2020 年部分年份护士、医师数量变化及护医比情况

到 32.9%，大学本科及以上学历人员占比提升到 16.9%；到 2020 年，中专及以下学历人员占比继续下降到 23.4%，大学本科及以上学历人员占比提升到 28.9%。15 年来，我国护理人员学历结构得到了明显优化，大学本科及以上学历人员占比提升了近 10 倍，低学历人员比例不断降低，尤其是高中及以下学历人员，从 2005 年的占比 68.3% 下降到 2020 年的 23.4%（图 2-2-4）。

　　2. 护理人员年龄结构较合理且保持相对稳定　从年龄结构看，我国护理人员队伍以中青年为主。2020 年，我国 25 岁以下护理人员占比为 14.4%，25~44 岁护理人员占比为 71.1%，55 岁以上护理人员占比 3.7%，护理人员队伍年龄结构相对稳定（图 2-2-5）。

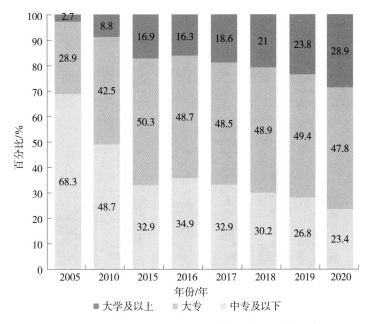

图 2-2-4　2005—2020 年我国注册护士学历构成变化情况

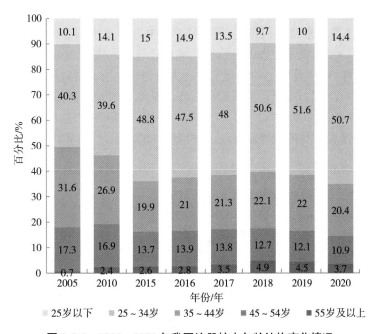

图 2-2-5　2005—2020 年我国注册护士年龄结构变化情况

　　与全球平均水平相比,我国护理人员在年龄结构上具有相对年轻化的优势。根据 2020 年《世界护理状况报告》,目前全球护理人力资源已出现了老龄化趋势,全球范围内,35 岁以下护理人员占比为 38%(我国为 65.1%),55 岁以上护理人员占比为 17%(我国为 3.7%),尤其美洲、非洲、欧洲地区 55 岁以上护理人员占比偏高,35 岁以下护理人员不足,详见图 2-2-6。护理人员年轻化表明近年来护理教育和护理人才培养产生了一定成效,以及越来越多的年轻人愿意加入护理行业,但仍需要进一步分析各年龄段护理人力资源分布的情况,尤其关注高年资护士的流动情况(图 2-2-6)。

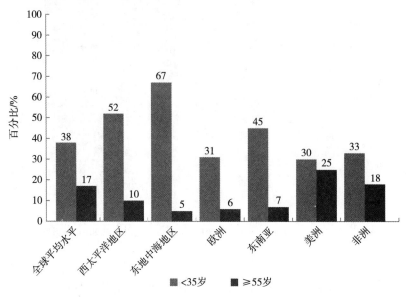

图 2-2-6 全球护士年龄情况(55 岁及以上和 35 岁以下护士占比)

3. 按照工作年限分段统计,目前我国已基本建立起一支结构合理的护理人才梯队 从注册护士工作年限来看,我国护理人员层次结构比较合理。按照 2016—2020 年的平均水平计算,从事护理工作 30 年及以上的高年资护理人员占比约为 8.5%,从事护理工作 10~29 年的骨干护理人员占比约为 36.7%,从事护理工作 5~9 年的成长中护士占比约为 28.7%,从事护理工作不足 5 年的新护士占比约为 25.98%。各工作年限的护理人员在护理工作中发挥着不同的作用,护理人员的梯队建设保证了护理服务的高质量可持续发展(图 2-2-7)。

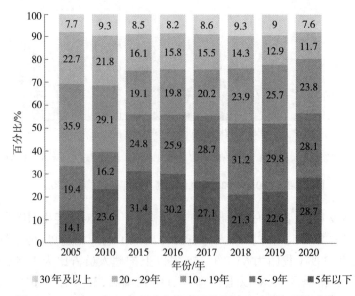

图 2-2-7 2005—2020 年部分年份我国注册护士工作年限构成情况

三、护理人力资源配置公平性逐步提升

1. 农村地区护理人员总数稳步增长 农村地区卫生人力资源配置始终是我国卫生事业发展、卫生人才队伍建设的重点工作和重要内容。得益于国家各项政策措施,近年来,我国农村地区护理人才队伍从94万人增长到了194.7万人,增加了100.7万人,增幅为107%,年均增长率为8.4%,同比增长率为5.7%~12.6%(图2-2-8)。

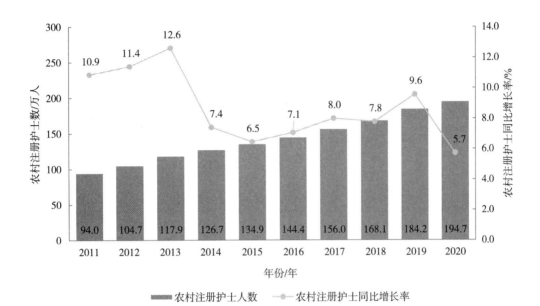

图 2-2-8 **2011—2020 年我国农村地区护理人员数量变化情况**

2. 西部地区护理人力资源快速增长 在我国,由于受到经济水平、社会发展等因素影响,西部地区卫生人力资源配置在较长一段时期内处于劣势地位,多年来,国家通过出台相关政策、开展相关人才项目,有效提高了西部地区卫生人力配置水平,提升了卫生服务供给的可及性和公平性。2020年,我国西部地区注册护士总量达到132万人,与2005年相比,增幅超过300%。2005—2020年,西部地区每千人口注册护士数从0.93人增加到了3.45人,增幅达到271%。2005年,东、中部地区每千人口注册护士数分别为1.21和1.03人,高于西部地区水平;2019年,西部地区每千人口注册护士数达到3.30人,与东部地区持平,超过中部地区配置水平;到2020年,东、中、西部地区每千人口注册护士数分别为3.33人、3.26人和3.45人,西部地区注册护士数超过东、中部地区,三个地区护理人力资源配置基本均衡(图2-2-9、图2-2-10)。

3. 基层医疗卫生机构注册护士数量保持增长 基层卫生健康工作始终是我国卫生健康工作的重点,近年来,随着各级政府对基层卫生工作的重视和多部门协调,基层卫生人才的财政补助、人员培养、职称晋升、激励机制等政策持续改善,基层卫生人才队伍建设取得一定成效。2020年,我国基层卫生机构中注册护士数达到105.7万人,与2015年相比,增幅达到64%;基层卫生机构中注册护士占比达到22.5%,比2015年提升了2.6个

百分点。卫生院、社区卫生服务中心（站）、村卫生室等基层医疗卫生机构注册护士数持续提升，2010—2020 年的年均增长率分别为 6.3%、15.5% 和 46.9%（表 2-2-1，图 2-2-11、图 2-2-12）。

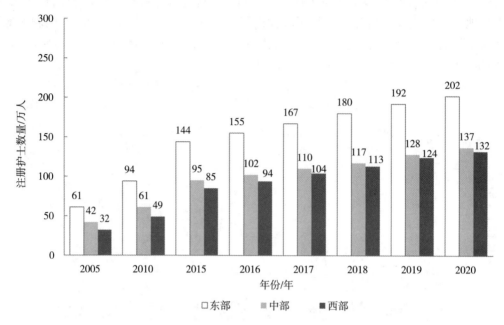

图 2-2-9　2005—2020 年部分年份东、中、西部地区注册护士数量变化情况

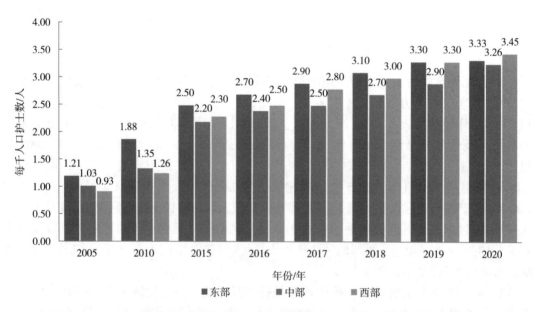

图 2-2-10　2005—2020 年部分年份我国东、中、西部地区每千人口护士数量变化情况

表 2-2-1　2015—2020 年我国注册护士机构护士数量分布情况　　　单位：人

年份 / 年	医院	基层卫生机构	专业公共卫生机构	其他医疗卫生机构
2015	2 407 632	646 607	178 255	8 975
2016	2 613 367	695 781	189 435	8 583
2017	2 822 446	769 206	204 048	8 321
2018	3 020 813	852 377	216 635	8 805
2019	3 237 987	960 374	235 220	11 466
2020	3 388 445	1 057 420	248 395	14 457

注：其他医疗卫生机构包括疗养院、卫生监督检验（监测）机构、医学科学研究机构、医学在职培训机构、临床检验中心（所、站）、统计信息中心等。

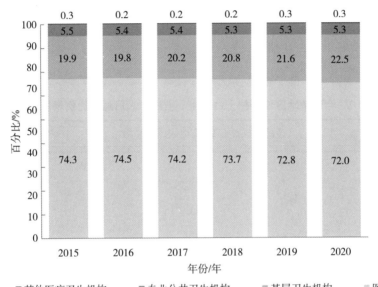

图 2-2-11　2015—2020 年我国注册护士机构护士数量分布情况

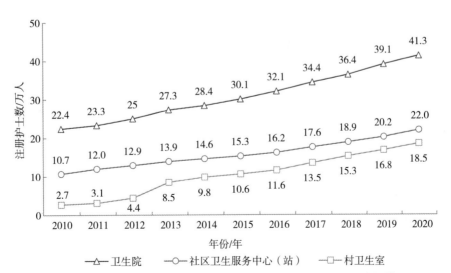

图 2-2-12　2010—2020 年部分基层医疗卫生机构注册护士数量变化情况

第三节 我国护理人才队伍建设存在的问题

一、与人民群众的护理服务需求和国际水平相比，我国护理人力资源总量相对不足

按照《"健康中国 2030"规划纲要》目标测算（到 2030 年，我国每千人口护士数应达到 4.7 人），我国护理人力资源总量仍有约 200 万人的缺口。与全球平均水平相比，我国护理人力资源也存在相对不足的问题。目前，我国注册护士占卫生技术人员总量的比例为 44%，低于全球平均水平（59%），也远远低于我国所处的西太平洋地区水平（68%）。全球每千人口注册护士数平均为 3.69 人，我国为 3.34 人，略低于全球平均水平，也低于我国所处的西太平洋地区平均水平（3.6 人），与高收入国家平均水平相比，我国护理人力资源配置水平差距更加悬殊，高收入国家每千人口注册护士数平均水平已达到 10.77 人，最高水平达到 19.61 人（表 2-2-2、表 2-2-3、表 2-2-4）。

表 2-2-2 全球各地区注册护士占卫生专业技术人员总量比例情况

地区	数据来源国家 / 该地区国家总数	护士占比 /%
非洲	45/47	66
美洲	24/35	56
东南亚	11/11	53
欧洲	50/53	57
东地中海	20/21	49
西太平洋	22/27	68
全球	172/194	59

表 2-2-3 全球各地区护理人力资源情况

地区	数据来源国家 / 该地区国家总数	护士数 / 万人（百分比 /%）	每千人口护士数 / 人
非洲	44/47	90（3%）	0.87
美洲	35/35	840（30%）	8.34
东南亚	11/11	330（12%）	1.65
欧洲	53/53	730（26%）	7.93
东地中海	21/21	110（4%）	1.56
西太平洋	27/27	690（25%）	3.60
全球	191/194	2 790（100%）	3.69

表 2-2-4　按收入水平划分各类国家每千人口护士数情况

收入水平	上报国家	每千人口护士数 / 人			最高∶最低
		总体	低	高	
低收入	30/31	0.91	0.06	4.2	70∶1
中低收入	44/46	1.67	0.18	10.46	58∶1
中上收入	60/60	3.56	0.50	12.42	25∶1
高收入	57/57	10.77	1.94	19.61	10∶1
全球	191/194	3.69	0.06	19.61	327∶1

二、护理人力资源配置的区域差异，尤其是城乡差异仍然存在

受到经济社会发展等相关因素影响，我国各地区之间护理人员配置水平仍存在一定差距。以 2020 年每千人口注册护士数比较，北京、吉林、陕西、上海是护理人员密度较高的省份，每千人口注册护士数分别为 5.39 人、3.96 人、3.93 人和 3.91 人；西藏每千人口护士数最低，仅为 1.88 人；河北、江西、福建、广东等省注册护士配置相对较低，每千人口注册护士数不到 3 人。

尽管我国农村地区注册护士数量保持较快速度增长，但是与城市间的注册护士配置水平差距仍然较大。2015 年以后，城市注册护士数量增长速度略快于农村地区。2011—2020 年，除 2014、2019 两年以外，其他年份城市地区注册护士同比增长率均高于农村地区（图 2-2-13、图 2-2-14）。

新中国成立初期，我国农村地区每千人口注册护士数为 0.02 人，城市地区每千人口注册护士数为 0.25 人，城市地区护士密度是农村地区的 12.5 倍，1980—2000 年，我国城市与农村地区注册护士的密度差距有所减小，从 9 倍减少到 3 倍，但是在 2000—2015 年，城市与

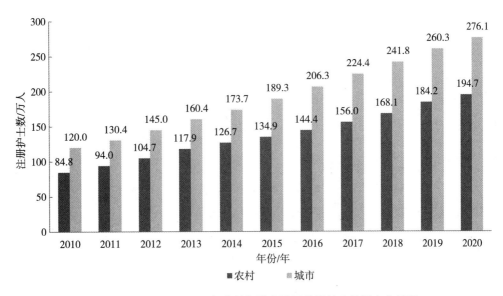

图 2-2-13　2010—2020 年农村与城市地区注册护士总量变化情况

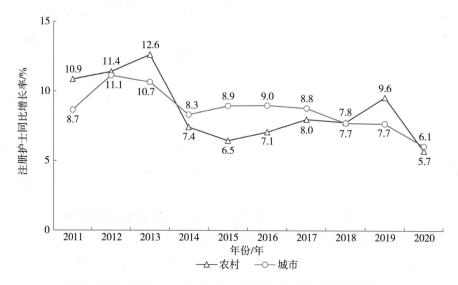

图 2-2-14　2011—2020年城市与农村地区注册护士同比增长率

农村地区每千人口注册护士数的差距又有增加趋势,2015 年,城市地区每千人口注册护士数为 4.58 人,农村地区每千人口注册护士数为 1.39 人,城市地区注册护士密度是农村地区的 3.3 倍。2020 年,城市地区每千人口注册护士数达到 5.4 人,农村地区每千人口注册护士数为 2.1 人,城市地区注册护士密度是农村地区的 2.6 倍,与 2015 年比差距略有缩小,但整体来讲,护理人力资源配置的城乡差距依然较悬殊。按照医护比情况比较,2020 年,城市地区医护比为 1∶1.27,农村地区医护比为 1∶1.02,城市地区在 2010 年已经彻底扭转了医护比倒置的情况,而农村地区在 2019 年才实现注册护士数量超过医师数量,扭转医护比倒置的情况（图 2-2-15、图 2-2-16）。

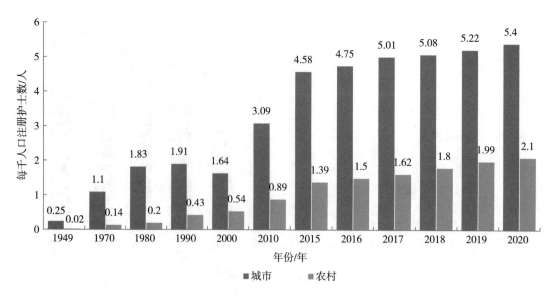

图 2-2-15　1949—2020 年城市及农村地区每千人口注册护士数变化情况

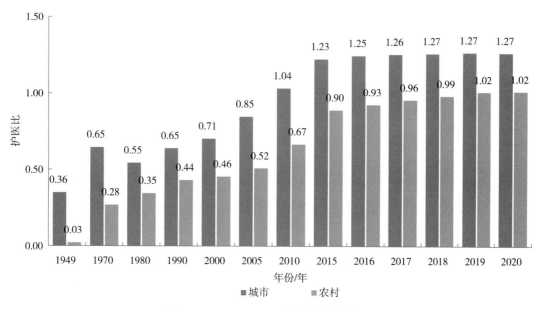

图 2-2-16　1949—2020 年部分年份护医比

三、注册护士整体素质有待提升

2020 年,全国注册护士中,初级职称人员占比 73.7%,中级职称人员占比 16.4%,高级职称人员占比 3.2%,职称不详人员占比 6.8%,初、中、高级职称护士比例约为 23:5:1。相比 2005 年,初级职称人员和职称不详人员占比提升,中级职称人员占比下降了 11.2 个百分点,高级职称人员占比增加了 1.7 个百分点,总体来讲,注册护士的职称结构不尽合理,中高级职称护理人员占比过低。与卫生技术人员总体情况相比,注册护士中高级职称比例低于卫生技术人员总体水平。2020 年,我国卫生技术人员中,高级职称人员占比为 8.9%,中级职称人员占比 19.8%,其中,执业(助理)医师中,高级职称人员占比 18.0%,中级职称人员占比 26.7%,相比之下,我国护理人员中级、高级职称占比偏低,职称结构亟待优化(图 2-2-17)。

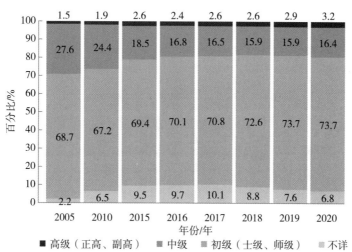

图 2-2-17　2005—2020 年注册护士职称构成变化情况

四、人才管理的体制机制仍需进一步完善

护理人员的岗位管理、科学评价,以及吸引和鼓励护理人员长期从事护理工作的体制机制仍需进一步完善。

1. 体现岗位职责、能力和业绩的评价体系亟须建立健全　面对医药卫生体制改革的新形势、新任务,尤其是专业技术人员评价改革的新方向、新特点,临床护理人员职称评价改革进展相对滞后,具体表现在护理人员职称评价体系缺少系统设计,未实现分层分类评价,评价指标体系不健全,"把护士还给病人"的导向体现不足,指标的科学性、可获得性仍需进一步探索完善。

2. 有效调动护理人员积极性的体制机制仍需加大创新力度　当前,护理人力资源配置、职业发展及晋升、同工同酬,以及薪酬待遇等方面仍存在政策缺失或落实不到位等情况。具体表现在护理人员工作负荷过重、成长通道不畅、晋升困难、薪酬待遇低、工作满意度低、人才流失尤其是高年资护士流失比较严重等方面,相关部门仍需完善相关政策体系,加大体制机制的创新力度,吸引和鼓励护理人员长期从事护理工作。

五、对接人民群众的新需求,护理人员仍需在更广泛的领域发挥作用

近年来,人口老龄化、慢性病、环境变化以及疾病谱转变,使得人民群众的医疗护理服务需求日趋多元化。按照联合国和维也纳老龄问题世界大会确定的标准(60 岁及以上人口占总人口比例超过 10% 或 65 岁及以上人口占总人口比例超过 7%,即视为该国家或地区进入老龄化社会),我国于 2000 年正式进入了老龄化社会,并且老龄人口数量及占比逐年攀升。到 2020 年,我国 60 岁及以上老年人口占总人口比例达到 18.7%,65 岁及以上人口占比达13.5%(图 2-2-18),预计"十四五"时期,60 岁及以上老年人口将突破 3 亿,我国将从轻度老龄化进入中度老龄化阶段。2018 年,我国慢性病发病率已达到 342.9‰(图 2-2-19),65 岁及以上老年人口慢性病发病率为 623.3‰,由心血管疾病、脑血管疾病和恶性肿瘤导致的老

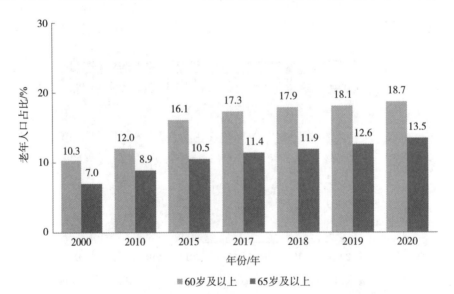

图 2-2-18　2000—2020 年我国老年人占总人口比例变化情况

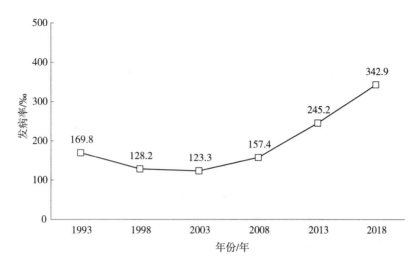

图 2-2-19　1993—2018 年我国居民慢性病发病率变化情况

年人群死亡占比超过 70%，60 岁及以上老年人群高血压患病率高达 58.3%，糖尿病患病率高达 19.4%，75% 以上的老年人至少患有一种慢性病。人口老龄化、慢性病患病率增加，使得人民群众对老年护理、慢性病护理、康复护理等长期护理服务需求不断增加，新的服务需求要求护士在健康教育、疾病预防、医疗护理、康复促进、健康管理等方面发挥更大作用。

第四节　我国护理人才队伍发展策略

　　党的十九大作出"实施健康中国战略"的重大决策部署，强调要全方位、全周期保障人民健康。卫生健康等相关部门应积极顺应新时代新要求和人民群众对护理工作的新期待，进一步加强顶层设计，聚焦短板弱项，全面推进护理人才队伍建设，不断壮大护理人才队伍，提升护理管理水平，深化护理服务内涵，拓展护理服务领域，逐步满足人民群众多样化、多层次的护理服务需求。

一、继续提升护理人力资源数量和整体素质，优化护理人力资源配置

　　《"健康中国 2030"规划纲要》提出"到 2030 年，15 分钟基本医疗卫生服务圈基本形成，每千常住人口注册护士数达到 4.7 人。"按照该目标，我国注册护士约有 200 万人的缺口，持续壮大护士队伍、增加护理服务供给、提高队伍整体素质仍然是未来较长一段时间内我国护理服务体系建设的重点内容。一方面，要继续加大护士的培训培养力度；另一方面，应进一步完善相关政策，加强护理人员留用。同时，应进一步落实好已有政策要求，做好护理人力资源配置。

　　进一步加强医教协同，建立完善护理人才培养供需平衡机制。改革医学教育制度，加快建成适应行业特点的院校教育、毕业后教育、继续教育三阶段有机衔接的护理人才培养培训体系。强化基层护士队伍和老年、儿科、重症监护、传染病等紧缺护理专业护士的培养培训，逐步建立以岗位需求为导向，以岗位胜任力为核心的护士培训制度，不断完善护士培训大纲，规范开展培训工作，以能力建设为核心，推进护理人才队伍的高质量发展。

进一步按照《护士条例》等行政法规与制度文件的相关要求,科学设置护理岗位,逐步建立护理岗位管理制度,严格落实护士配备标准,保证临床一线护理岗位护士数量充足适宜,能够满足临床护理工作需求。根据农村及欠发达地区群众的医疗卫生需求,合理配置基层医疗卫生机构护理人员,通过继续实施基层卫生人力吸引留用相关项目,为农村及欠发达地区培养留得住、用得上、干得好的适宜护理人才。

二、进一步加大护理人才政策和人事制度机制创新力度

根据新时代人才工作形势和任务,加大护理人才政策和人事制度机制创新力度,调动护理人员积极性,营造充满生机和活力的政策和制度环境。以实行岗位管理为切入点,从岗位设置、护士配备、人才评价、绩效考核、岗位培训等方面,着力构建调动护士积极性、激励护士服务临床一线、有利于护士职业生涯发展的长效机制。

1. 建立完善护士评价机制　遵循护理工作实际和护理专业人才成长规律,以人民群众护理服务需求为导向,分层分类制定护士评聘考核标准,推动建立以临床护理服务水平、质量和工作业绩为导向,以社会和业内认可为核心的护士评价机制。引导广大护士立足临床实际,努力钻研业务,深耕临床护理实践,提高临床业务能力。

2. 畅通护理人才职业生涯发展路径　制订护理人才培养专项计划,加大对护理人才培养的支持力度。合理设置护理专业中的中高级职称比例,形成地方法律法规,畅通护理人才职称晋升路径。建立鼓励护士,尤其是高年资护士长期从事护理工作的政策体系,发挥高年资护士在临床护理、护理管理和健康教育等方面的复合型作用。

3. 强化激励,调动护理队伍积极性　认真贯彻落实国家关于调动医务人员积极性的各项政策措施,依法依规保障护士获得工资报酬、福利待遇、社会保险、卫生防护等的合法权益。按照有关要求在护士岗位设置、收入分配、职称评定、管理使用等方面,对编制内外护士统筹考虑,在绩效分配、职称晋升、教育培训等方面,向临床一线护士倾斜,稳定临床护士队伍。

4. 加大护理宣传力度,为护理工作者营造良好社会氛围　多形式、多渠道、全方位地宣传护理先进典型,弘扬护理正能量,在全社会营造重视支持护理、理解关爱护士的良好氛围。

三、顺应人民群众的服务需求,进一步丰富护理服务内涵,拓展护理服务外延

当前,经济的快速发展、人口老龄化的日益加剧、慢性病发病率的逐年上升,以及国家生育政策的调整等都对护理服务内容和内涵产生了深刻影响。面对老龄化社会需求,应进一步完善老年护理服务体系,增加老年护理服务资源供给,提升老年护理人才服务能力,健全价格支付和相关财政保障政策体系。老年护理、社区护理、居家护理、安宁疗护等服务领域应得到进一步发展,相关护理辅助队伍如护理员队伍也亟须规范发展和壮大。为配合母婴安全计划的实施,提高妇幼健康水平,应积极推进助产专业人才培养,鼓励院校扩大助产专业培养规模,提升助产士在孕前、母婴保健等方面的服务能力。新的护理服务需求亟须加大复合型护理人才队伍建设,鼓励护士在健康教育、疾病预防、医疗护理、康复促进、健康管理等方面发挥作用,努力为群众提供全方位、全周期的护理服务。

我国医疗护理服务资源总量不足、优质护理资源分布不均衡等问题依然存在,有限的护

理服务资源和人民群众日益增长的多元化护理服务需求之间的矛盾要求相关部门进一步创新护理服务模式和管理模式,优化护理服务流程、提高护理服务效率。当前,我国失能和部分失能老年人超过4 000万,其中,完全失能老年人超过1 200万,失能、半失能老年人、残疾人群,以及康复期患者等对延续护理、互联网＋护理服务等提出了更高要求。相关部门应进一步推动"互联网＋护理服务"持续健康发展,建立健全长期护理保险、护理服务价格改革等相关制度,为调动护士工作积极性、惠及更多群众提供政策支撑。卫生健康部门应继续配合教育部门支持有条件的高等医学院校根据"互联网＋护理服务"等医疗卫生事业发展新需求、新形态,强化学生相关知识的学习和能力的培养,加快形成多学科交叉融合的高水平护理人才培养体系,促进护理人才队伍高质量发展。

（马达飞）

第三章 药师人才队伍现状与发展策略

本章主要描述"十三五"期间我国药师队伍的发展现状,分析药师队伍发展面临的主要问题,并提出药师队伍发展策略。

第一节 我国药师人才队伍发展现状

一、药师队伍发展概况

(一)药师数量

"十三五"期间,药师(士)(简称"药师")数量呈持续增长趋势。从 2016 年的 43.9 万人增长到 2020 年的 49.7 万人,年均增长率为 3.13%。5 年间,医院的药师数量年均增长率(3.11%)与药师总量的年均增长率接近,基层医疗卫生机构药师数量的年均增长率(3.27%)略高于药师总量的年均增长率,专业卫生机构的药师数量年均增长率(3.06%)略低于药师总量的年均增长率,其他医疗卫生机构药师数量呈负增长,年均减少 7.39%。药师最集中的机构是医院,2020 年,医院工作的药师占药师总数的 63.43%(图 2-3-1)。

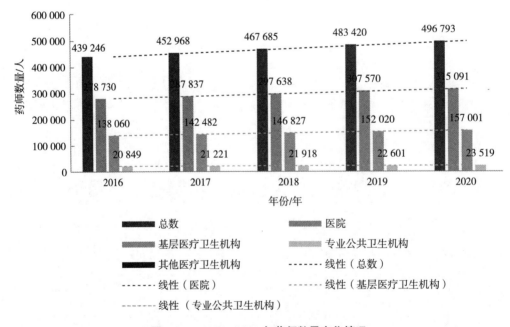

图 2-3-1 2016—2020 年药师数量变化情况

（二）药师队伍结构

1. 年龄结构　药师队伍的年龄结构整体比较合理,在 2020 年,25~44 岁年富力强的药师占 62.3%,60 岁及以上的药师占 4.8%。从 2018 年起,25 岁以下药师的比例一直上升,60 岁及以上药师的比例一直在下降,药师队伍的年龄结构不断优化(图 2-3-2)。

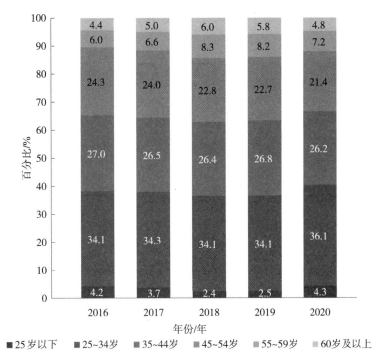

图 2-3-2　2016—2020 年药师队伍年龄结构变化情况

2. 学历结构　药师队伍的学历以大学本科和大专为主,2020 年,学历为大学本科和大专的药师占 70.6%,具有研究生学历的高层次药师人才占比依然偏低,只有 4.3%(图 2-3-3)。

3. 职称结构　药师队伍中初级职称药师占多数,2020 年,初级职称药师占药师总数的 65.2%,具有高级职称的高层次药师人才占比较低,只有 5.7%(图 2-3-4)。

（三）药师队伍分布

1. 地区分布　药师队伍在全国范围内仍存在地区分布不均衡的问题。2020 年东部地区的药师人数占药师总人数的 46.5%,中部和西部地区的药师人数分别占药师总人数的 26.8% 和 26.7%。东部地区的药师所占比例比 2016 年上升了 0.2 个百分点,地区分布不均衡的问题未得到改善,反而在不断加剧(图 2-3-5)。

2. 城乡分布　城市、农村药师数量之比从 2016 年的 1∶0.93 略微变化到 2020 年的 1∶0.86,但从整体看,药师队伍的城乡分布处于较为均衡的状态,2020 年农村地区药师数量占药师总人数的 46.3%(图 2-3-6)。

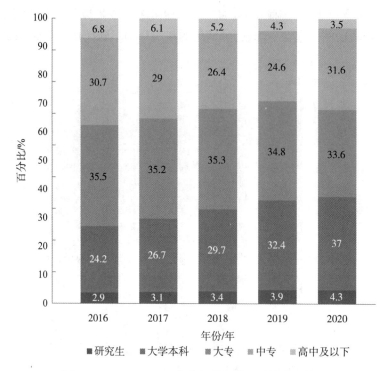

图 2-3-3　2016—2020 年药师队伍学历结构变化情况

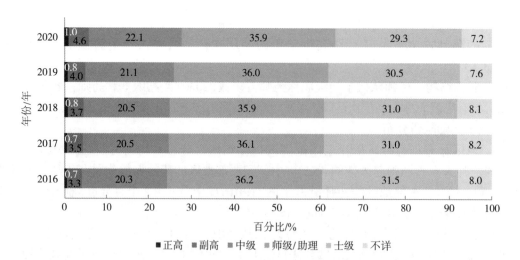

图 2-3-4　2016—2020 年药师队伍职称结构变化情况

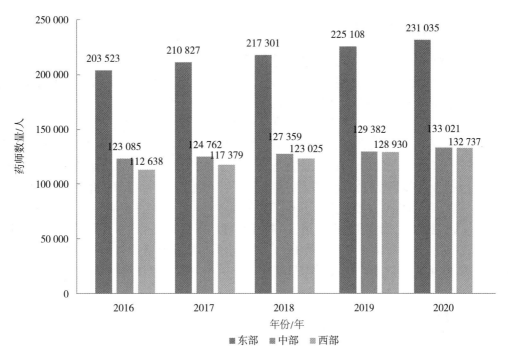

图 2-3-5　2016—2020 年东、中、西部地区药师数量变化情况

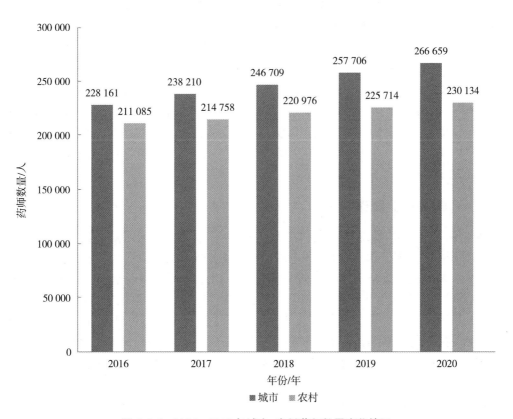

图 2-3-6　2016—2020 年城市、农村药师数量变化情况

二、药师的岗位管理

(一)药师岗位管理及人员配置相关政策要求

药师的岗位设置是对药师队伍进行规范化管理的基础。根据国家相关法律法规规定,执业药师依法负责药品管理、处方审核和调配、合理用药指导等工作。

《执业药师职业资格制度规定》规定执业药师实行注册制度。国家药品监督管理局(简称"国家药监局")负责执业药师注册的政策制定和组织实施,指导全国执业药师注册管理工作。各省、自治区、直辖市药品监督管理部门负责本行政区域内的执业药师注册管理工作。取得《执业药师职业资格证书》者,应当通过全国执业药师注册管理信息系统向所在地注册管理机构申请注册,注册后方可从事相应的执业活动。未经注册者,不得以执业药师身份执业。药品监督管理部门根据申请人《执业药师职业资格证书》中注明的专业确定执业类别进行注册。获得药学和中药学两类专业《执业药师职业资格证书》的人员,可申请药学与中药学类执业类别注册。执业药师只能在一个执业单位按照注册的执业类别、执业范围执业。

执业药师每年应参加不少于90学时的继续教育培训,每3个学时为1学分,每年累计不少于30学分。其中,专业科目学时一般不少于总学时的2/3。鼓励执业药师参加实训培养。

根据《"十四五"卫生健康人才发展规划》,每千人口药师(士)数达到0.54人、所有零售药店主要管理者具备执业药师资格、营业时有执业药师指导合理用药作为指标。

(二)医疗卫生机构药师岗位设置情况

2020年,医院药师315 091人,占药师总量的63.4%,占医院卫生技术人员总数的4.65%。其中:三级医院药师144 882人,占医院药师总量的45.98%;二级医院药师120 618人,占医院药师总量的38.28%;一级医院药师27 471人,占医院药师总量的8.72%。

2020年,基层医疗卫生机构药师157 001人,占药师总量的31.6%,占基层医疗卫生机构卫生技术人员总数的5.03%,略高于医院药师占卫生技术人员的比例。其中:社区卫生服务中心(站)39 966人,占基层医疗卫生机构药师25.46%,占基层医疗卫生机构卫生技术人员总数的7.16%。

三、药师的执业管理制度

1994年,我国开始实施执业药师制度。1999年,人事部、国家药品监督管理局印发《执业药师资格制度暂行规定》(人发〔1999〕34号),国家实行执业药师资格制度,纳入全国专业技术人员执业资格制度统一规划的范围。执业药师是指经全国统一考试合格,取得《执业药师资格证书》并经注册登记,在药品生产、经营、使用单位中执业的药学技术人员。2000年国家药品监督管理局印发《执业药师注册管理暂行办法》(国药管人〔2000〕156号)和《执业药师继续教育管理暂行办法》(国药管人〔2000〕334号,2003年、2015年修,2017年废止)。执业药师资格实行全国统一大纲、统一命题、统一组织的考试制度及注册制度。

2019年,国家药监局、人力资源社会保障部印发《执业药师职业资格制度规定》(国药监人〔2019〕12号)。同年,《人力资源和社会保障部办公厅关于在"三区三州"等深度贫困地区单独划定护士等职业资格考试合格标准有关事项的通知（试行）》（人社厅发〔2019〕77号）印发，在"三区三州"等深度贫困地区实施执业药师职业资格考试单独划定合格标准，发展当地执业药师队伍。

第二节　我国药师人才队伍建设存在的问题

一、药师分布不均衡的现象仍然存在

现有执业药师分布东部地区优于中、西部地区，城市优于农村，经济发达地区优于落后地区。注册药师中，约70%的执业药师分布在城区，乡镇及偏远地区环境艰苦、待遇不高、生活便利性差、缺乏归属感等都导致执业药师更趋向城市。对于欠发达或偏远地区的药品零售企业来说，招聘并留住执业药师工作是个难题。

二、药师队伍质量还需进一步提升

国际上，执业药师实行严格的准入管理。在日本，只有完成6年药学专业学习获得博士学位才能申请国家执业药师资格考试。在美国，只有在药学院校取得药学专业博士学位，并具有1 500小时药房实践经验才能报考。我国临床药学专业的学生毕业后到药店就业的为数不多，主要原因有：传统药学（中药学）及相关专业的执业药师缺乏临床诊疗基础、药物治疗学、药学服务等知识技能；中高等职业学校毕业的学生理论广度和深度不够，学历和实践能力不足。

三、专业技术开展存在一定的障碍

根据新修订《中华人民共和国药品管理法》和药品管理的相关规范性文件，执业药师在执业范围内应当对执业单位的药品质量和药学服务活动进行监督，保证药品管理过程持续符合法定要求，对执业单位违反有关法律、法规、部门规章和专业技术规范的行为或者决定，提出劝告、制止或者拒绝执行，并向药品监督管理部门报告。但实际中，执业药师不能全部做到履职尽责，医疗机构实施电子处方，药师可能面临着无方可审的境况。部分患者对药师信任度不够，不能很好配合药师顺利开展合理用药指导工作。

四、执业药师继续教育有待完善

执业药师在取得执业资格后，需通过继续教育不断保持和提升其药学服务能力，以保障公众用药安全。虽然我国执业药师继续教育制度已有近30年的发展历程，但在实践过程中仍存在少数地区执业药师继续教育管理混乱，继续教育管理机构借继续教育之名收费混乱，学分管理较为形式化等问题。

1. 继续教育管理体制亟待理顺　我国执业药师继续教育先后经历了从药品监督管理部门监管体制到药师协会监管体制的转变，而现阶段管理主体尚未明确。

2. 施教机构管理有待改进　虽然目前大部分省份通过公开遴选施教机构破除了（执业）药师协会施教垄断之嫌，但施教机构遴选主体多元，如部分省份由药品监督管理局遴选，部分省份由（执业）药师协会遴选，还有少数省份委托第三方机构遴选，各省份遴选标准和程序缺乏统一标准。

3. 施教内容及方式有待丰富优化　长期以来,执业药师继续教育注重药学理论知识类课程,而缺少医患沟通、治疗方案选择、常见疾病应急处理等药学实践类课程,研讨会、案例研究交流会、技能情景演练等继续教育活动较少。

五、执业药师"挂证"现象仍未完全杜绝

虽然自 2019 年"3·15"曝光执业药师"挂证"之后,我国药监部门加大了对执业药师"挂证"行为的打击力度,但是执业药师"挂证"的现象仍未完全杜绝。通过执业药师考试的人员中存在一些已经参加工作且为非药学岗位工作的人员,因不愿意将已经考试通过的执业药师资格证闲置,部分人员铤而走险,将执业药师证挂靠在其他单位。同时,由于目前我国执业药师人员相对不足和聘请执业药师在岗工作的成本相对较高,所以一些经济实力较弱的药店为了应对国家药监部门的检查聘请一些非全职人员充当在职在岗执业药师。另外,由于目前药店远程审方仍存在一些问题和漏洞,所以在很大程度上也会造成执业药师不在岗的情况发生。

六、新医改和人口老龄化对药师队伍建设提出更高要求

随着医改的不断深入,国家药品集中采购、按病种付费(diagnosis related groups,DRGs)、三级公立医院绩效考核等政策的相继落地,现有的药事管理体系、药学服务模式、药学人员队伍结构等正在经历着深刻变革。药师的工作职能已从"以药品为中心"转变为"以患者为中心",从"以保障药品供应为中心"转变为"保障临床合理用药为中心",药师也从"辅助人员角色"转变为"医疗团队中的重要人员",肩负起了患者合理用药的重任,成了百姓用药安全的"守门人"。

另一方面,我国已经步入老龄化社会,根据第七次全国人口普查数据,我国 60 岁及以上人口总数高达 2 亿 6 400 万,占比为 18.70%。在此背景下,老年人用药及多重用药的问题日益受到关注,所以为老年人群提供健康管理和药学服务是药师未来非常重要的工作。

第三节　我国药师人才队伍发展策略

一、强化注册与继续教育管理,提高执业药师人才队伍能力

在新形势下,药品监管部门可加强执业药师注册与继续教育管理工作,结合实际制定完善本地执业药师继续教育管理办法以及施教机构遴选和考核评估标准,规范继续教育管理,加强对培训效果的监督指导。提升执业药师对继续教育重要性的认识,促进执业药师能力和素质的提升。丰富培训内容,开设高质量的继续教育培训课程,实施执业药师能力与学历提升工程项目,强调实践技能的训练与应用,做到理论教育与实践应用相结合。在开设药学知识、药事管理法律法规等课程的同时,还要加强药学实践、医患沟通、临床治疗、技能演练等实践性内容的培训,使执业药师的继续教育做到理论结合实践,充分发挥继续教育的实用性,不断提高执业药师继续教育培训效果,提升执业药师队伍素质能力。

二、完善药师绩效评价体系，建立价值导向薪酬体系

目前我国对药学服务的效果与质量缺乏具体量化的考核指标。药事服务费是医院向患者提供药品所需要的药师执业服务的劳务成本和药事部门的运营成本，药事服务费的设立应明确门诊患者的药学服务所占比重，家庭医生签约团队服务费也应明确药师的药学服务所占比重，鼓励医疗团队通过绩效考核方式评估药师提供的药学服务的价值。

药学服务考核指标的建立应关注基础药学服务质量，发挥药师在促进合理用药及合理控制医疗机构药品费用方面的作用，避免将科研指标作为强制指标。在处方审核制度的建立中应将医院内部监督及保险支付方的支付审核监督相结合，通过医院药房渐进式改革建立处方多重监督机制以解决医患信息不对称问题。在下一阶段医疗卫生体制改革的进程中，需要进一步强化药师和药事服务的作用，更加强化药师队伍建设，体现药师服务的劳动价值，确保药师队伍能够更好地为患者、为医疗机构提供药学服务。

三、加强欠发达地区零售药店执业药师的配备

2020年11月20日，国家药监局发布《关于规范药品零售企业配备使用执业药师的通知》规定，各省级药品监督管理部门在不降低现有执业药师配备比例的前提下可制定实施差异化配备使用执业药师的政策，并设置5年过渡期。但差异化配备只能暂时缓解偏远地区零售药店执业药师配备使用的压力，针对当前一些欠发达地区执业药师匮乏的局面，在过渡期内仍要坚持执业药师配备使用的政策导向，多措并举提高偏远地区执业药师配备使用比例，保障人民群众用药安全合理。①探索执业药师分级管理。基于零售药店药学专业技术人员中专以下学历占比偏高和偏远欠发达地区执业药师数量不足的现实情况，可以探索执业药师分级管理制度，通过设置初级执业药师，合理设定报考条件，既可为中专学历药学技术人员提供在零售药店持续发挥作用的机会，又能满足乡村、偏远地区药学人力资源发展需要。②药品零售企业应鼓励员工提升学历和能力水平，鼓励员工参加在职继续教育，提升学历以满足执业药师准入的学历要求，鼓励员工参加执业药师资格考试。采取"内培"和"外引"相结合的方式，强化欠发达地区零售药店执业药师配备使用。

（刘美岑）

第四章　技师人才队伍现状与发展策略

本章主要描述"十三五"期间我国技师队伍的发展现状,分析技师队伍面临的主要问题,提出建立健全技师队伍准入制度、加强技师队伍的教育培训、完善技师队伍相关管理机制等促进技师队伍发展的策略。

第一节　我国技师人才队伍发展现状

一、技师队伍发展概况

(一)技师数量

"十三五"期间,技师数量呈持续增长趋势。从2016年的45.3万人增长至2020年的56.1万人,年均增长率为5.46%。5年间,医院的技师数量年均增长率(5.31%)与技师总量的年均增长率接近,基层医疗卫生机构(6.28%)和其他医疗卫生机构(21.37%)技师数量的年均增长率高于技师总量的年均增长率,专业卫生机构的技师数量年均增长率(3.19%)低于技师总量的年均增长率。技师最集中的机构是医院,医院工作的技师占技师总数的64%(图2-4-1)。

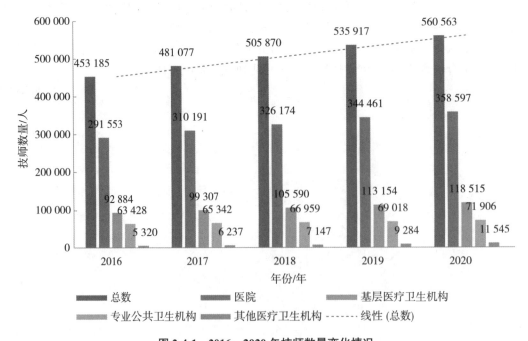

图 2-4-1　2016—2020 年技师数量变化情况

（二）技师队伍结构

1. 年龄结构 技师队伍的年龄结构比较合理,2020年,25~44岁年富力强的技师占66%,60岁及以上的技师占3.9%。2016—2020年,25岁以下技师的比例一直高于60岁及以上技师所占比例,技师队伍的年龄结构持续改善(图2-4-2)。

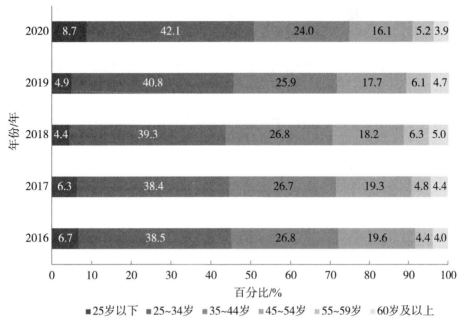

图 2-4-2 2016—2020 年技师队伍年龄结构变化情况

2. 学历结构 技师队伍的学历以大学本科和大专为主,2020年,学历为大学本科和大专的技师占80%。具有研究生学历的高层次技师人才占比依然偏低,只有3.7%(图2-4-3)。

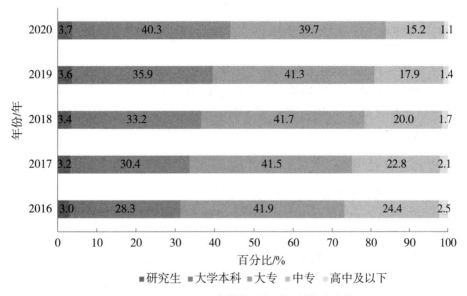

图 2-4-3 2016—2020 年技师队伍学历结构变化情况

3. 职称结构　技师队伍中初级职称技师占多数,2020 年,初级职称技师人数占技师总人数的 63.8%,高、中、初级技师人数之比为 0.7∶2∶7.3。具有高级职称的高层次技师人才占比较低,只有 6.8%（图 2-4-4）。

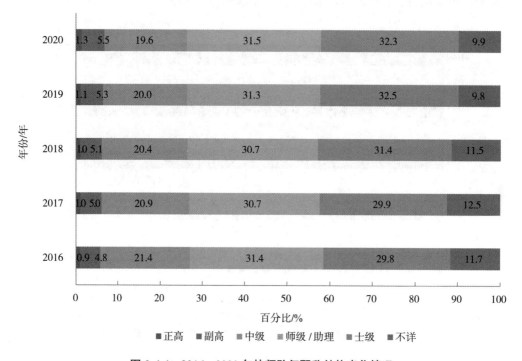

图 2-4-4　2016—2020 年技师队伍职称结构变化情况

（三）技师队伍分布

1. 地区分布　技师队伍在全国范围内仍存在地区分布不均衡的问题。2020 年,东部地区的技师占总人数的 42.2%,中部和西部地区的技师分别占总人数的 29.4% 和 29.3%。东部地区的技师分布虽然较 2016 年下降了 1 个百分点,但地区分布不均衡的现象并未得到明显的改善（图 2-4-5）。

2. 城乡分布　城市、农村技师人数之比从 2016 年的 1∶0.87 略微变化至 2020 年的 1∶0.85,但从整体看,技师队伍的城乡分布处于较为均衡的状态,2020 年,农村地区技师人数占技师总人数的 46%,占比与农村地区医师占比相当（47%）,高于农村地区护士占比（41%）（图 2-4-6）。

二、技师的岗位管理

（一）技师岗位管理及人员配置相关政策要求

技师的岗位设置是对技师队伍进行规范化管理的基础。对技师岗位设置的政策要求来源比较广泛,既有相关政令,也有结合专科建设与管理要求制定的规范性指南,还有相关规划意见。这些政策文件涉及对技师岗位设置的相关要求,同时提出对技师人员配置的相关建议。

对于放射诊疗科,在 2006 年颁布的《放射诊疗管理规定》中,明确了在医疗机构开展不

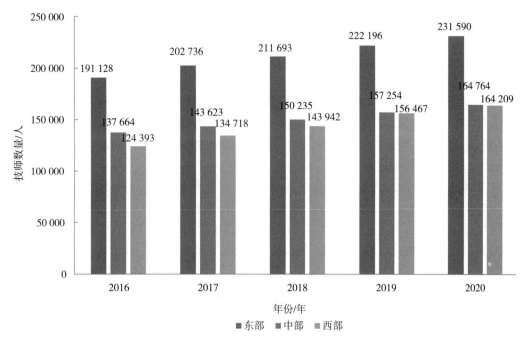

图 2-4-5　2016—2020 年技师队伍地区分布变化情况

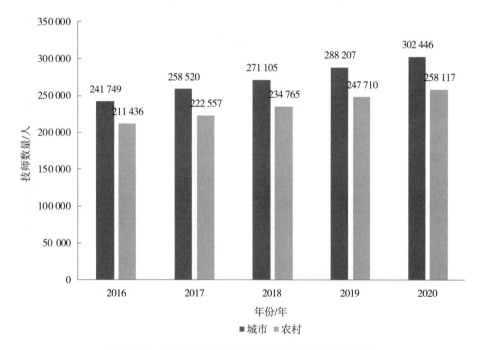

图 2-4-6　2016—2020 年技师队伍城乡分布变化情况

同类别的放射诊疗工作,需具备包括相关医技人员在内的卫生专业技术人员。其中,开展放射治疗工作的应当具有:①中级以上专业技术职务任职资格的放射肿瘤医师;②病理学、医学影像学专业技术人员;③大学本科以上学历或中级以上专业技术职务任职资格的医学物理人员;④放射治疗技师和维修人员。开展核医学工作的,应当具有:①中级以上专业技术职务任职资格的核医学医师;②病理学、医学影像学专业技术人员;③大学本科以上学历或中级以上专业技术职务任职资格的技术人员或核医学技师。开展介入放射学工作的,应当具有:①大学本科以上学历或中级以上专业技术职务任职资格的放射影像医师;②放射影像技师;③相关内、外科的专业技术人员。

对于病理科,在 2009 年印发的《病理科建设与管理指南(试行)》中规定:"病理科的人员配备和岗位设置应满足完整病理诊断流程及支持保障的需要。其中医师按照每百张病床 1~2 人配备,承担教学和科研任务的医疗机构应适当增加。病理科技术人员和辅助人员按照与医师 1∶1 的比例配备。"

对于康复科,在 2021 年印发的《关于加快推进康复医疗工作发展的意见》中提出:"力争到 2022 年,逐步建立一支数量合理、素质优良的康复医疗专业队伍,每 10 万人口康复医师达到 6 人、康复治疗师达到 10 人。到 2025 年,每 10 万人口康复医师达到 8 人、康复治疗师达到 12 人。"在《综合医院康复医学科建设与管理指南》中提出,康复治疗为"在康复医师组织下,由康复治疗师、康复护士、康复工程等专业人员实施的康复专业技术服务。"

对于临床营养科,在 2009 年印发的《关于开展临床营养科设置试点工作的通知》中提到:"临床营养科的人员配备和岗位设置应满足完整临床营养诊治流程及支持保障的需要。其中营养医师人数与医院床位数之比应至少为 1∶150,营养技师应按照与营养医师 1∶1 的比例配备,营养护士应不少于 3 人。营养病房护士的配置应当达到病房护士配置标准。"在 2011 年,《三级综合医院评审标准(2011 年版)》中纳入了营养科建设相关内容,加强临床营养管理和持续改进工作。在 2017 年印发的《国民营养计划(2017—2030 年)》中明确提出要建立、完善临床营养工作制度,进一步全面推进临床营养工作,加强临床营养科室建设,增加多学科诊疗模式,组建营养支持团队,开展营养治疗。

对于独立设置的应用 X 射线、CT、磁共振成像(MRI)、超声等现代成像技术对人体进行检查,出具影像诊断报告的医学影像诊断中心,在 2016 年印发的《医学影像诊断中心基本标准(试行)》中规定:"放射科至少有 8 名放射科技师(每台 DR 至少 1 名技师、每台 CT、MRI 各至少有 2 名技师)。"

在其他有关临床学科建设与管理指南及相关通知中也有涉及医技人员配备和培训的相关建议。在《医疗机构临床实验室管理办法》中提出:"医疗机构临床实验室专业技术人员应当具有相应的专业学历,并取得相应专业技术职务任职资格。"在《老年医学科建设与管理指南(试行)》中提出:"鼓励有条件的医院配备康复治疗师、营养师、心理治疗师、临床药师等人员。"在《综合医院风湿免疫科建设与管理指南(试行)》中提出:"加强医学影像、临床检验等相关科室建设,以保障风湿免疫疾病诊疗相关工作有效开展;综合医院应当制定学科人才培养计划和岗位培训计划,不断提高风湿免疫疾病诊断、治疗、护理、检验、影像等相关医务人员专业水平。"在《关于加强医疗机构验配角膜塑形镜管理的通知》中对验配角膜塑形镜(OK 镜)技师的相关要求中提到:"①具有中级以上技师职称;②参加省级卫生行政部门或省级卫生行政部门委托专业学术团体组织的相关知识培训并经考核合格者。符合验配基本条件技师必须在眼科医生的配合下完成验配 OK 镜的工作。"

(二)医院医技岗位设置情况

以中国医学科学院 2017 年中国医院科技影响力排行榜综合排名前 100 的医院作为医技岗位设置的参照样本。这 100 家医院设立医技科室的中位数为 9 个(包括药剂科),其中,放射科、检验科、病理科、超声科、核医学科、输血科、营养科、病案科、消毒科、康复科占据了医技科室设置的前 10 位(图 2-4-7)。

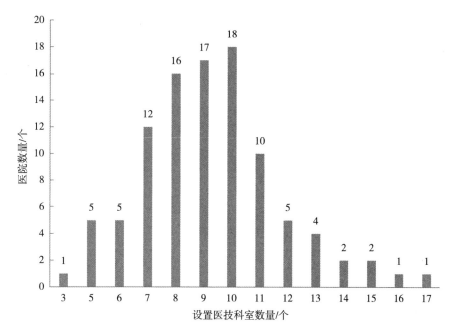

图 2-4-7　100 家医院医技科室数量分布图

对照技师职称考试的专业设置看医院医技岗位设置情况,有如下三个特点。

1. 现设专业都有相关医技岗位用人需求支撑　现有的医技专业都能够在医疗卫生实践中对应到相应医技岗位。其中,中、初级职称考试报考规模前 3 位的临床医学检验技术、放射医学技术、康复医学治疗技术也是医院医技岗中的重点岗位。

2. 技师并不完全分布于医技科室岗位　一些技师并不在医院的医技科室里工作,临床科室中也需要部分技师辅助临床医师开展相关诊疗活动。较为典型的是口腔医学技术人员在口腔科工作,心理治疗技术人员在精神科工作,专业对口度较高。而且越来越多的临床专业趋向多学科团队合作(MDT)诊疗模式,技师中的影像技师、检验技师也有融入临床科室开展相关诊疗工作的趋势。

3. 部分医技岗位尚未设置职称考试专业　上述 100 家医院样本中,一些医技岗位也存在尚缺少对应的职称考试专业的情况,如呼吸治疗科没有设置对应的呼吸治疗技术职称考试专业。此外,新兴的智能医学工程技术、生物医药数据科学技术等专业也没有设置相应的职称考试专业。

(三)医疗机构实际岗位用人情况

1. 三级医院技师科室分布情况　A 医院是浙江省一家三级甲等医院,共有医技人员 431 人,分布于 23 个科室。其中医技人员最多的 3 个医技科室分别为检验科(26.68%)、放射科(17.17%)、病理科(10.21%),占全院医技总人数的 54.06%。此外,在呼吸治疗科、眼科、妇产科、心内科、耳鼻咽喉头颈外科、心脏外科、血液内科、骨科等临床科室也有医技人员分布其中(图 2-4-8)。

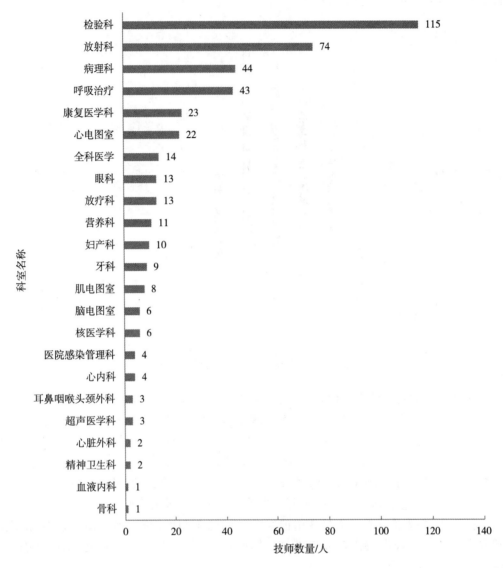

图 2-4-8　A 医院技师科室分布情况

　　B 医院是广东省一家三级甲等医院,共有医技人员 335 人,分布于 36 个科室。其中医技人员最多的 3 个医技科室分别为检验科(31.34%)、放射科(13.43%)、肿瘤放疗科(7.16%),占全院医技总人数的 51.93%。此外,在神经内科、心血管内科、口腔科、肿瘤内科、血液内科、内分泌科、肾内科、皮肤科、产科等临床科室也有医技人员分布其中(图 2-4-9)。

　　2. 二级医院技师科室分布情况　C 医院是广东省一家二级医院,共有医技人员 41 人,分布于 10 个科室。其中医技人员最多的 3 个医技科室分别为检验科(48.78%)、放射科(17.07%)、康复科(12.20%),占全院医技总人数的 78.05%。此外,在中医科、医院直管的社区中心也有医技人员分布其中(图 2-4-10)。

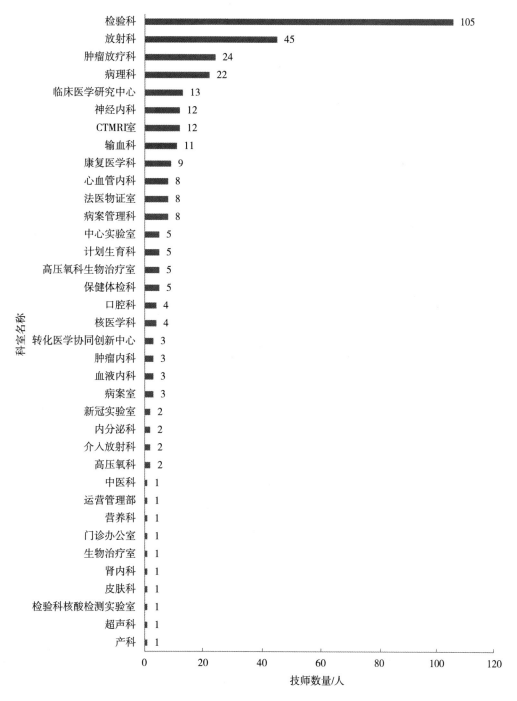

图 2-4-9 B 医院技师科室分布情况

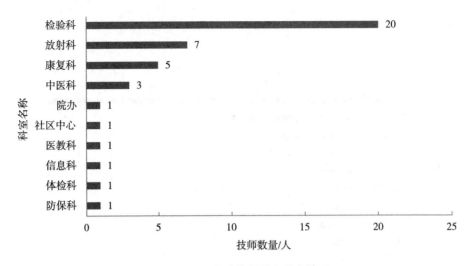

图 2-4-10　C 医院技师科室分布情况

三、技师的教育培训

（一）技师的学历教育

1. 技师的职业教育　根据教育部《职业教育专业目录（2021 年）》,中等职业教育设置医学技术类专业 4 个,高等职业专科教育设置医学技术类专业 8 个,高等职业本科教育设置医学技术类专业 6 个。职业教育共计设置 18 个医学技术类专业,其中,医学检验技术、医学影像技术、医学生物技术 3 个专业是从中等职业教育到高等职业本科教育连续设置的专业（表 2-4-1 ）。

表 2-4-1　职业教育专业目录医学技术类专业一览表

中等职业教育专业		高等职业专科教育专业		高等职业本科教育专业	
专业代码	专业名称	专业代码	专业名称	专业代码	专业名称
720501	医学检验技术	520501	医学检验技术	320501	医学检验技术
720502	医学影像技术	520502	医学影像技术	320502	医学影像技术
720503	医学生物技术	520503	医学生物技术	320503	医学生物技术
720504	口腔修复工艺	520504	口腔医学技术	320504	口腔医学技术
		520505	放射治疗技术	320505	放射治疗技术
		520506	呼吸治疗技术	320506	呼吸治疗技术
		520507	医学美容技术		
		520508	卫生检验与检疫技术		

2. 技师的普通高校本科教育　根据教育部《普通高等学校本科专业目录（2020 年版）》及《列入普通高等学校本科专业目录的新专业名单（2021 年）》,普通高等学校本科开设医学技术类专业 13 个,其中基本专业 7 个,特设专业 6 个;授予理学学士学位专业 11 个,授予工学学士学位专业 2 个（表 2-4-2）。

表 2-4-2　普通高等学校本科专业目录医学技术类专业一览表

专业代码	专业名称	学位授予门类
101001	医学检验技术	理学
101002	医学实验技术	理学
101003	医学影像技术	理学
101004	眼视光学	理学
101005	康复治疗学	理学
101006	口腔医学技术	理学
101007	卫生检验与检疫	理学
101008T	听力与言语康复学	理学
101009T	康复物理治疗	理学
101010T	康复作业治疗	理学
101011T	智能医学工程	工学
101012T	生物医药数据科学	理学
101013T	智能影像工程	工学

3. 技师的研究生教育　根据国务院学位委员会、教育部《学位授予和人才培养学科目录设置与管理办法》及《学位授予和人才培养学科目录（2018 年 4 月更新）》,在医学学科门类下设置医学技术一级学科（学科代码:1010）,可授医学、理学学位,学位授予单位在一级学科目录下,可自主设置与调整授予硕士、博士学位和培养研究生的二级学科。根据教育部《学位授予单位（不含军队单位）自主设置二级学科名单（截至 2020 年 6 月 30 日）》,全国有 4 所高校在医学技术一级学科下自主设置二级学科,分别是北京大学、四川大学、福建医科大学和赣南医学院,共计设置了 15 个不同名称的医学技术二级学科（表 2-4-3）。

表 2-4-3　学位授予单位自主设置医学技术类二级学科情况一览表

序号	二级学科名称	北京大学	四川大学	福建医科大学	赣南医学院	合计
1	放射治疗物理技术		1			1
2	放射治疗物理学	1				1
3	干细胞与再生医学				1	1
4	呼吸医学技术	1				1
5	呼吸治疗		1			1
6	健康数据科学	1				1
7	康复治疗学	1	1	1		3
8	口腔医学技术	1				1
9	临床营养		1			1

续表

序号	二级学科名称	北京大学	四川大学	福建医科大学	赣南医学院	合计
10	听力与言语康复学		1			1
11	眼视光学	1	1	1		3
12	医学检验技术		1	1		2
13	医学检验学	1				1
14	医学影像技术			1		1
15	医学影像技术学	1	1			2
	合计	8	8	4	1	21

（二）技师的毕业后医学教育和继续教育

与国家统一要求的住院医师规范化培训不同,技师的毕业后医学教育尚处于试点探索阶段,各专业的技师毕业后医学教育主要以用人单位组织开展为主,缺乏统一的管理。但是,技师的规范化培训需求是非常迫切的,在中国医师协会临床工程师分会的一项调查中,88%的临床医学工程技术人员希望将临床医学工程专业纳入国家卫生规范化培训管理。四川大学华西医院积极开展技师的毕业后医学教育试点。目前,华西医院参照住院医师规范化培训模式开展技师的规范化培训。以检验技师为例,华西医院采用多种模式建立对检验技师的毕业后再教育,遵循医院对各级检验人员的岗位需求,结合具体临床问题开展培训。培训的目标是让技师掌握实践检验操作,能对检验结果作出合理的解释,能对临床诊疗过程中检验项目选择提供咨询,从而达到更好地服务临床的目的。

技师的继续教育也多由用人单位或相关学术团体组织开展,但当前国内技师相关的专业学会组织开展的继续教育专业性指导与评价仍不充分。国内医技相关的专业学会还需要进一步加强技术专业培训,同时开展与培训紧密结合的能力水平评价与资格认证,进一步建立完善各医学技术专业的技术性工作指南、工作规范、质控方案等继续教育内容。

四、技师的职称管理

（一）技师的职称管理政策

2000年,在人事部、卫生部《关于加强卫生专业技术职务评聘工作的通知》（人发〔2000〕114号）要求下,逐步推行了卫生专业技术资格考试制度,中、初级职称以考代评,高级职称考评结合,技师队伍的职称亦照此办法管理。2021年,在《关于深化卫生专业技术人员职称制度改革的指导意见》中提出了"卫生专业技术人员职称评价基本标准",明确了医学技术类别专业技术人员的中、初级职称报考及获取条件,以及高级职称的申报和评审条件,进一步规范了技师类专业技术人员的职称晋升管理要求。

（二）技师中、初级职称考试情况

1. 中、初级技师的报考规模呈持续增长趋势 2021年技师类专业合计报考38.7万人,其中,初级（士）14.4万人,初级（师）17.5万人,中级6.8万人。报考规模增长速度较快,近3年报考人员数量的年均增长率为8.1%。

2. 中、初级技师各专业的人员占比保持相对稳定 近3年来,医学技术类专业报考规模前3位稳定为临床医学检验技术、放射医学技术、康复医学治疗技术。其中,这3个专业在初级(士)、初级(师)和中级的平均报考人数分别占据了对应级别报考平均总人数的94.6%、83.3% 和 72.8%。

（三）技师高级职称评审情况

2020 年,高、中、初级职称技师人数之比为 0.7∶2∶7.3,技师高级职称所占比例略高于药师类和护士,但远低于执业医师(表 2-4-4)。

表 2-4-4　2020 年卫生技术人员职称构成　　　　　　　　单位 : %

职称	执业（助理）医师	执业医师	注册护士	药师（士）	技师（士）	其他
正高	5.1	6	0.3	1	1.3	0.6
副高	12.9	15.2	2.9	4.5	5.5	1.8
中级	26.7	31.2	16.4	21	19.6	7.5
师级 / 助理	38.1	38.5	27	35.8	31.5	19.8
士级	10.8	3.3	46.7	29.3	32.3	39.4
不详	6.5	5.9	6.8	8.4	9.9	30.9

第二节　我国技师人才队伍建设存在的问题

一、技师数量尚不能满足医疗服务增长的需要

（一）对检验和影像技师的需求

检验和影像技师从数量上代表着技师群体的主体。

1. 对检验技师的需求　体外诊断已经成为现代检验医学的重要载体,提供了大部分临床诊断的决策信息,日益成为人类疾病预防、诊断、治疗的重要组成部分,其临床应用贯穿于疾病筛查、初步诊断、治疗方案选择、治疗监测、治愈的全过程。随着我国经济发展和居民可支配收入增加,以及在人口老龄化和医疗体制改革等因素的共同影响下,对临床检验特别是病理的精确诊断提出了更多的需求,而检验技师队伍,包括病理技师队伍也将承担更多的工作任务。特别是伴随着突发疫情防控、精准医疗发展和分子诊断本身技术手段的不断升级,未来相当长一段时期内,对检验技师的需求将不断增长。

2. 对影像技师的需求　据不完全统计,全国目前拥有约 25 000 台 CT 设备、6 400 台MRI 设备、4 000 台数字减影血管造影(digital subtraction angiography, DSA)设备、2 600 台直线加速器、1 300 台单光子发射计算机体层摄影(single photon emission computed tomography, SPECT)设备。基层县级医院已大量装备各类设备,大城市的三级医院更是有多台高端的影像设备,这些设备的操作均需要影像技师参与。随着影像技术的进一步扩展和升级,对影像技师还将维持一定规模数量的要求。

（二）对其他各类技师的需求

1. 对康复治疗技师的需求　我国拥有庞大的骨关节肌肉疾病患者、神经系统疾病患者、精神残疾患者、产妇、老年人等需要康复的人群,衍生了巨大的康复医疗服务需求。随着

人口老龄化进程的加快、慢性病患者数量逐年增加、三孩生育政策放开后产妇数量的增加及其他因素的推动,我国康复医疗服务需求还将持续增长。

2. 对肿瘤放射治疗技师的需求　近 10 年来,我国肿瘤放射治疗行业迅猛发展,全国放疗技师已有上万名之多,从事放射治疗技术专业的队伍还在以较快的速度不断扩大。随着人口老龄化及肿瘤病患的持续增加,对肿瘤放疗技师的需求还将保持持续增长态势。

3. 对心理治疗技师的需求　新冠疫情加剧了对精神心理卫生服务的挑战,进一步凸显了我国精神心理卫生人才资源储备不足。目前我国心理治疗师不足万人,近 3 年取得心理治疗师资格的人数只增加 6 500 人左右,增速缓慢。

4. 对医学工程技师的需求　随着大量高精尖医疗器械进入医院,医学工程技师的重要性日益凸显。但一方面因为临床医学工程技术人员在整体培养数量上存在缺口,另一方面一些高学历、高水平工程技术专业技术人员由于各种原因不愿意在医疗机构工作,导致临床医学工程技师的数量与需求不匹配。

二、技师队伍质量还需进一步提升

技师的能力水平与医疗质量和医疗安全的关系越来越紧密。医疗器械的先进性越高,其风险也越高。美国急救医学研究所(Emergency Care Research Institute, ECRI)每年会列出医疗卫生行业中十大风险事件,近年来医疗器械引发的风险占到一半以上。技师操作大型医疗设备为患者做检查,需要具备精湛的技术和持续学习的能力。以影像技师为例,放射科影像检查设备包括有电离辐射的数字 X 线摄影(digital radiography, DR)设备、DSA 设备、CT 设备、MRI 设备等,所有影像设备均属精密贵重仪器,稍有操作不当,将有害于患者身体健康或造成重大国有资产的损失。这些大型的高端设备不仅价格昂贵,而且操作界面复杂、技术参数设置精准度高、图像处理多样化和精细化,呈现出典型的数字化、微观化、功能化等特点。为使这些大型高端设备发挥应有的功能,要求放射技师的技术理论和实践水平都必须达到一定的高度。此外,在"互联网 + 医疗"的背景下,随着各地医疗联合体的迅速发展,医学影像的远程会诊会逐渐成为一种普遍方式。基层医疗机构产生的放射影像、病理影像能否满足诊断需求,与影像技术操作人员的技术水平、操作规范程度息息相关,对大量在基层医疗机构从业的技师提出了进一步提升专业知识和技能的要求。

三、医学科技发展对技师队伍建设提出更高要求

医学科技的发展对各类技师的能力建设需要也提出了新的要求。以影像技师为例,基于 5G 应用的智慧医疗发展已经萌芽,5G 技术在医疗领域正在逐步得到深入应用,影像技术在各类场景中的应用不断涌现和升级。运用 5G+CT 远程扫描技术可以实现任何 2 家或多家医院患者间的实时远程影像扫描检查,检查结果将更加全面、精准、优质。此外,AI 技术的深入发展也逐步渗透到影像技术应用的各个场景。针对医学影像进行的 AI 技术处理,包括图像分割、目标检测、图像分类、图像配准、图像映射等技术范围,实现了肺结节早期筛查、乳腺病变筛查、智能骨伤鉴定、食管癌早期筛查、结肠癌早期筛查等功能,以及提高医学影像的质量等功能。运用 AI 算法的图像重建技术,可将低剂量 CT、PET 图像重建得到相当于高剂量 CT、PET 的高质量图像,以满足临床诊断对更高质量影像图像的需求。随着影像 AI 的应用,对数据的大平台需求将会更加强烈,技师也将不再单纯作为"操作工",而是需要进一

步提升在规范影像图像数据标准、深度挖掘应用海量诊疗级大数据、提高图像的质量和精准化诊断、提高诊疗效率等方面的能力。

第三节 我国技师人才队伍发展策略

一、建立健全技师队伍准入制度

目前,我国的医师、护士的职业资格认定体系已较为成熟,但作为一支数量庞大、极具发展潜力的医学技术人才队伍,我国技师队伍缺乏执业资格的准入,致使从事技师工作的人员教育背景复杂,技术水平参差不齐,无法保证医疗活动的质量,与现代医学发展的目标和要求不相匹配。建立健全医学技术职业准入制度势在必行。

在精准医疗和个性化医疗的发展背景下,职业准入是医学技术领域亟须解决的问题,技师的职业准入显得更加突出和紧迫。目前,医疗卫生机构在使用技师时,主要是依据技师的专业技术资格证书。但是,使用专业技术资格证书替代执业资格证书会给技师专业技术队伍的管理带来很多混乱。按照人力资源和社会保障部的《国家职业资格目录》分类,执业资格是准入类资格,如医师资格、护士资格等属于准入类的专业技术人员职业资格。与准入类资格不同,卫生专业技术资格属于水平评价类资格,是评价考核专业技术人员专业技术能力的依据,二者的功能和用途存在较大差别。鉴于技师的工作职能贴近临床医疗实践,所提供的医疗服务与人民群众的生命安全和健康的关系越来越紧密,已经满足设置为准入类职业的条件。因此,考虑建立健全医技从业人员职业准入的法律法规,对各类医疗技术类相关专业毕业生开展严格的理论与技术操作的执业资格考试,通过者获得执业资格证书并持证上岗,为技师队伍的科学化管理提供有效的法律法规保障。

二、加强技师队伍的教育培训

一名合格的技师已经不再是简单地执行医嘱开展检验、检查或治疗的。技师需要在具备本专业丰富的理论知识的基础上,主动参与临床诊治环节,充分与医护人员进行沟通。随着一些检查设备的升级变化,诊断医师、技师、护士协同工作变得越来越重要。与患者接触不那么紧密的检验技师同样存在继续教育的需求,因为检验技师不仅需要掌握新的检验技术、提供准确有效的检验结果,而且要掌握对检验结果进行分析判断的能力,能在临床诊疗咨询中为临床医生提供有帮助的建议。面对新形势对技师综合素质的高要求,原有学校教育已经不能充分满足工作实践的需要,医疗从业人员只有持续学习才能跟上医疗技术的进步,开展有效的在职技师继续教育越发凸显其重要性。

对技师队伍的继续教育,需要采取业务培训与学历提升相结合的策略,通过加强与国内外的交流合作,创造更多进修培训、考察交流的机会,让技师队伍能够开阔眼界,不断增强业务和科研能力,整体提升技师队伍的学历层次、业务水平和综合素质。

三、完善技师队伍相关管理机制

建立更加完善的管理机制能够有效促进技师队伍的发展。

1. 充分认识到加强技师队伍建设的重要意义 宏观层面有关部门要进一步完善针对

技师队伍的各项管理机制,从专业设置、岗位管理、专科建设等方面多角度规划技师队伍规模,优化技师队伍结构,畅通技师队伍的职业晋升渠道,同时建立健全更加符合医疗实践需求的技师学历教育、毕业后教育及继续教育体系,提高技师队伍的综合能力素质。

2. 重视和加强针对技师队伍的管理　微观层面用人单位要规划好本单位的技师队伍建设。良好的工作环境和工作氛围对于人才保护和发展具有决定性的作用,有条件的医院可以考虑设置医技管理部门,加强对技师的垂直管理,从薪酬待遇、晋升机会、科研教育等方面实现对技师队伍的直线管理,促进技师队伍在医疗机构中更加良性的发展。

3. 为提升技师队伍的能力素质提供助力和支撑　从技师的专业培训认证、科研、继续教育等方面,相关社会团体、学会、协会要提供有力的专业支持,积极组织开展技师相关专业能力水平评价与资格认证,进一步完善技师的专业工作指南、工作规范、质控方案等专业培训内容。

（张　宏）

第五章　卫生管理人才队伍现状与发展策略

卫生健康人才队伍中,管理人员是重要组成部分。卫生管理人员对提升医疗服务质量、改善人群健康结果起到极为重要的作用。近年来,高质量发展成为我国卫生健康事业发展的主题,医疗卫生机构发展要由传统的粗放式管理向现代的精细化管理转变,迫切需要建立一支高素质专业化的管理队伍。本章从分析我国卫生管理人才队伍建设的必要性、紧迫性入手,充分梳理卫生管理人才队伍近 10 年建设实践,了解卫生管理人才队伍的发展现状,找出问题、明确差距,提出促进卫生管理人才队伍高质量发展的策略建议。

第一节　我国卫生管理人才队伍发展现状

一、卫生管理人员的职能与作用

2007 年世界卫生组织在其决策报告中曾提出,拥有充足的且胜任的管理队伍,是提升卫生服务质量、改善卫生系统绩效的重要因素。卫生系统战略目标的实现,需要管理人员高效、创造性组织部署人、财、物和信息等资源,以实现良好的健康结果。国际上对卫生管理人员的职责定位较为统一,如世界卫生组织将卫生管理人员定义为"将绝大多数时间用于规划、实施和评估医疗卫生服务的覆盖情况,开展人事、预算、药物、设备、基建、信息等管理活动,对外协调、医患关系处理等工作的人员"。简言之,卫生管理人员即承担卫生服务宏观管理、日常运行管理及运作协调的人员。英国国家医疗服务体系(NHS)将卫生管理人员界定为在卫生服务体系中负有监督责任或承担支持功能的人员,具体包括承担战略管理、服务及运行管理、人力资源管理等职能的人员。在我国,卫生管理人员通常是指担负领导职责或管理任务的工作人员,包括从事医疗保健、疾病控制、卫生监督、医学科研与教学等业务管理工作的人员,及主要从事党政、人事、财务、信息、安全保卫等行政管理工作的人员。

卫生管理人才队伍是卫生事业建设的重要组成部分,是国家卫生方针政策的贯彻执行者,更是医疗卫生体制改革的组织实施者。加强卫生管理人才队伍建设,是卫生系统适应日趋复杂的内外部环境、应对管理危机的必然要求。在宏观层面,经济社会发展、人口老龄化、疾病谱转变等带来日益复杂、多样化、更高质量的健康服务需求,传统的医疗服务体系存在的诸如系统分割、层级断裂、竞争无序、缺乏协作等问题难以满足需求端的变化,医疗卫生服务体系需要进行优化与重塑。当前,我国正处于构建以人为本的整合型医疗服务体系的新时期,涉及制度、组织、专业和服务等多个层面以及多个主体间关系的变革和适应过程,是一项多层次、多维度的系统工程。在微观层面,医学领域数字化、网络化、智能化变革加快,医疗支付制度改革、医疗卫生机构治理方式的变革、机构综合监管机制等的变化,对医疗机构内部运营效率和服务质量带来冲击,传统粗放型、物质要素主导的机构运行模式亟待系统化创新与变革。这一过程中,管理队伍是变革的直接参与者和危机的应对者。能否建设一支高素质专业化的卫生管理者队伍,直接影响到我国医疗卫生服务体系的高质量发展。

二、卫生管理人才队伍发展现状

(一)卫生管理人员总量

截至 2020 年底,我国卫生管理人员共计 56.1 万人,较 2010 年增加了 19.1 万人,增长了51.4%。2010—2020 年,卫生管理人员年均增长率达 4.2%,低于卫生人员(增长 5.1%)和卫生技术人员(增长 6.2%)增速,卫生管理人员在卫生健康人员中的比重由 2010 年的 4.5% 下降至 2020 年的 4.2%(图 2-5-1),卫生管理人员与卫生技术人员比值由 2010 年的 1 : 15.9 下降至 2020 年的 1 : 19.0。

总体来看,2010—2020 年我国卫生管理人员数量增长较缓,平均每年仅增加 1.9 万人,平均每家医疗卫生机构管理人员数仅由 2010 年的 0.40 人增长至 2020 年的 0.55 人。

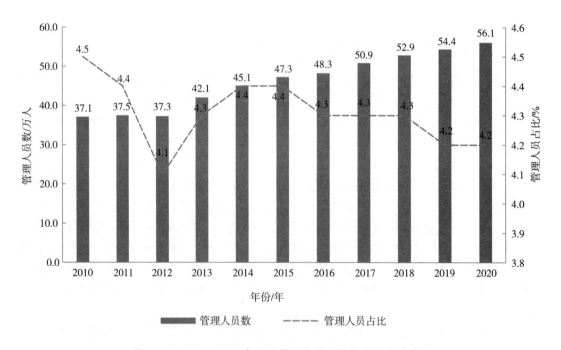

图 2-5-1 2010—2020 年卫生管理人员总量及占比变动情况

(二)卫生管理人员分布

1. 机构分布情况 2020 年,医院有卫生管理人员 38.5 万人,专业公共卫生机构有卫生管理人员 5.8 万人,基层医疗卫生机构有卫生管理人员 10.5 万人,其他机构有卫生管理人员 1.3 万人。与 2010 年相比,医院卫生管理人员增加 14.2 万人、增长了 58.3%,专业公共卫生机构增加了 1.3 万人、增长了 29.7%,基层医疗卫生机构增加了 3.3 万人、增长了 33.0%,

医院增幅最大。2010—2020 年，医院卫生管理人员增速最高，达 4.7%，高于全国卫生管理人员平均水平，基层医疗卫生机构和专业公共卫生机构管理人员增速分别为 3.85% 和 2.63%。

从卫生管理人员配备水平看，2020 年平均每家医院配置 10.89 名卫生管理人员，其中公立医院配置 21.10 人，配置水平较高。基层医疗卫生机构配置水平最低，每家机构仅配置 0.11 名卫生管理人员。2010—2020 年，公立医院管理人员配置水平提高幅度最大，由 14.82 人增加至 21.10 人（表 2-5-1）。

表 2-5-1　2010—2020 年各类医疗卫生机构平均每家机构配置的卫生管理人员数　单位：人

年份/年	医院	公立医院	专业公共卫生机构	基层医疗卫生机构
2010	11.64	14.82	3.81	0.08
2011	11.23	15.10	3.83	0.08
2012	11.16	15.56	3.38	0.07
2013	11.00	15.99	6.17	0.07
2014	11.12	16.76	2.51	0.07
2015	11.06	17.52	2.64	0.08
2016	10.99	18.20	3.11	0.08
2017	11.13	19.42	3.47	0.09
2018	10.94	20.07	3.60	0.10
2019	10.86	20.63	3.77	0.10
2020	10.89	21.10	4.03	0.11

2. 城乡分布情况　2020 年底，城市卫生管理人员数为 36.0 万人，农村卫生管理人员数为 20.1 万人，城市卫生管理人员占比达 64.2%。2010—2020 年，城市和农村卫生管理人员年均增速分别达到 5.0% 和 3.0%，城市增速快于农村，且城市卫生管理人员占比也由 2010 年的 59.7% 升至 2020 年的 64.2%。城市卫生管理人员发展较快，绝对量超过农村地区。

但从每千人口卫生管理人员配置情况看，城乡间卫生管理人员配置差距逐步缩小，城乡每千人口卫生管理人员差值 2010 年为 0.11 人，至 2020 年城乡间卫生管理人员按人口配置已达到相对均衡水平（图 2-5-2）。

3. 部门分布情况　2020 年底，公立医疗卫生机构管理人员共计 37.9 万人，非公立医疗卫生机构 18.2 万人，公立机构管理人员占比达 67.5%，公立机构仍是管理人员配置的主要部门。近年来，随着社会办医力量的壮大，非公立医疗机构卫生管理人员增速加快，2010—2020 年均增速达 13.9%，远超过公立医疗机构（1.7%）和全国平均增速（4.2%），非公立医疗机构管理人员占比也由 2010 年的 13.4% 提高至 2020 年的 32.5%，提高了 19.1 个百分点。每家公立医疗机构配备的卫生管理人员数分别由 2010 年的 0.66 人提高至 2020 年的 0.70 人，非公立医疗机构由 0.11 人提高至 0.38 人（图 2-5-3）。

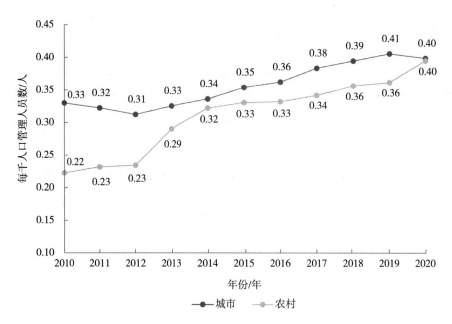

图 2-5-2　2010—2020 年城乡每千人口卫生管理人员数变化情况

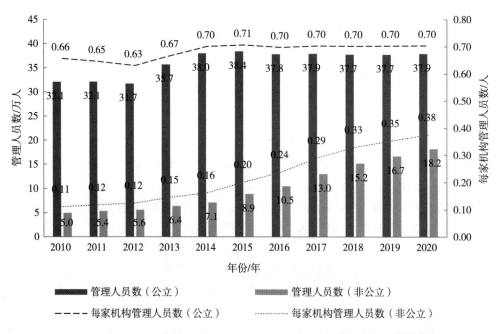

图 2-5-3　2010—2020 年公立与非公立医疗机构卫生管理人员配置情况

4. 地区分布情况　2020 年底,东部地区卫生管理人员数为 23.5 万人,中部地区为 16.5 万人,西部地区为 16.1 万人,东部、中部和西部地区卫生管理人员占比分别为 41.9%、29.4% 和 28.7%,每千人口卫生管理人员数东部、中部和西部地区分别为 0.39 人、0.39 人和 0.42 人。从管理人员绝对量和占比看,东部地区管理人员总量和占比最高,但从每千人口卫生管理人员看,西部地区卫生管理人员配置水平最高(表 2-5-2)。

表 2-5-2　2010—2020 年卫生管理人员地区配置情况　　　　单位：人

年份 / 年	卫生管理人员总数			每千人口卫生管理人员数		
	东部	中部	西部	东部	中部	西部
2010	160 546	116 763	93 239	0.29	0.28	0.26
2011	159 688	116 009	99 188	0.29	0.27	0.27
2012	154 270	116 597	102 130	0.28	0.27	0.28
2013	165 867	133 647	121 457	0.30	0.31	0.33
2014	177 646	136 849	136 755	0.31	0.32	0.37
2015	189 708	142 374	140 538	0.33	0.33	0.37
2016	194 865	144 115	144 218	0.34	0.33	0.39
2017	210 201	149 106	149 786	0.36	0.34	0.40
2018	220 187	154 922	153 936	0.38	0.36	0.41
2019	226 582	159 026	158 142	0.39	0.36	0.41
2020	235 031	165 126	161 000	0.39	0.39	0.42

近年来,随着西部地区各项支援开发政策的大力实施,西部地区卫生人才队伍快速发展,卫生管理人员年均增速达到5.6%,超过东部地区(3.9%)和中部地区(3.5%)卫生管理人员增速,西部地区卫生管理人员占比也由2010年的25.2%提高至2020年的28.7%。

5. 省份配置情况　从各省份卫生管理人员数量看,河南、四川、广东、江苏和山东等省份卫生管理人员数量较多,分别占全国卫生管理人员总量的6.87%、6.67%、6.57%、6.20%和5.98%。而西藏、青海、宁夏、海南等省份卫生管理人员占全国卫生管理人员的总量不到1%。

从各地卫生管理人员配置水平看,2020年北京市卫生管理人员配置水平最高,每千人口卫生管理人员数达到1.00人,其次依次是天津市0.74人、陕西省0.69人、吉林省0.66人、上海市和黑龙江省均为0.55人。配置水平最低的是江西省和云南省,均仅有0.25人;其次是福建省、安徽省和广东省,均为0.29人。

从各省卫生管理人员配置公平性来看,采用卫生管理人员集聚度与人口集聚度的差值作为评价指标。当差值大于0时,表明该地区卫生管理人员可以满足地区集聚人口需求,且卫生管理人员服务可及性较好。当差值小于0时,表明该地区卫生管理人员不能满足地区集聚人口需求,且卫生管理人员服务可及性较差。计算得出,北京、上海、天津三地卫生管理人员与人口集聚度差值较大,表明其卫生管理人员配置的公平性更高,更能满足人口服务需求。相反,全国有15个省份,如广东、安徽、山东等地卫生管理人员与人口集聚度差值小于0,表明其卫生管理人员配置不足且公平性较差(表2-5-3)。

表 2-5-3　2020 年不同省份卫生管理人员配置情况

省份	卫生管理人员数 / 人	卫生管理人员占比 /%	千人口卫生管理人员数 / 人	卫生管理人员集聚度	人口集聚度	差值
北　京	21 893	3.90	1.00	22.92	9.12	13.80
天　津	10 254	1.83	0.74	14.72	7.93	6.80
河　北	23 420	4.17	0.31	2.13	2.70	−0.57
山　西	15 970	2.85	0.46	1.75	1.52	0.23
内蒙古	12 174	2.17	0.51	0.18	0.14	0.04
辽　宁	19 532	3.48	0.46	2.27	1.97	0.30
吉　林	15 811	2.82	0.66	1.45	0.88	0.57
黑龙江	17 465	3.11	0.55	0.63	0.46	0.17
上　海	13 738	2.45	0.55	37.22	26.82	10.40
江　苏	34 797	6.20	0.41	5.58	5.41	0.17
浙　江	24 044	4.28	0.37	3.92	4.19	−0.27
安　徽	17 785	3.17	0.29	2.18	2.98	−0.80
福　建	11 918	2.12	0.29	1.65	2.29	−0.64
江　西	11 452	2.04	0.25	1.18	1.85	−0.67
山　东	33 564	5.98	0.33	3.70	4.46	−0.76
河　南	38 572	6.87	0.39	3.97	4.07	−0.10
湖　北	22 788	4.06	0.39	2.11	2.12	−0.02
湖　南	25 283	4.51	0.38	2.05	2.15	−0.09
广　东	36 852	6.57	0.29	3.52	4.80	−1.27
广　西	16 666	2.97	0.33	1.21	1.44	−0.24
海　南	5 019	0.89	0.50	2.44	1.95	0.49
重　庆	15 080	2.69	0.47	3.14	2.66	0.48
四　川	37 427	6.67	0.45	1.32	1.18	0.15
贵　州	17 349	3.09	0.45	1.69	1.50	0.20
云　南	11 939	2.13	0.25	0.52	0.82	−0.30
西　藏	1 467	0.26	0.40	0.02	0.02	0.00
陕　西	27 196	4.85	0.69	2.27	1.31	0.96
甘　肃	7 887	1.41	0.32	0.32	0.40	−0.08
青　海	2 036	0.36	0.34	0.05	0.06	−0.01
宁　夏	2 887	0.51	0.40	0.75	0.74	0.01
新　疆	8 892	1.58	0.34	0.09	0.11	−0.01

（三）卫生管理人员结构

1. 年资结构 卫生管理人员中,高年资者比重较大。2020年,45岁及以上卫生管理人员占卫生管理人员总数的42.4%,而同期卫生技术人员中45岁及以上者仅占26.3%。卫生管理人员中具有30年及以上工作经验者占23.5%,远高于卫生技术人员的12.7%。高年资管理人员,多来自高年资护士、临床技术人员等,主要因年龄较大或工作需要脱离一线岗位转到行政管理岗位。近10年,卫生管理人员年资结构变化不大,高年资人员所占比重略有下降,45岁及以上卫生管理人员所占比重由2010年的43.6%下降至2020年的42.4%,30年及以上工作年限的卫生管理人员占比由25.8%降至23.5%(表2-5-4)。

表2-5-4 2010—2020年卫生管理人员年龄及工作年限结构 单位:%

类别	2010 年	2015 年	2020 年
按年龄			
25 岁以下	3.0	2.3	3.0
25~34 岁	21.3	24.6	27.4
35~44 岁	32.1	29.5	27.2
45~54 岁	32.4	31.3	27.6
55~59 岁	8.9	7.8	9.9
60 岁及以上	2.3	4.5	4.9
按工作年限			
5 年以下	10.2	14.0	16.7
5~9 年	7.8	12.8	16.8
10~19 年	25.2	20.5	21.0
20~29 年	31.1	27.9	22.0
30 年及以上	25.8	24.9	23.5

2. 学历结构 我国卫生管理人才队伍学历层次较高。2020年,卫生管理人员中,以具有本科学历者为主,本科及以上学历者占48.0%,高于卫生技术人员本科及以上学历者占比(42.1%)。近10年,我国卫生管理人员学历结构明显改善,自2018年开始,卫生管理人员从以大专学历为主转向以本科学历为主,本科及以上学历者所占比重由2010年的28.5%提高至2020年的48.0%(图2-5-4),这与我国近年来注重加大卫生管理人才培养培训力度、提升教育水平等密不可分。

3. 技术职称结构 从聘任专业技术职务看,卫生管理人才多被聘用到初级职称的岗位,占44.8%。但从取得专业技术资格情况看,受限于卫生管理人员缺乏专门的专业技术职称制度设计,52.7%的卫生管理人员专业技术资格情况缺失或不详(图2-5-5)。

近10年,卫生管理人员聘任到高级职称岗位的人员比例略有提升,提高了1.8个百分点。但从获取专业技术资格情况看,获得高级卫生专业技术资格的卫生管理人员占比下降了2.0个百分点,人员缺失或不详的占比则由2010年的28.7%提高至2020年的52.7%(表2-5-5)。

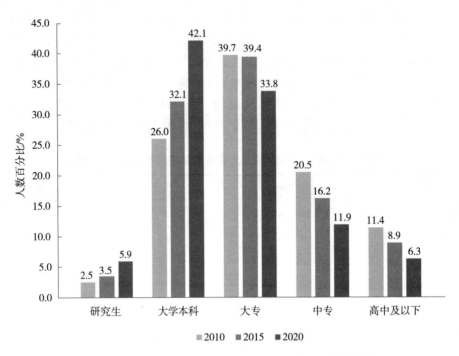

图 2-5-4　2010—2020 年我国卫生管理人员学历结构变化情况

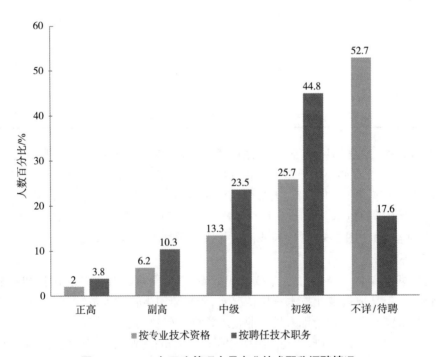

图 2-5-5　2020 年卫生管理人员专业技术职称评聘情况

表 2-5-5　2010—2020 年我国卫生管理人员技术职称结构变化情况　　单位：%

类别	2010 年	2015 年	2020 年
按专业技术资格分			
正高	2.1	1.9	2.0
副高	8.1	6.4	6.2
中级	22.6	16	13.3
初级	38.5	28.2	25.7
不详	28.7	47.3	52.7
按聘任技术职务分			
正高	2.8	3.4	3.8
副高	9.5	9.9	10.3
中级	28.4	26.6	23.5
初级	49.2	47.1	44.8
待聘	10.2	13.0	17.6

第二节　我国卫生管理人才队伍建设实践与发展历程

　　加快建设高素质卫生管理人才队伍，是实现卫生健康领域治理体系和治理能力现代化的重要保障，是推动卫生事业发展的关键要素。进入 20 世纪末，卫生事业改革与发展的环境更趋复杂，建立一支专业化、职业化的卫生管理人才队伍成为时代发展的必然要求。1997 年 1 月，中共中央、国务院《关于卫生改革与发展的决定》中明确提出，要"高度重视卫生管理人才的培养，造就一批适应卫生事业发展的职业化管理队伍。"这是首次以中央文件形式提出卫生管理人才队伍建设的目标和方向。此后，我国卫生管理人才队伍职业化建设取得较快发展，卫生管理人才在卫生事业发展中的重要作用逐步凸显。总体来看，我国卫生管理人才队伍职业化建设可划分为三个阶段。

一、职业化建设探索阶段（1997—2009 年）

　　职业化建设方向确定后，围绕职业化卫生管理人才队伍的内涵、任职资格、岗位管理、培训与持证上岗等方面，国家开展了诸多探索和实践，职业化建设理念逐步统一，改革路径日渐明朗。

　　2000 年 2 月 26 日，原卫生部部长张文康在全国卫生厅局长会议中强调："特别注意培养和建立一支懂经济、通法律，掌握现代管理知识和技术，符合社会主义市场经济要求的职业化卫生管理干部队伍，改善各级卫生行政部门和卫生机构领导班子的知识结构和知识水平，提高卫生管理队伍素质。"这一讲话，进一步明确了职业化卫生管理人才队伍建设的内涵。

　　同年，中共中央组织部、人事部、卫生部联合下发了《关于深化卫生事业单位人事制度改革的实施意见》（简称《实施意见》）。其中明确要求，卫生管理人员实行职员聘任制，逐步建立符合卫生事业单位行政管理特点的岗位序列和体现管理人员能力、业绩、资历、岗位需要的工资待遇。卫生事业单位中层以上领导干部实行任期目标责任制，可以采用直接聘任、招标聘任、推选聘任、委任等多种任用形式，推行任前"公示制"。这一要求，将职业化卫生管理人才队伍建设与深化卫生事业单位人事制度改革结合起来。

为贯彻落实《实施意见》，人事部、卫生部于2002年印发了《中国2001—2015年卫生人力发展纲要》，其中明确要求加速推进卫生管理人才队伍的职业化建设，提出制定和执行卫生管理人才任职资格标准条件，改革管理人员的选任方式，建立公开、公平、公正的竞争机制，建立和实施管理人员岗位培训和持证上岗制度，允许和鼓励管理作为生产要素参与收益分配，提倡管理创新，奖励卓有成效的管理人才，有计划组织西部卫生管理人才到东部挂职培训和东部卫生管理人才到西部挂职工作等内容，最终实现建立适应社会主义市场经济建设需要的职业化管理干部队伍的建设目标。这一文件从任职资格标准、人员选拔方式、岗位培训与持证上岗、表彰激励等方面，较为全面且前瞻性地提出了推进卫生管理人才队伍职业化发展的实施路径和策略。

二、职业化制度确立阶段（2009—2012年）

2009年，《中共中央 国务院关于深化医药卫生体制改革的意见》的发布，标志着我国开始推进新一轮医药卫生体制改革。在这一涉及医疗卫生体制改革的顶层文件中，明确提出要加强卫生管理人才队伍建设，规范医院管理者的任职条件，逐步形成一支职业化、专业化的医疗机构管理队伍。同年，卫生部、国家发改委等六部委印发的《关于加强卫生人才队伍建设的意见》中，提出要推进医疗卫生机构管理人员职业化建设，制定符合卫生行业特点的岗位职责规范、考核体系和评价标准，规范医疗卫生机构管理人员培养、选拔、聘用、考核，努力建设一支岗位职责明晰、考核规范、责权一致的职业化医疗卫生机构管理人员队伍。这一时期，我国卫生管理人才队伍职业化建设路径更为明确，职业化制度逐步确立。

一方面，以公立医院院长为重点，从院长任职资格、选拔任用、教育培养、考核评价、激励约束等管理环节入手，着力构建符合公立医院实际特点的院长职业化、专业化管理制度。2010年，卫生部、中编办等五部委印发的《关于公立医院改革试点的指导意见》中，明确要求"制定公立医院院长任职资格、选拔任用等方面的管理制度，推进职业化、专业化建设。建立以公益性为核心的公立医院绩效考核管理制度，探索建立医院院长激励约束机制"。2011年，国务院办公厅下发的《2011年公立医院改革试点工作安排》中，将院长职业化、专业化建设要求加以细化，提出要"完善公立医院院长任用制度，探索公开招聘院长，在任用或招聘中突出专业化管理能力。加强院长管理能力培训，推进院长职业化、专业化建设。按照国家政策指导建立院长收入分配激励机制和约束机制。"2012年，为配合推进县级公立医院改革试点工作，国务院办公厅印发的《关于县级公立医院综合改革试点的意见》中提出"建立院长负责制，实行院长任期目标责任考核制度，完善院长收入分配激励和约束机制。"

另一方面，加快构建卫生管理人才队伍职业化管理制度。2011年，卫生部印发的《医药卫生中长期人才发展规划（2011—2020年）》中，将卫生管理人员职业化作为一项制度加以明确，提出建立卫生管理人员职业化制度。要"明确卫生管理人员的知识结构、管理技能、综合素质等要求，建立卫生管理人员培训制度。完善卫生管理人员考核体系和评价标准，规范医疗卫生机构管理人员岗位培训,全面提升卫生管理专业化和职业化水平。"这一时期,围绕护理管理、经济管理等重点的卫生管理人才队伍建设,国家相应出台了相关政策,如2011年国家发布的《中国护理事业发展规划纲要(2011—2015年)》中,明确提出加强医院护理管理人员的岗位培训,逐步建立和完善护理管理岗位培训制度,确保三级医院中具有本科以上学历的护理管理人员达到一定比例,力争培养建设一支政策水平较高、业务能力突出、管理素质优良的护理管理队伍。《2011年公立医院改革试点工作安排》中提出要探索建立医院总会计师制度等。

三、卫生管理人才队伍制度化建设阶段(2012年以后)

党的十八大以来,以习近平同志为核心的党中央把制度建设摆在更加突出的位置,推动国家治理体系和治理能力现代化水平。这一时期,我国卫生管理人才队伍建设更加突出规范化、科学化、制度化,卫生管理人才队伍制度化建设取得显著成效。

(一)加强顶层设计,完善公立医院领导人员管理制度体系

党的十八大以来,党中央高度重视事业单位领导人员队伍建设,强调遵循事业单位特点和人才成长规律,按照各行业分类改革的用人要求,建立健全事业单位领导人员管理制度体系。2015年,中共中央办公厅印发《事业单位领导人员管理暂行规定》,这是第一个规范和加强事业单位领导人员管理的党内法规,是中央专门针对事业单位领导人员管理出台的综合性政策文件,明确规定了事业单位领导人员任职条件和资格、选拔任用、任期和任期目标责任、考核评价、职业发展和激励保障、监督约束、退出等管理要求。考虑到卫生行业特点和公立医院管理实际,2017年,中共中央组织部、国家卫生计生委印发《公立医院领导人员管理暂行办法》(中组发〔2017〕5号),充分体现公立医院公益性、服务性、专业性、技术性等特点,对公立医院领导人员选、育、管、用各个环节作出具体规定,为建设符合好干部标准的高素质公立医院领导人员队伍提供了制度支撑。

1. 以党建工作为统领,强化公立医院领导班子建设　2018年6月,中共中央办公厅印发了《关于加强公立医院党的建设工作的意见》,强调要切实加强党对公立医院的领导,按照《事业单位领导人员管理暂行规定》《公立医院领导人员管理暂行办法》要求,选优配强医院党政领导班子成员,强化领导班子思想政治建设,健全干部培养教育、交流锻炼和监督约束制度。按照中央统一部署和要求,2018年8月,国家卫生健康委党组印发了《关于加强公立医院党的建设工作的意见实施办法》,明确公立医院要落实党委领导下的院长负责制,按照政治强、促改革、懂业务、善管理、敢担当、作风正标准选优配强党政领导班子成员,推动落实公立医院领导人员任期制和任期目标责任制,全面提升公立医院党组织和党员队伍建设质量,建立健全医院领导班子和领导干部责任追究制度,压实公立医院党建工作责任。

2. 以公立医院章程建设为依托,固化公立医院领导人员管理的基本准则　2018年6月,国家卫生健康委员会办公厅、国家中医药管理局办公室发布了《关于开展制定医院章程试点工作的指导意见》,启动了公立医院章程建设改革行动,明确要求到2020年全国所有医院完成章程制定工作。2019年,国家卫生健康委办公厅印发《公立医院章程范本》,明确由上级党委和政府任免(聘任)医院党政领导人员,开展年度考核和任期目标考核,强化考核结果运用,推动能上能下,促进担当作为;建立容错纠错机制,激励医院领导人员不断推进工作创新;强调公立医院应当充分发挥党委的领导作用,贯彻全面从严治党要求,完善院领导班子的监督约束机制,构建严密有效的监督体系,督促领导班子认真履职尽责,依法依规办事,保持清正廉洁;将公立医院党政领导人员管理规范写入医院章程,作为公立医院领导班子的选、育、管、用的基本纲领和行为准则。

3. 以职业化培训为抓手,增强公立医院领导人员能力素质　按照中央培养忠诚、干净、担当的干部队伍的总体要求,致力于建立源头培养、跟踪培养、全程培养的公立医院领导人员素质培养体系,卫生行业加快统筹推进公立医院领导人员教育培训工作,着力增强领导人员适应新时代发展要求的本领能力。2019 年,国家卫生健康委印发《贯彻落实〈2018—2022 年全国干部教育培训规划〉实施意见》,提出坚持公立医院公益性、服务性、专业性、技术性等特点,遵循领导人员成长规律,以提高政治觉悟、管理能力、专业水平和职业素养为重点,组织开展教育培训,建设一支符合新时期好干部标准的高素质专业化医院领导人员队伍。同时,为确保公立医院领导人员职业化培训工作有序推进,国家卫生健康委于 2019 年先后印发《公立医院行政领导人员职业化培训工作实施方案》《公立医院行政领导人员职业化培训大纲》等文件,明确了医院行政领导人员职业化培训的对象、内容、方式、授课大纲等。截至目前,国家卫生健康委共举办公立医院领导人员职业化培训班 17 期,受训人员合计约 1 700 人次,有效提升了公立医院领导人员专业化、职业化水平。

4. 坚持公益导向,健全公立医院领导人员考核激励机制　2015 年,国家卫生计生委、人力资源和社会保障部、财政部、国家中医药管理局联合印发《关于加强公立医疗卫生机构绩效评价的指导意见》,明确按照干部人事管理权限,各级卫生计生行政部门、中医药管理部门或有关部门组织实施公立医疗卫生机构负责人绩效评价。公立医疗卫生机构负责人实施年度和任期目标责任考核,考核指标突出岗位工作量、服务质量、行为规范、技术难度、风险程度和服务对象满意度等内容。2021 年,人力资源和社会保障部、财政部、国家卫生健康委、国家医保局、国家中医药管理局 5 部门联合印发《关于深化公立医院薪酬制度改革的指导意见》,明确要健全以公益性为导向的公立医院领导人员考核评价机制。公立医院主管部门要综合考虑工作责任、医院管理的实际情况、医院考核评价结果和年度目标、任期目标完成情况等,定期组织对公立医院主要负责人的绩效考核,考核结果与其薪酬挂钩。公立医院主管部门会同人力资源社会保障、财政、医保部门,根据当地经济社会发展、相当条件人员收入水平、公立医院考核评价结果、个人履职情况、职工满意度等,合理确定医院主要负责人的薪酬水平。公立医院主要负责人薪酬水平应与其他负责人、本单位职工薪酬水平保持合理关系,可采取设定系数等方式合理确定其他负责人薪酬水平。建立健全医院主要负责人薪酬分配激励约束机制,短期激励与中长期激励相结合,注重对主要负责人的长期激励,鼓励对主要负责人实行年薪制。

5. 坚持严的主基调,强化公立医院领导人员从严管理与监督　近年来,国家卫生健康委将公立医院领导班子建设情况纳入医院巡查范畴,2019 年印发的《大型医院巡查工作方案(2019—2022 年度)》中明确提出巡查的重点涉及《公立医院领导人员管理暂行办法》的贯彻落实情况,包括是否按照干部管理权限和政治强、促改革、懂业务、善管理、敢担当、作风正的标准选优配强领导班子,是否强化领导班子思想政治建设,是否加强干部队伍管理和人才工作,行政领导人员是否按照《公立医院行政领导人员职业化培训工作实施方案》参加培训,三级公立医院是否落实总会计师制度。同时,在医院行业建设巡查中,加强对医院领导班子的从严管理,加强对公立医院领导班子和领导人员履行政治责任、行使职责权利等方面的监督,加大对医疗安全、药品招标采购、医疗费用控制、基建项目、财务管理等方面的监督力度,督促引导领导人员认真履职,保持清正廉洁。

(二)遵循人才特点,分类推进卫生管理人才队伍职业化建设

1. 以完善具有卫生健康行业特点、适应事业改革发展的经济管理队伍培训制度为核心,稳步推进卫生健康经济管理队伍职业化建设 培养一支政治素质过硬、专业基础扎实、业务素质优良、队伍结构合理的卫生健康经济管理队伍,是实现卫生健康经济领域治理体系和治理能力现代化的重要保障。其中,完善培训制度、提升人员能力是卫生健康经济管理队伍建设的关键任务。"十三五"期间,结合深化医改、推动卫生健康事业发展要求,以建立一支素质良好、能力突出、具备较高职业道德和操守、能够满足卫生计生事业发展需要的专业型、研究型、综合型的卫生计生经济管理"三型队伍"为目标,国家卫生计生委制定《卫生计生经济管理队伍建设方案(2014—2020年)》,明确实施卫生计生经济管理人员"335"工程(即面向领导干部、领军人才、全体工作人员3个层次,强化基本理论、基本知识、基本技能3个方面,覆盖财务、审计、价格、资产、绩效管理5个领域,开展教育培训工作),全面开展卫生行政部门经济管理人员教育培训工作。实施卫生经济管理领军人才培养计划,做好卫生经济管理领军人才储备。加大卫生经济管理人员继续教育和业务培训力度,卫生经济管理人员每年参加继续教育和业务培训的时间各不少于5天。通过实施系统的教育培训工程,加强卫生经济管理队伍建设,提升经济管理能力。各地各单位方案中列出的目标任务,认真抓好组织落实,卫生健康经济管理人才队伍总量持续增加,人员结构不断优化,业务素质能力稳步提高。截至2020年,我国卫生健康经济管理人员共计42.8万人,其中专业的财务管理及会计核算人员占38.08%,近40%的卫生健康经济管理人员具有本科及以上学历,专业能力和业务素质得到较好提升。

2. 适应公立医院党的建设要求,推动公立医院党务工作服务专业化、职业化建设 公立医院党建工作承载着为医院高质量、可持续发展保驾护航的作用,建设专职专业的党务工作者队伍是确保公立医院党建工作的重要保障。2018年,中共中央办公厅印发的《关于加强公立医院党的建设工作的意见》中,明确按照医院职工总数的一定比例,配齐配强专职党务工作人员,并比照医院同级行政管理人员落实相关待遇;推动党务工作队伍专业化职业化建设,探索建立职务职级"双线"晋升办法和保障激励机制,实行职务(职称)评审单列计划、单设标准、单独评审。同年,国家卫生健康委党组印发的《关于加强公立医院党的建设工作的意见实施办法》中明确提出医院党务工作者配备比例不低于医院职工总数的0.5%,推进党务干部与行政业务干部岗位交流。

3. 加快完善护理管理队伍职业化制度体系

1)建立护理管理者岗位管理制度。2011年,《中国护理事业发展规划纲要(2011—2015年)》中明确"三级医院中具有本科以上学历的护理管理人员应当占有一定比例"。2020年,国家卫生健康委办公厅《关于进一步加强医疗机构护理工作的通知》规定,医疗机构要建立扁平化的护理管理层级,可结合本单位实际建立三级护理管理体制(护理部主任/副主任-科护士长-护士长)或二级护理管理体制(护理部主任/副主任-护士长);要明确各级护理管理岗位任职条件,按照规定遴选符合任职条件的人员从事护理管理工作;各级护理管理岗位人员要有从事临床护理工作的经历,并具备符合岗位任职要求的护理管理经验。

上述文件,对护理管理人员的任职条件、资历、管理经验等提出明确要求。

2)建立护理管理人员岗位培训制度。《中国护理事业发展规划纲要(2011—2015年)》提出,要适应现代医院和临床护理工作需要,加强医院护理管理人员的岗位培训,建立和完善护理管理岗位培训制度。《全国护理事业发展规划(2016—2020年)》明确要有计划地开展护理管理人员规范化培训,二级医院医疗机构的护理管理人员参加省级培训达到90%以上。

第三节　国外卫生管理人才队伍建设经验

一、卫生管理人员教育培养

国外卫生管理专业起步较早,发展较为成熟。20世纪30年代,美国芝加哥工商学院率先开设医院管理学课程,将管理学的基本概念和原理引入卫生保健事业。英、法、日、澳等国均在20世纪40—50年代开始卫生管理教育,20世纪70年代后卫生管理学已由一门课程发展成为一门专业,目前已经形成一套比较完善的人才培养模式。美国以卫生管理硕士(master of hospital administration, MHA)培养方案最为著名,该方案呈现了培养目标、学习期限、教学内容、教学方法以及师资、设备等与医疗卫生机构对管理人员的岗位要求紧密相关的内容。其中,本科阶段主要培养一般或中层卫生管理人才;硕士阶段主要培养中级或高级的卫生管理人才。课程设置方面,把医药卫生公共管理专业教育建立在人文社会科学、自然科学和经济管理知识基础之上,同时注重培养学生实际分析与解决问题的能力,实践教学占课程一半以上。澳大利亚卫生管理专业强调应用型人才培养,在课程教学中强调基本理论和概念,重点训练学生应用和解决实际问题的能力,相比之下,新颖性、深刻性、完整性等因偏向学术研究指标而不占主导地位。

二、任职资格

大多数国家公立医院院长属于职业化院长,需要接受一定时期管理、经济以及法学等专业知识的系统培训,部分国家还要求医院院长必须取得相应的学位,且一旦走上管理工作岗位,一般不再参加或从事临床医疗工作。

美国对医院院长任职资格要求是:①大学本科毕业并取得MBA(工商管理硕士学位)、MHA(卫生管理硕士学位)或者MPA(公共管理硕士学位);②在担任大医院院长的职务前,一般应有10年的管理经验;③参加继续教育计划,对于经济学、市场学、人力资源管理学、商业法学等课程接受过强化培训;④医院院长必须职业化,并具备现代社会职业经理人的职责。

英国公立医院院长基本上都是管理专业或者经济、法学专业毕业并且通过专门培训的专职管理人员,而那些医务、人事、财务和护理部主任也必须有管理方面的学位或者通过管理专业进修后才可以担任。改行做管理工作的医师,则要求其在从事管理工作前,必须接受正规的医院管理专业训练,按对象和要求不同,训练半年至3年不等。

日本医院的正副院长必须是医师,即只有经过6年医科大学毕业后并取得医师执照的人才能担任医院院长。医院院长除了致力于本专业的医疗、科研、教学外,还要负责医院的全面管理工作。每名院长都配有一名非医师的行政副院长或称"事务长"作为助手。值得注意的是,医院的事务长阶层是日本医院管理职业化队伍中的独特现象。事务长一般是由学习经济学和经营管理专业的大学毕业生担任,也有相当数量的事务长是经济学或管理学硕士、博士毕业,担任事务长之前,有从事管理工作的经历。可以说,事务长是一支完全职业化的管理队伍,原则上事务长归院长领导,但实际上事务长有独立的管辖范围。

法国医院院长是真正意义上的职业化管理人员。法律规定国家综合医院的院长必须经过卫生管理专业培训,并取得合格证书。法国有专门的公立医院院长培养机构,国家公共卫生高级学院是国家培养医院院长的唯一学院。学院安排约 8 个月的理论课程和数月的医院实习或海外实习,课程内容主要包括医院战略和计划、医疗和护理活动、后勤管理、医疗质量管理控制和院内危险因素管理等方面。学生学习结束前要写一篇关于医院实习报告的毕业论文。各科考试成绩须在中等以上,通过以上考试可以获得文凭,并被任命为医院院长。

澳大利亚的医院院长被称为 CEO,都具有卫生管理硕士学位(MHA)或工商管理硕士学位(MBA),其中有部分人具有医学背景,院长的专业化程度较高;在职业化程度方面,澳大利亚规定医院院长一旦走上管理工作岗位,就只能从事医院管理工作,而不能再参加或从事临床医疗工作。对于医院高层管理者的任职资格,澳大利亚要求必须是皇家医院管理学会成员。而医院管理学会成员必须经过 MHA 或 MBA 的学习。

德国公立医院实行行政院长、医疗院长和护理院长"三驾马车"式的结构,医院不设职能科室,三院长在各自秘书的协助下各司其职。其中行政院长主持医院全面工作,其任职资格要求是经济类、管理类或商业、法学高校毕业后经 2 年医院管理培训并取得硕士学位者;医疗院长通常由具有管理能力的资深医生担任,还需接受经济学或社会学以及医院管理、卫生经济等硕士课程教育;护理院长要求通过医院管理强化教育一年。院长的任职由董事会在全院进行绩效考核后决定。

三、选拔任用

国外大多数公立医院采用法人化治理模式,这种模式强调继续保持公有属性以强调社会目标的同时,借鉴私营公司的治理结构和效率管理的做法,赋予了医院管理者对医疗服务提供过程的投入以及其他问题实质性的、完全的控制权。出于对经济绩效的强调和社会功能的体现,法人化治理模式对医院管理强调问责机制,包括医院发展规划、效益目标的实现等,因此其对院长的聘用选择就格外重视。

在以美国、英国为代表的欧美国家公立医院中,董事会是最高权力机构,负责任命或者聘用院长,职业化院长受聘于医院的所有者,需要为医院资产所有者创造社会效益和经济利润;对院长个人而言,需要将自身全部精力集中放在现代化医院管理上,以自己的人力资源为资本实现个人收益的获得。

日本国立医院主要包括国立大学附属医院、厚生省直属医院、全国红十字会医院和一些国家机构直接管理的医院。通常情况下,类似于日本国立医院、国立大学附属医院这样的大医院,院长大多由知名专家担任,这些院长都采取任期制,每届 3 年,可以连任两届,任期结束后不得再担任院长。这些国立医院院长的产生方式有两种:一是选举制,由职员投票选拔后,再由上级主管部门正式任命;二是由上级主管部门直接委派。日本公立医院分为各级地方政府直接开办的医院,公有团体开办的医院和公立大学、医科大学附属医院。公立医院院长一般都是某一学科方面的专家或者有影响力的医师。这些医院院长的产生多与国立医院相似,但也有区别,如部分公立医院不采用任期制,一些有影响力的院长有时任期可达10年。事务长的选拔与院长的选拔不同,主要是由医院所有者直接任命,国立医院由其上级部门任用,大学附属医院由大学直接任用。公立医院的任用方式与国立医院大体相同。国立公立医院的事务长一般为任期制,期满后可调至其他医院任事务长等职务。民营医院和私人医院事务长一般由董事会决定,是否实行任期制也由董事会决定。

法国公立医院有地区大学医院(医学中心),区域中心医院以及包括专科、急诊医院在内的其他医疗机构,其中大学中心医院和区域中心医院的院长均由卫生部颁布命令任命,所不同的是,前者可以由国家卫生部长以及大学或者研究机构部长推荐,后者由卫生部长推荐;其他医疗机构院长则需要在听取监事会主席建议后,由地方上的区域卫生管理部门提交候选人名单,由全国管理中心任命。

澳大利亚公立医院实行的是董事会领导下的院长负责制。董事会负责任命医院院长,院长负责全面管理医院,并向董事会负责。院长的主要精力放在医院的战略决策和经营管理上。医院下设行政、财务、医务和护理职能部门,分别由相关的专业人员负责管理。澳大利亚医院的社会化程度较高,外包情况较为普遍,这样做不仅可以减轻医院的负担,降低成本,也能减少管理难度、提高医疗工作效率。

新加坡医院的管理层由医生和行政人员组成,但管理层的负责人大多为卫生行政管理人员。医院实行双重管理制度,即行政管理和专业管理。行政管理人员一般为 6~7 人,他们的背景大多为管理专业,行政总裁由卫生部聘任。专业管理队伍由各专科中心负责人组成,这些负责人必须是业务专家,在各专科中心除业务负责人以外,同时会有一名行政人员负责日常工作。

四、薪酬管理

国外医院薪酬管理强调对考核指标体系的应用,主张通过采用复合型薪酬方案、探索浮动薪酬政策、注重物质和精神双重激励等方式,实现对医院管理者的有效激励。具体表现为:①薪酬管理与医院的战略目标紧密结合,医院管理者薪酬的升降不仅取决于其个人的绩效,还与其所在团队的绩效以及整个医院的绩效密切相关。探索浮动薪酬政策,根据工作效益、医疗护理质量、患者的满意程度以及其他工作完成情况来决定奖励薪酬的数量。②在充分考虑物质激励的同时,注重对医院管理者的精神激励。对医院管理者的奖惩管理不应仅仅局限在现金收入,还可以包括各种工作福利,如职业培训、工作晋升、工作环境改变等一系列措施。③通过采用全方位评价方案、制定科学的考核指标体系,对医院院长的工作进行评价,使医院管理者所得的薪酬与其工作绩效、劳动贡献挂钩,切实实现"多劳多得,少劳少得,不劳无得"。

美国公立医院实行的是岗位工资加绩效奖励的薪酬模式。医院将有才能的员工看成资产,在资源分配上对医院的运作起关键作用的职位将得到优先保障,例如医院管理者的工资水平就高于其他员工。奖金及各种激励方案以工作绩效为制订的凭据,医院董事会制订医院的战略目标,并将目标分解,然后按照目标任务制订出衡量标准和奖励等级,强调从高层主管到基层管理人员,每个群体都要为医院的战略发展努力。除了金钱奖励,注重文化建设,看重员工参加职业训练和管理参与意识的培养。

法国公立医院由医生和行政领导共同负责医院全面工作,在医院内部由医院领导和科室负责人建立内部契约,实行目标管理。医院工作人员薪酬由专门的评估机构负责制订,各项绩效评估制度主要针对管理层进行。薪酬与工作绩效挂钩,业务奖金由责任制津贴和职务奖金代替。

英国 NHS 模式改革在一定程度上放大了医院管理者对医院的实际管理权限,同时由于注重制度设计、注重医院运行机制的改良,也强化了医院管理者的责任;绩效工资的引入不仅对提高医院工作效率有较大裨益,更刺激了医院管理者的工作积极性。

第四节　我国卫生管理人才队伍建设存在的问题与发展策略

一、主要问题

(一)卫生管理人员配置比例低、发展速度慢,人员数量相对不足

2020 年底,我国各类医疗卫生机构卫生管理人员共计 56.1 万人,占卫生健康人才总量的比例仅有 4.2%。按照 1978 年《综合医院组织编制原则试行草案》的要求,行政管理人员应该占到总量的 8%~10%,我国现有卫生管理人员配置比例远低于该标准要求,且该配置比例逐年下降。2010—2020 年,卫生管理人员占卫生健康人才的比重由 4.5% 下降到 4.2%,同期,卫生技术人员占卫生人员的比重由 71.6% 提高至 79.2%。

各类医疗卫生机构中,我国公立医院管理人员配置低的问题更加突出。截至 2020 年底,公立医院共有管理人员 25.0 万人,占公立医院人员总量的比例仅有 4.0%。与 2010 年相比,公立医院管理人员增加 4.5 万人,年均增长率为 2.0%;同期,卫生技术人员增加 220.2 万人,其中执业(助理)医师增加 65.5 万人,注册护士增加 131.8 万人,年均增长率分别为 5.5%、4.7%、7.1%,管理人员增长速度远低于卫生技术人员,甚至低于工勤技能人员的增速(2.2%)。与普通高等学校和民营医院相比,公立医院管理人员配置水平差距较大。2020 年,普通高等学校共有教职工数 266.87 万人,其中,行政人员 37.57 人,占教职工总数的比例为 14.1%;同年,民营医院管理人员占卫生人员的比重为 7.1%,也高于公立医院管理人员所占比重(4.0%)。公立医院领导人员核定职数偏少,与公立医院发挥的重要职能和领导人员承担的管理职责不相匹配。调查显示,委属委管医院平均在职职工人数约 4 700 人,平均领导职数为 10 人,985 高校平均在职职工人数约 5 000 人,平均领导职数为 14.6 人,高校领导职数与员工总数的比例为公立医院 1.37 倍。

(二)卫生管理人员年龄偏大、高年资人员占比高,不利于管理队伍梯队建设

据统计,2020 年,我国卫生管理人员年龄段主要集中在 45~54 岁之间,占到 27.6%。而卫生技术人员和其他技术人员均主要集中在 25~34 岁。具有 30 年及以上工作经验的管理人员占比高达 23.5%,远高于其他各类人才的比例。这一现象在公共卫生机构表现更为明显,2020 年疾病预防控制机构中,45~54 岁年龄段的管理人员占到 34.8%,具有 30 年及以上工作经验者高达 38.3%。卫生监督机构中,45~54 岁年龄段的管理人员占到 37.3%,具有 30 年及以上工作经验者占比高达 39.4%。

出现这一问题的原因,一是在医疗卫生机构,相当比例的卫生管理人员并非一开始就从事管理工作,多是高年资护士、临床技术人员等由于年龄较大或工作需要脱离一线岗位转到

行政管理岗位。二是现有的领导干部管理政策中,对任职资格要求偏高,其中"担任三级医院领导人员的,一般应具有 10 年以上工作经历",以及对专业技术人员提任领导人员的职称和工作年限要求普遍高于其他事业单位和党政领导干部选拔任用标准,导致进入领导岗位的管理人员年龄普遍偏高。

(三)卫生管理人员专业化程度偏低,教育培养体系尚不完善

我国卫生管理专业教育起步较晚、底子薄、发展相对缓慢,专业人才培养缺乏统一的培养模式和教学规范,专业特色不明显,教学模式单一,师资力量薄弱,实践教学模块欠缺,实践与创新能力培养不足,专业人才培养远远不能满足卫生管理工作实际需要。目前,医疗卫生机构中相当大比例的管理人员并非一开始就从事管理工作,而是从医药卫生业务岗位转入。部分卫生管理人员缺乏职业化角色认识,缺乏科学管理的基本知识和技能,对学习管理知识缺乏足够的热情,缺乏成为优秀管理者的主观愿望和行动,致使专业化水平长期得不到提高。在岗位培训方面,国家和地方虽然实施了一系列职业化培训项目,但由于缺乏清晰的培训目标,人才培训的基地建设、师资队伍建设和培训内容设计等各个方面的建设都滞后于管理岗位对人才实践管理能力的需要,使得管理人员专业化水平提高较慢,整体队伍专业化程度低。

(四)卫生管理人员专职化保障机制不健全

由于缺乏专门的专业技术职称序列,卫生管理人员职业发展通道不顺畅,职业发展目标不清晰,后续职业发展不明确。管理人员在从事管理工作的同时,兼做临床、科研、教学等工作,专职化程度不高,"专业做专家、业余当院长""双肩挑"现象普遍,管理人员成为"第二职业"。据调查,74.7% 的医院领导人员在任期届满后,仍回到专业技术岗位继续从事专业工作。目前薪酬体系不能有效引导领导人员从事职业化管理。公立医院中,管理岗位薪酬水平普遍低于临床业务岗位。调研中,全职从事管理工作的公立医院领导人员薪酬水平远低于从事"临床 + 管理"或"科研 + 管理"的领导人员,目前薪酬体系不能有效引导公立医院领导人员从事职业化管理。

二、策略建议

(一)研究制定各类医疗卫生机构卫生管理人员合理的配置标准

我国医疗卫生事业进入高质量发展阶段,要求发展方式从规模数量增长型向质量效益提升型转变,资源配置从注重物质要素向更加注重人才技术要素转变,运行模式从粗放管理向精细化管理转变,强化体系创新、技术创新、模式创新、管理创新。其中,管理人员是实现医疗卫生机构模式与管理创新、提高机构运行效率的关键因素。建议充分考虑我国卫生管理人才队伍建设的内外部环境、高质量发展的改革导向等,遵照"一定服务效率情况下,人员配备与服务数量相匹配"的原则,结合各类医疗卫生机构的功能定位和职责任务,研究确定其管理人员配置标准,适时调整卫生管理人员配置要求,确保人员配备与职能任务动态匹配。

(二)拓宽卫生管理人员职业发展通道

鼓励各地结合自身需求,探索设立卫生管理专业技术职称,明确卫生管理专业职称评价标准、评审条件、业绩成果等相关要求,有条件的地区或单位可开展卫生管理专业自主评审,促进职称评价与使用相结合。探索建立基于德才素质、个人资历、工作实绩等的医疗卫生机

构管理岗位职员等级晋升制度,结合各类医疗卫生机构实际,研究制订不同管理岗位职员的职级层次、职数比例、任职资格条件、晋升程序等要求,鼓励有条件的地区或单位开展试点。推动建立公立医院领导人员任期期满后的职业衔接制度。任期结束后未达到退休年龄界限的公立医院领导人员,适合继续从事专业技术工作的,应鼓励和支持其回到专业技术岗位。其他领导人员,根据履职情况和实际需求,也应作出妥善安排,确保领导人员"进可安心履职、退无后顾之忧"。

(三)建立健全符合行业特点的卫生管理人员培养培训制度

大力发展卫生管理专业教育,鼓励高等院校加强卫生管理专业学科能力和师资队伍建设,采用客座教授、荣誉教授等柔性人才引进方式,充分发挥卫生管理实践经验丰富人员的优势作用。积极推动卫生管理岗位培训工作,制订卫生管理人员培训规划,建立健全卫生管理干部队伍教育培训体系。坚持从实际出发,按照"干什么学什么、缺什么补什么"的要求,完善培训内容,改进培训方式,分类分层开展管理干部的教育培训工作,切实增强教育培训工作针对性和实效性。制订卫生管理继续教育管理办法,卫生管理岗位培训证书应当作为医疗卫生机构管理人员竞聘上岗的重要依据。

(四)建立健全符合卫生管理人员岗位特点的考核激励机制

坚持以公益性为导向,以岗位职责为依据,注重业绩导向和社会效益,建立符合卫生管理岗位工作特点,更具针对性、实效性的考核评价体系。强化考核结果运用,将其与选任、奖惩、绩效等直接挂钩,促进责任担当,推动能上能下。医疗卫生机构内部分配应充分体现卫生管理岗位特点和差异,突出管理要素的价值,确保卫生管理人员薪酬水平与其他岗位和医务人员保持合理比例关系。建立鼓励领导人员从事职业化管理的薪酬制度体系,充分发挥绩效工资的激励作用,合理确定领导人员收入水平,建立动态增长机制,使领导人员收入与管理履职情况、持续发展、社会满意度、运行绩效、服务质量等挂钩,鼓励引导领导人员从事专业化、职业化管理。

(李晓燕 张蓓 赵明阳 朱榆)

第六章　基层卫生健康人才队伍现状与发展策略

基层卫生健康人才是承担基本医疗和基本公共卫生服务的主要力量。近年来,为贯彻落实"以基层为重点"的卫生健康工作方针,推动医疗卫生工作重心下移、医疗资源下沉,国家出台一系列倾斜政策,支持基层医疗卫生事业发展,满足农村居民就近享有基本医疗卫生服务需求。在一系列政策支持下,基层卫生人才队伍不断壮大,人员结构进一步优化,能力稳步提升。

第一节　我国基层卫生健康人才队伍发展现状

一、总体现状

截至 2020 年底,卫生人员总量达到 1 347.5 万人,其中,医院 811.1 万人,基层医疗卫生机构 434.0 万人,与 2010 年相比,基层卫生人员增加 105.8 万人,占全国卫生人员的比重由 40.0% 下降到 32.2%,年均增长率为 2.8%,相比之下,其增速低于全国卫生人员平均增速(5.1%)和医院增速(6.7%)(表 2-6-1)。

表 2-6-1　2010—2020 年各类医疗卫生机构卫生人员数量变化

年份 / 年	全国 / 万人	医院		基层医疗卫生机构	
		数量 / 万人	占全国卫生人员 比重 /%	数量 / 万人	占全国卫生人员 比重 /%
2010	820.8	422.7	51.5	328.2	40.0
2011	861.6	452.7	52.5	337.5	39.2
2012	911.6	493.7	54.2	343.7	37.7
2013	979.0	537.1	54.9	351.4	35.9
2014	1 023.4	574.2	56.1	353.7	34.6
2015	1 069.4	613.3	57.3	360.3	33.7
2016	1 117.3	654.2	58.6	368.3	33.0
2017	1 174.9	697.7	59.4	382.6	32.6
2018	1 230.0	737.5	60.0	396.5	32.2
2019	1 292.8	778.2	60.2	416.1	32.2
2020	1 347.5	811.1	60.2	434.0	32.2

总体上看,2010—2020年基层医疗卫生机构卫生人员数量增加缓慢,平均每年增加10万人,平均每家基层医疗卫生机构卫生人员数由3.5人增加到4.5人。

2020年,基层医疗卫生机构卫生人员、卫生技术人员、执业(助理)医师、注册护士占全国同类人员的比重分别为32.2%、29.3%、37.6%、22.5%,比2010年分别减少7.8、3.3、1.7、0.39个百分点。

2016—2017年基层医疗卫生机构执业(助理)医师、注册护士数量占全国的比重均达到最低值,2017—2018年比重开始上升(图2-6-1)。

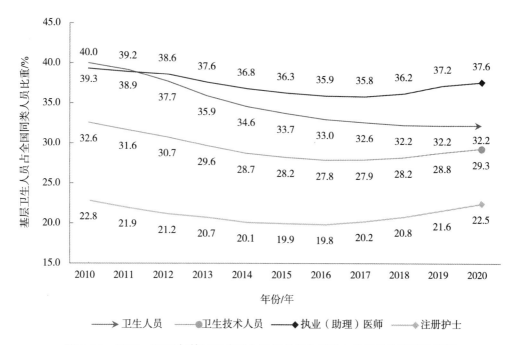

图 2-6-1　2010—2020年基层医疗卫生机构各类人员数占全国的比重变化情况

从卫生人员和卫生技术人员变化情况看,"十三五"期间卫生人员年均增速快于"十二五"期间。2010—2020年,基层卫生人员增加105.8万人,年均增长率为2.8%,其中,"十二五"期间年均增长率为1.9%,"十三五"期间为3.8%。

2020年基层卫生技术人员312.4万人,占卫生人员的72.0%,与2010年相比,增加13.7个百分点,"十二五"期间,卫生技术人员年均增长率为3.4%,"十三五"期间,年均增长率为6.7%。

卫生技术人员中,注册护士的增速最快,年均增长8.5%,其次是执业(助理)医师,年均增长4.9%,技师(士)、药师(士)年均增长率分别为4.1%和2.3%。从"十二五"期间和"十三五"期间各类卫生技术人员数量变化看,"十三五"期间各类卫生技术人员的增速均快于"十二五"期间,其中,药师、技师、执业(助理)医师在"十三五"期间的增速是"十二五"期间的2~3倍(表2-6-2)。

2020年,基层全科医生达到40.9万,每万人口全科医生数达到2.9人,与2012年相比,全科医生总数增加30万人,每万人口全科医生增加2.09人。其中,注册为全科医学专业和取得全科医生培训合格证书的人数分别增加21.9万人和8万人,年均增长率分别是27.3%和9.8%。

表 2-6-2　2010—2020 年基层卫生人才队伍变化情况

人员类别	"十二五"期间			"十三五"期间		2010—2020 年年均增长率 /%
	2010 年数量 / 人	2015 年数量 / 人	年均增长率 /%	2020 年数量 / 人	年均增长率 /%	
卫生人员	328.2	360.3	1.9	434.0	3.8	2.8
卫生技术人员	191.4	225.8	3.4	312.4	6.7	5.0
执业（助理）医师	94.9	110.2	3.0	153.6	6.9	4.9
注册护士	46.7	64.7	6.7	105.7	10.3	8.5
药师（士）	12.5	13.4	1.4	15.7	3.2	2.3
技师（士）	7.9	8.8	2.2	11.9	6.1	4.1

　　2018 年开始，注册为全科医学专业的人数开始超过取得全科医生培训合格证书的人数，说明全科医生的吸引力在不断增加。到 2020 年，注册为全科医学专业的人数占比达到 62.6%，取得全科培训合格证书的人数占比下降到 37.4%（表 2-6-3）。

表 2-6-3　2012—2020 年基层全科医生数量变化情况

年份 / 年	全科医生数 / 人	其中：注册为全科医学专业		取得全科培训合格证书		每万人口全科医生数 / 人
		人数 / 人	占全科医生的比重 /%	人数 / 人	占全科医生的比重 /%	
2012	109 794	37 173	33.9	72 621	66.1	0.81
2013	145 511	47 402	32.6	98 109	67.4	1.07
2014	172 597	64 156	37.2	108 441	62.8	1.26
2015	188 649	68 364	36.2	120 285	63.8	1.37
2016	209 083	77 631	37.1	131 452	62.9	1.51
2017	252 717	96 235	38.1	156 482	61.9	1.82
2018	308 740	156 800	50.8	151 940	49.2	2.22
2019	365 082	210 622	57.7	154 460	42.3	2.61
2020	408 820	255 867	62.6	152 953	37.4	2.9

二、结构变化

　　1. 城乡结构　2010—2020 年，城市基层卫生人员占比由 19.4% 增加到 30.7%，该比例变化可能与城市化率提高有关。与城市化率变化情况进行比较发现，城市基层卫生人员占比增长率（7.7%）高于我国城市化率。

　　2020 年，我国基层医疗卫生机构 97 万家，比 2010 年增加 6.8 万家，平均每家机构人员数由 3.6 人增加到 4.5 人（表 2-6-4）。

表 2-6-4　基层医疗卫生机构卫生人员变化情况

类别	2010 年	2015 年	2016 年	2017 年	2018 年	2019 年	2020 年
卫生人员数 / 万人	328.2	360.3	368.3	382.6	396.5	416.1	434.0
其中：城市占比 /%	19.4	22.5	23.6	25.3	27.4	29.0	30.7
农村占比 /%	80.6	77.5	76.4	74.7	72.6	71.0	69.3
机构数 / 万家	90.2	92.1	92.7	93.3	94.4	95.4	97.0
平均每家机构人员数 / 人	3.6	3.9	4.0	4.1	4.2	4.4	4.5

2. 人员结构　对基层医疗卫生机构卫生技术人员的类别结构进行分析发现，2010—2020 年，注册护士占比增加 9.4 个百分点，执业（助理）医师、其他卫生技术人员、药师（士）、技师（士）占比萎缩，其他卫生技术人员萎缩情况较严重，由 2010 年 15.3% 下降到 8.1%，也进一步说明基层医疗卫生机构人员结构有进一步优化的趋势，医护比结构倒置情况在不断优化（图 2-6-2）。

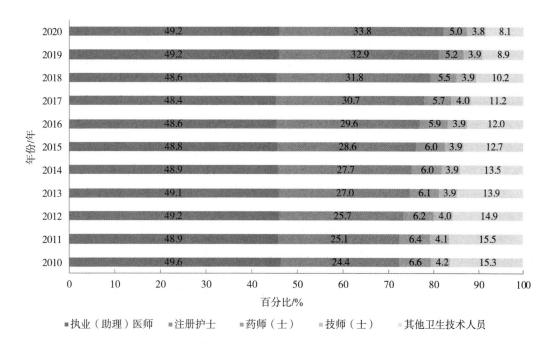

图 2-6-2　2010—2020 年基层医疗卫生机构各类卫生技术人员结构比例变化情况

3. 区域结构　2012—2020 年，东、中、西部地区基层医疗卫生机构卫生人员分别增加 43.7 万、15.9 万、30.7 万；卫生技术人员分别增加 49.4 万、25.5 万、32.3 万，占卫生人员的比重分别增加 11.8 个百分点、13.2 个百分点、11.4 个百分点。截至 2020 年，东部地区和西部地区卫生技术人员占卫生人员的比重均超过 70%，比较来看，中部地区卫生技术人员专业化程度低于东部和西部地区。

2012—2020 年卫生技术人员的增长速度远快于卫生人员，西部地区和东部地区卫生人员年均增速分别为 3.6% 和 3.5%，远高于中部地区 1.7%。从基层卫生人员区域间分布看，东部地区基层卫生人员占基层卫生人员的比重由 40.4% 增加到 42.1%,西部地区由 27.4% 增加到 28.8%,而中部地区由 32.2% 下降到 29.1%(表 2-6-5)。

表 2-6-5　2012—2020 年不同区域基层卫生人员变化情况

年份 / 年	东部			中部			西部		
	卫生人员数 / 万人	卫技人员数 / 万人	卫技人员占比 /%	卫生人员数 / 万人	卫技人员数 / 万人	卫技人员占比 /%	卫生人员数 / 万人	卫技人员数 / 万人	卫技人员占比 /%
2012	138.9	88.8	63.9	110.6	61.0	55.2	94.2	55.4	58.8
2013	143.4	93.8	65.4	111.2	62.1	55.8	96.8	57.9	59.8
2014	143.3	94.4	65.9	111.8	63.6	56.9	98.6	59.6	60.4
2015	146.3	98.1	67.1	112.9	65.6	58.1	101.1	62.1	61.4
2016	150.4	102.7	68.3	114.2	67.5	59.1	103.7	65.2	62.9
2017	158.2	110.6	69.9	115.7	70.2	60.7	108.7	69.7	64.1
2018	167.5	121.0	72.2	116.4	73.1	62.8	112.6	74.2	65.9
2019	175.4	130.4	74.3	121.0	79.8	66.0	119.6	81.9	68.5
2020	182.6	138.2	75.7	126.5	86.5	68.4	124.9	87.7	70.2

4. 学历结构　2020 年,社区卫生服务中心(站)卫生技术人员、执业(助理)医师、注册护士中本科及以上学历人员分别占 43.2%、56.4%、32.2%,与 2010 年相比,分别增加 24.2 个百分点、24.3 个百分点、27.2 个百分点。注册护士大专学历占比增加 5.1 个百分点,执业(助理)医师中大专学历占比减少 10.2 个百分点。中专以下学历人员占比均减少。

从学历结构上看,执业(助理)医师的学历结构优于注册护士,注册护士研究生学历人员仅占 0.1%,而执业(助理)医师研究生学历达到 3.7%(表 2-6-6)。

表 2-6-6　社区卫生服务中心(站)卫生技术人员学历结构分布及变化情况　　　单位:%

学历	卫生技术人员		执业(助理)医师		注册护士	
	2010 年	2020 年	2010 年	2020 年	2010 年	2020 年
研究生	0.6	1.6	1.3	3.7	0	0.1
大学本科	18.4	41.6	30.8	52.7	5.0	32.2
大专	39.9	38.2	41.3	31.1	40	45.1
中专	35.9	17.3	23.1	11.4	51.7	22.2
高中及以下	5.2	1.3	3.5	1.1	3.4	0.5

注:2010—2020 年社区卫生服务中心(站)卫生技术人员、执业(助理)医师、注册护士大学本科及以上学历层次占比逐年增加,故本表不罗列 2011—2019 年数据,如有需作特殊说明的,单独说明,下同。

　　近年来,乡镇卫生院卫生技术人员学历结构不断优化,虽然仍以大中专学历为主,但高学历人员占比不断增加,中专及以下学历人员占比不断下降。2010—2020年,本科及以上学历卫生技术人员占比由5.7%增加到22.2%,执业(助理)医师由9.2%增加到29.0%,注册护士由1.8%增加到17.9%。中专及以下学历卫生技术人员、执业(助理)医师、注册护士分别减少25.5个百分点、21.4个百分点、30.0个百分点(表2-6-7)。

表2-6-7　乡镇卫生院卫生技术人员学历结构分布及变化情况　　　单位:%

学历	卫生技术人员		执业(助理)医师		注册护士	
	2010年	2020年	2010年	2020年	2010年	2020年
研究生	0.1	0.1	0.1	0.3	0	0
大学本科	5.6	22.1	9.1	28.7	1.8	17.9
大专	33.9	42.8	41.4	43	30.4	44.2
中专	52.2	32.8	43.9	26.4	63.4	37.1
高中及以下	8.3	2.2	5.5	1.6	4.5	0.8

　　与社区卫生服务中心(站)相比,乡镇卫生院人员学历结构仍有待优化,2020年,社区卫生服务中心(站)本科及以上学历的卫生技术人员、执业(助理)医师、注册护士占比分别比乡镇卫生院高21.0个百分点、27.4个百分点、14.4个百分点。

　　5. 职称结构　截至2020年,社区卫生服务中心(站)卫生技术人员、执业(助理)医师、注册护士高级职称(包含正高和副高)分别占6.2%、11.6%、3.0%,与2010年相比,高级职称卫生技术人员、执业(助理)医师、注册护士占比分别增加1.9个百分点、3.0个百分点和2.1个百分点,与2015年相比,分别增加1.9个百分点、2.8个百分点和1.4个百分点,即从2015年开始,高级职称占比开始发生明显变化。社区卫生服务中心(站)高级职称人员占比变化能够在一定程度上反映出《关于进一步改革完善基层卫生专业技术人员职称评审工作的指导意见》(简称《基层职称评审指导意见》)的落实取得了一定成效(表2-6-8)。

表2-6-8　社区卫生服务中心(站)卫生技术人员职称结构分布及变化情况　　　单位:%

职称	卫生技术人员			执业(助理)医师			注册护士		
	2010年	2015年	2020年	2010年	2015年	2020年	2010年	2015年	2020年
正高	0.5	0.6	0.7	1.1	1.3	1.6	0.1	0.1	0.2
副高	3.8	3.7	5.5	7.5	7.5	10	0.8	1.5	2.8
中级	25.1	23.9	25.5	33.2	33.8	32.9	23	22.6	24.3
师级/助理	34.5	32.4	32.0	38.5	38.6	37.2	32.5	30.1	29
士级	25.1	26.8	27	12.4	11.9	12.3	35.3	36.6	37.1
不详	11.1	12.6	9.4	7.3	6.8	6.1	8.4	9.1	6.6

2010—2020 年,乡镇卫生院高级职称卫生技术人员、执业(助理)医师、注册护士比重分别增加 2.3 个百分点、3.9 个百分点、1.9 个百分点,与 2015 年相比,分别增加 1.9 个百分点、2.9 个百分点和 1.6 个百分点,与社区卫生服务中心(站)一样,2015 年开始,副高级及以上职称人员占比明显提高,中级职称执业(助理)医师比重减少,注册护士增加 0.7 个百分点(表 2-6-9)。

表 2-6-9　乡镇卫生院卫生技术人员职称结构分布及变化情况　　单位:%

职称	卫生技术人员			执业(助理)医师			注册护士		
	2010 年	2015 年	2020 年	2010 年	2015 年	2020 年	2010 年	2015 年	2020 年
正高	0.1	0.1	0.2	0.2	0.2	0.5	0	0	0.1
副高	0.8	1.2	3.0	1.8	2.8	5.4	0.2	0.5	2
中级	14.0	13.4	13.9	20.8	21.7	18.9	14.4	14.0	14.7
师级/助理	35.8	30.4	30.9	46.6	46.1	43.0	34.0	25.6	26.6
士级	38.5	41.9	41.8	25.8	23.9	26.3	44.9	50.4	49.3
不详	10.8	13.1	10.2	4.9	5.3	5.8	6.5	9.3	7.4

截至 2020 年底,乡镇卫生院初级职称及职称不详的卫生技术人员比例高达 80% 以上,其中执业(助理)医师初级及以下职称占 75.1%,注册护士高达 83.3%,因此,在未来一段时间内,乡镇卫生院职称结构和卫生技术人员的职业发展都应成为关注和发展的重点。

三、分布情况

从平均每家基层医疗卫生机构卫生人员数量看,基层医疗卫生机构的规模在不断扩大,由 3.6 人增加 4.5 人;除村卫生室外,其他各类医疗卫生机构的人员规模均不断扩大,其中平均每家卫生院人员数由 30.4 人增加到 41.2 人,每家社区卫生服务机构人员数由 11.9 人增加到 18.3 人,门诊部由 12.0 人增加到 13.7 人,诊所由 2.3 人增加到 2.8 人(表 2-6-10)。

表 2-6-10　2010—2020 年平均每家机构卫生人员数　　单位:人

机构类型	2010 年	2012 年	2014 年	2015 年	2016 年	2018 年	2020 年
基层医疗卫生机构	3.6	3.8	3.9	3.9	4	4.2	4.5
社区卫生服务机构	11.9	13.5	14.3	14.7	15.2	16.7	18.3
卫生院	30.4	32.3	33.5	34.5	35.7	38	41.2
村卫生室	1.9	1.9	1.9	1.9	1.8	1.8	1.7
门诊部	12.0	11.7	11.7	12.0	12.3	13.4	13.7
诊所	2.3	2.3	2.3	2.3	2.4	2.6	2.8

注:1. 平均每村卫生室人员不含乡镇卫生院在村卫生室工作的人员;2. 如无特殊说明,卫生院包含街道卫生院和乡镇卫生院。

2010—2020 年各类卫生技术人员机构间分布及变化如图 2-6-3,卫生人员在医院的分布比例增加 8.7 个百分点,其中卫生技术人员增加 4.9 个百分点,卫生技术人员中,执业(助理)医师、注册护士在医院的比例分别增加 3.7 个百分点和 0.3 个百分点。

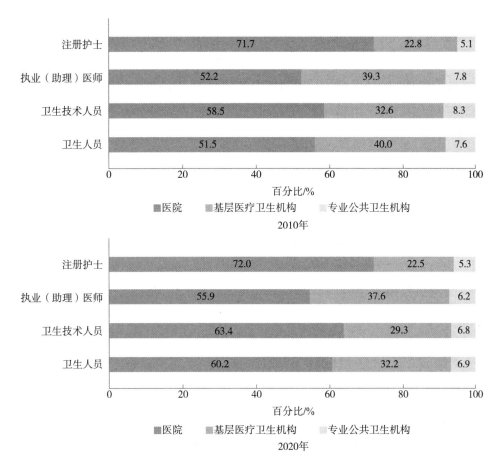

图 2-6-3 2010 年、2020 年卫生人员机构分布及变化情况

注:图中不包含其他医疗卫生机构卫生人员数据。

总体上看,卫生技术人员主要集中在医院,专业公共卫生机构和基层医疗卫生机构卫生技术人员的比重呈下降趋势。截至 2020 年底,注册护士在医院的比重达到72.0%。

2010—2020 年,医疗卫生机构卫生人员的年均增长率为 5.1%,"十二五"期间卫生人员年均增长率为 5.4%,高于"十三五"期间,卫生技术人员变化呈现同样规律。从机构分布看,医院、社区卫生服务中心(站)卫生人员和卫生技术人员在"十二五"期间的增速快于"十三五"期间,而乡镇卫生院卫生人员及卫生技术人员"十三五"期间的增速快于"十二五"期间(表 2-6-11)。

整体上看,各类医疗卫生机构均呈现出卫生技术人员增速快于卫生人员的情况,说明各类机构管理人员、工勤技能人员的增速不快。

表 2-6-11　2010—2020 年各类医疗卫生机构卫生人员年均增长率　　　单位：%

机构类型	卫生人员			卫生技术人员		
	2010—2020 年	"十二五"	"十三五"	2010—2020 年	"十二五"	"十三五"
医疗卫生机构	5.1	5.4	4.7	6.2	6.4	5.9
医院	6.7	7.7	5.8	7.0	8.1	6.0
基层医疗卫生机构	2.8	1.9	3.8	5.0	3.4	6.7
社区卫生服务机构	5.2	5.3	5.1	5.4	5.4	5.3
乡镇卫生院	2.4	1.8	3.1	2.6	1.8	3.4
专业公共卫生机构	4.0	7.0	1.1	4.1	5.6	2.6

注：2012—2013 年专业公共卫生机构整合导致增速较快。

第二节　我国基层医疗卫生机构人才队伍建设现状及进展

一、街道 / 乡镇卫生院

2010—2020 年，卫生院卫生人员增加 31.9 万，年均增长率为 2.4%，卫生技术人员增加 28.6 万，年均增长 2.6%，其中执业（助理）医师增加 9.4 万，占卫生技术人员增量的 32.9%，注册护士增加 18.9 万，占卫生技术人员增量的 66.1%。值得关注的是，"十三五"期间卫生院管理人员数量减少 412 人。

10 年间，卫生院人员配备水平不断提高，每千农村人口乡镇卫生院人员数由 1.30 人增加到 1.59 人；专业化水平不断提升，卫生技术人员占卫生人员的比重由 84.5% 提高到 85.6%，执业（助理）医师中执业医师占比由 59.5% 增加到 60.1%；医护比不断优化，由 1：0.52 优化到 1：0.79（表 2-6-12）。

表 2-6-12　2010—2020 年街道 / 乡镇卫生院人员变化情况

人员类别	人员数					增量 /%	年均增长率 /%
	2010 年	2015 年	2016 年	2018 年	2020 年		
卫生人员	117.8 万人	128.7 万人	133.1 万人	140.6 万人	149.7 万人	31.9	2.4
卫生技术人员	99.5 万人	108.6 万人	112.4 万人	119.3 万人	128.1 万人	28.6	2.6
执业（助理）医师	43.2 万人	44.4 万人	45.9 万人	48.4 万人	52.6 万人	9.4	2.0
其中：执业医师	25.7 万人	25.6 万人	26.5 万人	28.5 万人	31.6 万人	5.9	2.1
注册护士	22.4 万人	30.1 万人	32.1 万人	36.4 万人	41.3 万人	18.9	6.3
每千农村人口乡镇卫生院人员数	1.3 人	1.32 人	1.36 人	1.49 人	1.59 人	0.29	2.0

注：农村人口数为公安部户籍人口数。

　　截至 2020 年底,乡镇卫生院共有全科医生 17.9 万人,比 2012 年增加 14.1 万人,其中,注册为全科医生专业的人数占比由 31.9% 上升到 61.8%,取得全科医生培训合格证书的人数比重由 68.1% 下降到 38.2%。2012 年以来,国家出台一系列措施,加强全科医生队伍建设,政策导向起非常关键的作用,全科医生的吸引力越来越强。

　　2010—2020 年,乡镇卫生院全科医生占全科医生总数的比重由 35.1% 上升到 43.9%,平均每家乡镇卫生院全科医生数由 1.02 人增加到 4.94 人,乡镇卫生院全科医生占执业(助理)医师的比重由 9.0% 上升到 34.1%(表 2-6-13)。若按此发展趋势,到"十四五"末,乡镇卫生院中约一半执业(助理)医师为全科医生,将在农村地区人民群众疾病预防、预防保健、常见病多发病诊疗、慢性病患者管理、健康康复等方面发挥巨大作用,能够有效推动乡村振兴战略实施,提高农村居民健康水平。

表 2-6-13　乡镇卫生院全科医生数量及变化情况

年份/年	全科医生			占全科医生总数的比重/%	占乡镇卫生院执业(助理)医师的比重/%	平均每家乡镇卫生院全科医生数/人
	合计/人	注册为全科医生专业占比/%	取得培训合格证的人数占比/%			
2012	38 557	31.9	68.1	35.1	9.0	1.02
2013	56 825	29.6	70.4	39.1	13.0	1.51
2014	70 296	32.1	67.9	40.7	16.1	1.87
2015	80 975	31.4	68.6	42.9	18.2	2.17
2016	92 791	33.1	66.9	44.4	20.2	2.49
2017	110 900	37.1	62.9	43.9	23.5	2.99
2018	134 538	47.7	52.3	43.6	27.8	3.64
2019	161 658	55.8	44.2	44.3	31.8	4.41
2020	179 411	61.8	38.2	43.9	34.1	4.94

　　截至 2020 年底,乡镇卫生院卫生技术人员以 25~34 岁为主,其次是 35~44 岁。其中,执业(助理)医师以 35~54 岁为主,占 65.5%;注册护士以 25~34 岁为主,占 45.2%,其次是 35~44 岁,占 25.9%;药师以 25~54 岁为主,占 83.1%;技师以 25~34 岁为主,占 44.7%;管理人员年龄相对偏高,以 45~54 岁为主,占 33.9%,其次为 35~44 岁,占 29.8%。

　　与 2010 年相比,45~54 岁卫生技术人员比重增加 8.1 个百分点,60 岁及以上增加 1.2 个百分点,其中,60 岁及以上执业(助理)医师增加 2.4 个百分点(表 2-6-14)。

　　截至 2020 年底,乡镇卫生院卫生技术人员以大专及以下学历为主,占 77.8%,本科及以上学历占 22.2%,其中,执业(助理)医师、注册护士、药师、技师本科及以上学历分别占 29.0%、17.9%、23.5%、21.3%。

　　与 2010 年相比,本科及以上卫生技术人员占比增加 16.5 个百分点,其中执业(助理)医师、注册护士、药师、技师本科及以上学历者占比分别增加 19.8 个百分点、16.1 个百分点、20.5 个百分点和 18.3 个百分点。同期,管理人员中本科及以上者占比增加 16.2 个百分点(表 2-6-15)。

表 2-6-14　乡镇卫生院卫生人员年龄分布及变化情况　　　　单位：%

类别	25 岁以下		25~34 岁		35~44 岁		45~54 岁		55~59 岁		60 岁及以上	
	2010年	2020年	2010年	2020年	2010年	2020年	2010年	2020年	2010年	2020年	2010年	2020年
卫生技术人员	7.4	6.9	36.9	33.4	33.5	28.4	15.3	23.4	5.0	4.8	1.9	3.1
执业（助理）医师	0.5	1.1	33.5	21.6	39.6	33.1	16.8	32.4	7.1	6.8	2.6	5.0
注册护士	12.2	11.1	44.7	45.2	30.3	25.9	11.6	15.5	1.0	1.9	0.2	0.5
药师	5.1	4.2	28.5	32.1	29.2	27.2	26.4	23.8	8.7	8.3	2.2	4.4
技师	7.1	9.1	40.9	44.7	31.6	23.8	15.5	16.8	3.8	3.8	1.0	1.8
管理人员	3.4	2.0	25.0	20.7	38.1	29.8	24.1	33.9	7.2	9.4	2.2	4.1

表 2-6-15　乡镇卫生院人员学历水平及变化情况　　　　单位：%

学历	硕士及以上		本科		大专		中专及以下	
	2010年	2020年	2010年	2020年	2010年	2020年	2010年	2020年
卫生技术人员	0.1	0.1	5.6	22.1	33.9	42.8	60.5	35.0
执业（助理）医师	0.1	0.3	9.1	28.7	41.4	43.0	49.4	28.0
注册护士	0	0	1.8	17.9	30.4	44.2	67.9	37.9
药师	0	0.1	3.0	23.4	23.3	35.5	73.7	41.0
技师	0	0	3.0	21.3	30.5	48.6	66.5	30.1
管理人员	0.1	0.2	7.3	23.4	38.0	40.8	54.7	35.6

　　10 年间，乡镇卫生院人员职称结构不断优化，高级职称卫生技术人员占比增加 2.3 个百分点，其中执业（助理）医师、注册护士、药师（士）、技师（士）分别增加 3.9 个百分点、1.9 个百分点、1.6 个百分点、1.2 个百分点。总体上看，"十三五"期间增幅均高于"十二五"期间增幅。

　　与卫生技术人员相比，乡镇卫生院管理人员高级职称者占比增加 0.9 个百分点，中级职称占比甚至呈下降趋势，此外，职称不详/未聘人员占比增加 19.5 个百分点，达到 44.9%，一方面可能由于乡镇卫生院职称系列不健全，另一方面可能由于乡镇卫生院对管理人员的精细化管理水平不够（表 2-6-16）。

　　受新冠疫情影响，2020 年诊疗人次数和入院人次数均有所减少，与往年相比可比性差，这里采用 2010—2019 年数据进行分析。总体上看，2010—2019 年乡镇卫生院床位数、诊疗人次数、入院人次数均有不同程度增加，从乡镇卫生院诊疗人次占比、入院人次占比、病床使用率、病床周转次数看，乡镇卫生院服务能力下降，诊疗人次占比下降 1.8 个百分点，入院人次占比下降 11.1 个百分点，病床使用率下降 1.6 个百分点，病床周转次数下降 7.2 次（表 2-6-17）。调研访谈发现，部分偏远地区虽然编制床位，但大多未投入使用，长期处于闲

表 2-6-16　乡镇卫生院人员职称结构分布及变化情况　　　　单位：%

人员类别	高级		中级		初级		不详 / 未聘	
	2010 年	2020 年	2010 年	2020 年	2016 年	2020 年	2010 年	2020 年
卫生技术人员	0.9	3.2	14.0	13.9	74.3	72.7	10.8	10.2
执业（助理）医师	2.0	5.9	20.8	18.9	72.4	69.3	4.9	5.8
注册护士	0.2	2.1	14.4	14.7	78.9	75.9	6.5	7.4
药师	0.2	1.8	10.6	13.4	82.6	75.6	6.6	9.2
技师	0.2	1.4	10.4	9.7	80.4	77.0	9.0	12.0
管理人员	1.5	2.4	13.4	9.2	59.7	43.5	25.4	44.9

表 2-6-17　2010—2020 年乡镇卫生院床位配备及医疗卫生服务情况

类别	2010 年	2012 年	2014 年	2016 年	2018 年	2019 年	2020 年
床位数 / 万张	99.4	109.9	116.7	122.4	133.4	137	139
诊疗人次数 / 亿人次	9.01	9.78	10.38	10.82	11.2	11.7	11.0
入院人次 / 万人次	3 676.9	3 931.2	3 752.1	3 819.2	4 010.0	3 934.3	3 401.7
诊疗人次占比 /%	15.4	14.2	13.6	13.8	13.6	13.6	14.3
入院人次占比 /%	25.9	22.0	18.4	16.8	15.8	14.8	14.8
病床使用率 /%	59.1	62.1	60.4	60.6	59.6	57.5	50.5
病床周转次数 / 次	38.2	37.3	33.1	32.2	31.5	31.0	25.6
平均住院日 / 天	5.2	5.7	6.3	6.4	6.4	6.5	6.6

注：诊疗人次占比、入院人次占比均为占总诊疗人次和总入院人次的比重。

置状态，医师服务能力与以往相比（10 年之前）明显减弱，以前能够开展的手术现在基本不开展，工作主要以基本公共卫生服务和基本诊疗服务为主，且诊疗服务多为感冒、发热等基本常见病"开药"服务。

二、社区卫生服务机构

2010—2020 年，社区卫生服务机构卫生人员数由 39.0 万人增加到 64.8 万人，年均增长5.2%，占基层卫生人员的比重由 11.9% 增加到 14.9%。其中，卫生技术人员增加 22.7 万人，其他技术人员增加 1.2 万，管理人员增加 0.5 万，工勤技能人员增加 1.3 万，总体看，管理人员增速最慢，年均增长率为 2.6%，占卫生人员的比重由 4.9% 下降到 3.7%。

卫生技术人员由 2010 年 33.1 万人增加到 55.8 万人，占卫生人员的比重由 84.9% 上升到 86.1%。卫生技术人员中，注册护士年均增速（7.5%）高于执业（助理）医师（5.0%）、药师（4.1%）、技师（4.0%）；医护比由 1∶0.74 优化到 1∶0.94；执业（助理）医师中，执业医师的比重由 80.6% 增加到 82.1%（表 2-6-18）。

表 2-6-18　社区卫生服务机构人员构成及变化情况

人员类别	人员数/万人					增量/%	年均增长率/%	占基层同类人员比重/%	
	2010年	2015年	2016年	2018年	2020年			2010年	2020年
卫生人员	39.0	50.5	52.2	58.3	64.8	25.8	5.2	11.9	14.9
卫生技术人员	33.1	43.1	44.6	49.9	55.8	22.7	5.4	17.3	17.9
执业(助理)医师	14.4	18.2	18.8	20.9	23.4	9.0	5.0	15.2	15.2
其中:执业医师	11.6	14.6	15.2	17.1	19.2	7.6	5.2	17.9	18.5
注册护士	10.7	15.3	16.2	18.9	22	11.3	7.5	22.8	20.8
药师	2.7	3.4	3.5	3.7	4	1.3	4.1	21.3	25.5
技师	1.8	2.0	2.1	2.4	2.6	0.8	4.0	22.2	21.9
其他技术人员	1.5	2.0	2.2	2.5	2.7	1.2	6.1	20.1	22.7
管理人员	1.9	2.1	2.1	2.3	2.4	0.5	2.6	26.0	22.9
工勤技能人员	2.5	3.3	3.3	3.5	3.8	1.3	4.4	18.9	19.3

注:社区卫生服务机构包含社区卫生服务中心和社区卫生服务站,如无特殊说明,社区卫生服务机构均包含两类机构。

　　截至 2020 年底,社区卫生服务机构共有全科医生 11.0 万人,与 2012 年相比增加 6.2 万人,其中,取得全科医生培训合格证书的全科医生占比由 61.3% 下降到 28.8%,注册为全科医生专业的人数占比由 38.7% 上升到 71.2%,与卫生院相比,社区卫生服务机构注册为全科医生专业的全科医生占比更高。

　　总体上看,社区卫生服务机构全科医生占全科医生总数的比重逐年下降,由 43.6% 下降到 27.0%;平均每家社区卫生服务机构全科医生数由 1.4 人增加到 3.1 人;社区卫生服务机构全科医生占执业(助理)医师的比重由 28.6% 上升到 47.1%(表 2-6-19)。

表 2-6-19　社区卫生服务机构全科医生数量及变化情况

年份/年	全科医生/万人	其中:注册为全科医生专业者占比/%	取得全科医生培训合格证者占比/%	占全科医生总数的比重/%	占执业(助理)医师的比重/%	平均每家机构全科医生数/人
2012	4.8	38.7	61.3	43.6	28.6	1.4
2013	6.0	39.0	61.0	41.4	34.6	1.8
2014	6.9	45.3	54.7	39.9	38.9	2.0
2015	7.3	45.3	54.7	38.8	40.3	2.1
2016	7.8	46.6	53.4	37.5	41.7	2.3
2017	8.4	49.2	50.8	33.2	42.3	2.4
2018	9.6	59.1	40.9	31.0	45.7	2.7
2019	10.4	65.5	34.5	28.4	47.1	3.0
2020	11.0	71.2	28.8	27.0	47.1	3.1

2010—2020年,社区卫生服务机构卫生人员学历水平不断优化,本科及以上学历人员占比快速增加,大专及以下学历人员占比逐年下降;除注册护士以大专学历为主外,其他各类卫生技术人员均以本科及以上学历为主。2020年,执业(助理)医师中本科及以上学历人员的比重达到56.4%,比2010年增加24.3个百分点,注册护士虽仍以大专学历为主,但优化速度较快,2010—2020年,本科及以上学历人员占比增加27.3个百分点,由5.0%增加到32.3%。

与卫生技术人员相比,管理人员本科及以上学历人员占比增加缓慢,由26.2%增加到45.2%(表2-6-20)。

表2-6-20 社区卫生服务机构人员学历水平及变化情况 单位:%

人员类别	本科及以上		大专		中专及以下	
	2010年	2020年	2010年	2020年	2010年	2020年
卫生技术人员	19.0	43.2	39.9	38.2	41.1	18.6
执业(助理)医师	32.1	56.4	41.3	31.1	26.6	12.5
注册护士	5.0	32.3	40.0	45.1	55.1	22.7
管理人员	26.2	45.2	43.0	38.0	30.7	16.8

截至2020年底,社区卫生服务机构中高级职称卫生技术人员占6.2%,高、中、初级比例为1:4.1:9.5。其中,高级职称执业(助理)医师、注册护士分别占11.6%和3.0%。

与2010年相比,卫生技术人员中、高级职称人员占比分别增加0.4个百分点和1.9百分点;其中执业(助理)医师高级职称人员占比增加3.0个百分点,中级职称人员占比减少0.3个百分点,注册护士高级、中级职称人员占比分别增加2.1个百分点和1.3个百分点。

2020年,管理人员中高级职称人员占6.2%,中、初级职称人员占比均远低于卫生技术人员,职称不详人员占比高达50.6%。与2010年相比,管理人员高、中、初级职称占比分别下降0.4个百分点、9.4个百分点、13.5个百分点,职称不详人员占比增加23.3个百分点(表2-6-21)。

表2-6-21 社区卫生服务机构卫生人员职称结构及变化情况 单位:%

人员类别	高级职称		中级职称		初级职称		不详	
	2010年	2020年	2010年	2020年	2010年	2020年	2010年	2020年
卫生技术人员	4.3	6.2	25.1	25.5	59.6	59.0	11.1	9.4
执业(助理)医师	8.6	11.6	33.2	32.9	50.9	49.5	7.3	6.1
注册护士	0.9	3.0	23.0	24.3	67.8	66.1	8.4	6.6
管理人员	6.6	6.2	23.4	14.0	42.7	29.2	27.3	50.6

2010—2019年,社区卫生服务机构诊疗人次数、入院人次数分别增加3.74亿人次和77.9万人次,占总诊疗人次的比重增加1.6个百分点,占总入院人次的比重下降0.5个百分点。

总体上看,社区卫生服务机构床位使用效率逐年下降,病床使用率由54.5%下降到49.7%,病床周转次数由18.0次下降到17.0次,平均住院床日由9.3天增加到9.7天(表2-6-22)。

表2-6-22 2010—2020年社区卫生服务机构医疗卫生服务提供情况

类别	2010年	2012年	2014年	2015年	2018年	2019年	2020年
床位数 / 万张	16.88	20.32	19.59	20.10	23.13	23.74	23.83
诊疗人次数 / 亿人次	4.85	5.99	6.85	7.06	7.8	8.59	7.55
入院人次 / 万人	261.6	308.5	321.0	322.1	339.5	339.5	292.7
诊疗人次占比 /%	8.3	8.7	9.0	9.2	9.4	9.9	9.8
入院人次占比 /%	1.8	1.7	1.6	1.5	1.3	1.3	1.3
病床使用率 /%	54.5	54.6	55	54.2	52	49.7	42.8
病床周转次数 / 次	18.0	18.2	18.1	17.9	17.5	17.0	14.2
平均住院日 / 天	9.3	9.2	9.6	9.7	9.9	9.7	10.3

三、村卫生室

2010—2020年,村卫生室人员增加15.0万人,其中,执业(助理)医师增加29.2万人,注册护士增加15.8万人,乡村医生和卫生员减少30.0万人。2015年,国务院办公厅印发《关于进一步加强乡村医生队伍建设的实施意见》(国办发〔2015〕13号),提出建立乡村全科执业助理医师制度,在现行的执业助理医师资格考试中增设乡村全科执业助理医师资格考试。"十三五"期间,村卫生室执业(助理)医师增加14.5万,占村卫生室人员总数的比重增加10.0个百分点,由22.3%增加到32.3%;注册护士增加7.0万人,占村卫生室人员总数的比重由8.1%增加到12.8%;乡村医生和卫生员减少20.8万,占村卫生室人员总数的比重由69.7%下降到54.9%(表2-6-23)。

表2-6-23 村卫生室人员结构分布及变化情况

年份 / 年	人员总数 / 人	执业(助理)医师		注册护士		乡村医生和卫生员	
		数量 / 人	占比 /%	数量 / 人	占比 /%	数量 / 人	占比 /%
2010	1 292 410	173 275	13.4	27 272	2.1	1 091 863	84.5
2011	1 350 222	193 277	14.3	30 502	2.3	1 126 443	83.4
2012	1 371 592	232 826	17.0	44 347	3.2	1 094 419	79.8
2013	1 457 276	291 291	20.0	84 922	5.8	1 081 063	74.2
2014	1 460 389	304 343	20.8	97 864	6.7	1 058 182	72.5
2015	1 447 712	309 923	21.4	106 264	7.3	1 031 525	71.3
2016	1 435 766	319 797	22.3	115 645	8.1	1 000 324	69.7
2017	1 454 890	351 723	24.2	134 556	9.2	968 611	66.6

年份/年	人员总数/人	执业（助理）医师		注册护士		乡村医生和卫生员	
		数量/人	占比/%	数量/人	占比/%	数量/人	占比/%
2018	1 441 005	381 353	26.5	152 554	10.6	907 098	62.9
2019	1 445 525	435 471	30.1	167 752	11.6	842 302	58.3
2020	1 442 311	465 214	32.3	185 170	12.8	791 927	54.9

注：包括卫生院在村卫生室工作的执业（助理）医师和注册护士。

　　总体上看，村卫生室人员的素质结构不断优化，随着乡村一体化管理的持续推进，乡村医生队伍职业化水平不断提高。

　　截至2020年底，村卫生室人员以45岁以上为主，占67.3%，执业（助理）医师以35~54岁为主，占82.4%，注册护士以25~44岁为主，占57.6%，乡村医生年龄偏大，60岁及以上人员占26.8%，45~59岁占45.8%，34岁及以下人员仅占5.0%（表2-6-24）。

表2-6-24　村卫生室人员年龄结构分布及变化情况

年龄	村卫生室人员		执业（助理）医师		注册护士		乡村医生	
	2013年	2020年	2013年	2020年	2013年	2020年	2013年	2020年
25岁以下	1.1	1.1	0.1	0.3	14.7	6.4	0.5	0.7
25~34岁	13.7	6.0	19.2	4.3	47.0	29.4	11.6	4.3
35~44岁	35.4	25.6	54.0	38.4	28.4	28.2	33.7	22.4
45~54岁	20.7	34.8	18.2	44	6.6	21.4	21.5	33.7
55~59岁	9.4	10.6	3.2	6.6	1.5	4.7	10.5	12.1
60岁及以上	19.7	21.9	5.2	6.3	1.8	9.9	22.2	26.8

　　总体上看，村卫生室人员年龄结构不断老化，44岁及以下人员占比不断下降，与2013年相比，村卫生室人员、执业（助理）医师、注册护士、乡村医生分别下降17.5个百分点、30.3个百分点、26.1个百分点、18.4个百分点。

　　随着《全国乡村医生教育规划（2011—2020年）》《关于进一步加强乡村医生队伍建设的实施意见》的落实及乡村一体化管理的不断推进，2013—2020年，乡村医生的学历层次不断提升，本科及以上学历村卫生室人员占比由0.3%增加到10.5%，执业（助理）医师、注册护士本科及以上学历人员占比分别增加21.8个百分点和22.3个百分点，本科及以上学历乡村医生占比由2013年0.1%增加到7.1%；村卫生室人员中，大专学历注册护士和乡村医生占比分别增加7.4个百分点和22.7个百分点（表2-6-25）。

　　2015—2020年，村卫生室诊疗人次数逐年下降，由2016年18.53亿人次下降到16.05亿人次，年均增长率为−4.7%（2016—2019年），占基层医疗卫生机构总诊疗人次的比重由43.6%下降到34.7%，中医诊疗人次数占村卫生室总诊疗人次的比重由40.7%增加到41.4%（表2-6-26）。

表 2-6-25　村卫生室人员学历结构及变化情况　　　　　　　　单位：%

学历	村卫生室人员		执业助理医师		注册护士		乡村医生	
	2013 年	2020 年	2013 年	2020 年	2013 年	2020 年	2013 年	2020 年
本科及以上	0.3	10.5	0.7	22.5	0	22.3	0.1	7.1
大专	6.5	26.0	15.0	19.7	16.8	24.2	4.6	27.3
中专	51.1	51.5	54.1	54.6	63.6	49.1	51.8	53.3
中专水平	28.0	4.3	25.6	1.6	18.2	2.1	29.5	4.9
高中及以下	14.1	7.7	4.5	1.6	1.3	2.3	13.9	7.4

表 2-6-26　村卫生室人员医疗卫生服务提供情况

类别	2015 年	2016 年	2017 年	2018 年	2019 年	2020 年
诊疗人次数 / 亿人次	18.94	18.53	17.89	16.72	16.05	14.28
其中：中医诊疗人次占比 /%	40.7	40.2	40.3	41.1	41.4	—
占基层总诊疗人次的比重 /%	43.6	42.4	40.4	37.9	35.4	34.7

四、门诊部和诊所

2010—2020 年，门诊部数量、卫生人员数、医疗卫生服务量等均快速增加。其中，门诊部数量由 0.83 万家增加到 2.97 万家，年均增长率为 13.6%；卫生人员数由 10.0 万人增加到 40.6 万人，年均增长率为 15.1%，平均每家门诊部卫生人员数由 12.04 人增加到 13.7 人；诊疗人次数由 0.66 亿人次增加到 1.57 亿人次，年均增长率为 9.1%，占基层医疗卫生机构总诊疗人次的比重由 1.8% 增加到 3.8%（2019 年）。

2010—2020 年，门诊部卫生技术人员由 8.0 万人增加到 33.6 万人，占卫生人员的比重由 80.2% 增加到 82.6%，其中执业（助理）医师占比由 49.0% 下降到 48.4%，注册护士的比重由 29.4% 增加到 41.9%；管理人员增加 1.6 万人，年均增长率为 12.2%（表 2-6-27）。

表 2-6-27　2010—2020 年门诊部人员及医疗服务变化情况

类别	2010 年	2015 年	2020 年	增量	年均增长率 /%		
					2010—2020 年	"十二五"	"十三五"
机构数	8 291 家	13 282 家	29 709 家	21 418 家	13.6	9.9	17.5
卫生人员数	99 793 人	159 464 人	406 441 人	306 648 人	15.1	9.8	20.6
卫生技术人员数	80 033 人	132 913 人	335 736 人	255 703 人	15.4	10.7	20.4
执业（助理）医师数	39 203 人	66 577 人	162 470 人	123 267 人	15.3	11.2	19.5
注册护士数	23 550 人	45 565 人	140 793 人	117 243 人	19.6	14.1	25.3
其他技术人员数	4 236 人	2 438 人	12 241 人	8 005 人	11.2	-10.5	38.1

续表

类别	2010 年	2015 年	2020 年	增量	2010—2020 年	"十二五"	"十三五"
					年均增长率 /%		
管理人员数	7 506 人	5 753 人	23 735 人	16 229 人	12.2	19.6	5.3
占基层卫生人员的比重	3.0%	4.4%	9.4%	6.4%	—	—	—
诊疗人次数	0.66 亿人次	0.94 亿人次	1.57 亿人次	0.91 亿人次	9.1	7.3	10.8
占基层总诊疗人次的比重	1.8%	2.2%	—	2%			

分阶段看,"十三五"期间门诊部各类卫生技术人员的绝对数量和相对数量的增速快于"十二五"期间。

截至 2020 年底,我国共有诊所、卫生所、医务室、护理站(以上几类机构统称诊所)等 26.0 万家,卫生人员 73.9 万人,卫生技术人员 69.2 万人;2019 年诊疗人次数达到 7.24 亿人次,受新冠疫情影响,2020 年诊所诊疗人次数为 6.7 亿人次。与 2010 年相比,诊所数、卫生人员数、卫生技术人员数、诊疗人次数年均增长率分别为 4.1%、6.3%、6.0%、3.0%。

2010—2020 年,诊所卫生人员占基层医疗卫生机构卫生人员的比重由 12.2% 上升到 17.0%;卫生技术人员中注册护士快速增加,年均增长率为 9.9%,占卫生技术人员的比重由 25.5% 增加到 36.4%,占基层医疗卫生机构注册护士的比重由 21.1% 增加到 23.8%;执业(助理)医师增加 16.3 万人,年均增长率为 5.6%,占诊所卫生技术人员的比重下降,由 58.6% 下降到 56.3%,占基层医疗卫生机构执业(助理)医师的比重由 23.8% 下降到 25.3%。

2010—2020 年,诊所诊疗人次数占基层医疗卫生机构总诊疗人次数的比重由 13.9% 增加到 16.3%(表 2-6-28)。

表 2-6-28　2016—2020 年诊所人员及医疗服务变化情况

类别	2010 年	2015 年	2019 年	2020 年	增量	年均增长率 /%
机构数	173 490 家	195 290 家	240 993 家	259 833 家	86 343 家	4.1
卫生人员数	402 000 人	454 510 人	654 422 人	739 307 人	337 307 人	6.3
占基层卫生人员的比重	12.2%	12.6%	15.7%	17.0%	4.8%	—
1. 卫生技术人员数	386 069 人	441 574 人	620 124 人	691 774 人	305 705 人	6.0
执业(助理)医师数	226 141 人	263 744 人	354 343 人	389 201 人	163 060 人	5.6
注册护士数	98 450 人	126 381 人	215 906 人	251 947 人	153 497 人	9.9
2. 其他技术人员	3 人	86 人	7 268 人	8 991 人	8 988 人	148.5
3. 管理人员	1 人	265 人	10 074 人	14 001 人	14 000 人	132.8
诊疗人次数	5.03 亿人次	5.84 亿人次	7.24 亿人次	6.70 亿人次	1.67 亿人次	2.9
占基层总诊疗人次的比重	13.9%	13.5%	16.0%	16.3%	2.4%	—

注:这里的诊所是指诊所、卫生所、医务室、护理站等。

第三节　我国基层卫生健康人才队伍建设存在的问题

一、基层卫生人才配备与持续增加的健康服务需求不匹配

随着健康中国建设不断推进,在大卫生、大健康发展格局下"全生命周期"健康管理理念日益深入人心。我国基层医疗卫生资源尤其是硬件条件快速改善,但人力资源的配备与医疗卫生服务需求和人民群众的健康需要存在较大差距。一方面,人民群众的健康服务需求快速增加,慢性病患病率不断攀升。根据全国第六次卫生服务调查,15岁以上人群慢性病患病率较第五次卫生服务调查增加了9.8个百分点,农村慢性病患病率增长幅度大于城市。慢性病患病率最高的五种疾病是高血压病(18.1%)、糖尿病(5.3%)、椎间盘疾病(3.0%)、脑血管病(2.3%)和慢性胃肠炎(2.0%);慢性病患病率增长较快,且农村增幅超过城市,农村地区不断增长的健康服务需求与当前人力配置数量间的矛盾愈加突出。另一方面,老年人口快速攀升,据第七次全国人口普查数据显示,60岁及以上老年人口占全国人口的18.70%,较第六次全国人口普查数据提高了5.44个百分点,65岁及以上人口占人口总数的比重由2010年8.87%上升到13.5%,老年人口呈现基数大、占比高、增速快的特征,且老年人就诊率(40.1%)和住院率(24.9%)较2013年均明显增加,与积极应对人口老龄化国家战略相比,老年健康服务供给能力偏低,适应老年健康需求的老年医学、老年护理、医养结合、康复、健康管理、社工、老年服务与管理等人才严重匮乏,尤其是农村地区基层医疗机构全科医生对慢性病、老年病的服务从观念意识到软硬件建设都是短板,服务慢性病、老年病多发群体的全科医生尤为短缺。

二、基层卫生人才缺口仍然较大

与2010年相比,2019年社区卫生服务机构和乡镇卫生院诊疗人次数、入院人次数均有不同程度增加。同时,基本公共卫生服务项目不断增加,服务内涵不断拓展,2018年,《国务院办公厅关于印发医疗卫生领域中央与地方财政事权和支出责任划分改革方案的通知》明确将国家原基本公共卫生服务项目和原重大公共卫生和计划生育项目中的妇幼卫生、老年健康服务、医养结合、卫生应急、孕前检查等内容合并为基本公共卫生服务。截至2020年,基本公共卫生服务项目包括两部分内容:①由基层医疗卫生机构提供的建立居民健康档案、健康教育等12类原基本公共卫生服务项目;②2019年起从原重大公共卫生服务和计划生育项目中划入的地方病防治、职业病防治、重大疾病与健康危险因素监测等19类内容。

从分级诊疗服务量要求看,研究发现,要实现65%的患者在基层就诊的目标,基层卫生人员占比应达到44%左右,目前还存在较大缺口。

三、人才配备不均衡矛盾突出

基层卫生人才配备不均衡集中体现在素质和结构上。

1. 机构间人才发展不均衡　全国卫生人员增量中,基层卫生人员增量占20%,远低于医院的贡献;基层卫生人员中,乡镇卫生院卫生人员占基层卫生人员的比重下降1.4个百分点,社区卫生服务机构、门诊部、诊所卫生人员占人员总量的比重均上升。

2. 区域间分布存在差距 在农村卫生人才配备及城乡配备差值变化方面,部分指标中部地区和东三省存在明显不足;东、西部地区卫生技术人员、执业(助理)医师、注册护士的相对数量和绝对数量增速均快于中部地区。

3. 城乡卫生人员配备差值较大 2017年,城、乡每千人口卫生技术人员、执业(助理)医师、注册护士配备差值达到最大,分别为6.59人、3.29人、3.39人。从2017年起,配备差值开始缩小,但单从数量上看,城、乡间人才配备差值仍然很大。

4. 医护比倒置现象短期内难以扭转 截至2020年,基层医疗卫生机构医护比为1:0.69,按"十二五"及"十三五"期间医护比优化速度,"十四五"期间除社区卫生服务机构外,其他各类基层医疗卫生机构医护比仍难以扭转。

5. 学历结构有待提升 截至2020年,乡镇卫生院本科及以上学历卫生技术人员占22.2%,比全国平均水平低19.9个百分点;本科及以上执业(助理)医师、注册护士分别占29.0%和17.9%,比全国平均水平低30.5个百分点和11.0个百分点。

6. 职称结构仍需进一步优化 乡镇卫生院和社区卫生服务机构高级职称卫生技术人员比重仍然不高。截至2020年,乡镇卫生院高级职称卫生技术人员、执业(助理)医师和注册护士比重分别为3.2%、5.9%和2.1%,社区卫生服务机构三类人员高级职称比重分别为6.2%、11.6%和3.0%,与医院(10.6%、24.3%、3.6%)、疾病预防控制中心[①](14.4%、20.3%)和妇幼保健机构(9.6%、20.2%、3.8%)相比仍有很大差距。

四、对年轻卫生人才的吸引力不足,基层医疗服务能力呈现下降趋势

近几年基层卫生人员流失率有所降低,在岗人员相对较为稳定,但新补充的年轻队伍不足。2020年乡镇卫生院34岁及以下执业(助理)医师所占比例为22.7%,比2015年增加3.5个百分点,比2005年下降22.3个百分点。同时,村卫生室人员老化问题突出,2018年村卫生室人员中60岁以上人员占比将近24%。

与2010年相比,乡镇卫生院、社区卫生服务中心(站)门急诊人次数和出院人次数占全国总门急诊和出院人次数的比例逐年降低,病床使用率及病床周转次数也呈下降趋势。

五、乡镇卫生院人才队伍建设存在困难

随着医改的推进及分级诊疗制度的实施,国家不断加大对乡镇卫生院软硬件等各方面的投入,在人才队伍建设方面,各种倾斜政策不断出台,但随着医院的快速发展、居民健康素养不断提升、居民服务需求不断提高、交通条件改善,药物及医保政策限制等多种原因导致乡镇卫生院发展面临困难,加上职业发展路径不清晰、乡镇基础设备设施不完善、薪酬水平激励作用不足导致人才队伍稳定性差,乡镇卫生院对人才的吸引力不足。尤其是中西部偏远省份和东三省许多乡镇卫生院位置偏远、条件艰苦,人才队伍发展面临更多困难,服务能力很难实现基层首诊的目标,亟须持续关注并采取一定措施加强建设。"十三五"期间,医联体、医共体建设与分级诊疗、家庭医生签约服务等改革配套推进,叠加效应明显,基层服务能力进一步提升,但由于人事制度改革涉及编制、人社、财政等多个部门,因此在人才队伍方面很难实现人才统一管理。

---

① 疾病预防控制中心注册护士数量较少,未列出

第四节　我国基层卫生健康人才政策创新与使用

新一轮医改以来,各级党委政府对基层卫生健康工作的重视不断加强,各相关部门对基层的财政补助、人员培养、职称晋升、激励机制等政策持续改善,形成了重视基层卫生发展的良好氛围,有力促进了基层卫生人才队伍建设。一是基层卫生人才职称制度得到完善,在基层卫生专业技术人员职称评审中坚持"干什么、评什么",论文、外语、科研不再是基层卫生人员职称晋升的绊脚石。二是基层医疗卫生机构岗位结构比例不断优化,部分地区逐步提高基层中、高级岗位比例,拓展基层卫生人才职业发展空间。三是基层医疗卫生机构绩效工资政策有所突破,统筹与当地县区级公立医院绩效工资水平的关系,核定基层医疗卫生机构绩效工资水平,明确签约服务费可用于人员薪酬分配,推动落实"两个允许"。四是推进基层医疗卫生机构建立"公益一类保障与公益二类管理"的运行新机制,既强化保障又较好地调动基层积极性。五是部分地区设立和提高基层人员工作补贴,加大稳定和吸引人才力度。六是积极探索"编制周转池""县管乡用""乡聘村用"等人才使用机制。七是强化对口支援和人才帮扶等人才柔性流动措施。八是持续开展和加大订单定向等基层人才培养和培训工作力度。

一、持续开展基层人才培养和培训

2010 年以来,开始实施订单定向免费医学生培养计划,始终坚持从哪里来到哪里去,逐步提高农村生源的录取比例。2018 年,《国务院办公厅关于改革完善全科医生培养与使用激励机制的意见》(国办发〔2018〕3 号)明确规定对经助理全科医生培训合格到村卫生室工作的助理全科医生,可实行"乡管村用",以贫困县为重点,订单定向免费培养农村高职(专科)医学生,毕业生经助理全科医生培训合格后,重点补充到村卫生室和艰苦边远地区乡镇卫生院。

2010 年,国家发展改革委等五部门联合印发《关于开展农村订单定向医学生免费培养工作的实施意见》,重点为乡镇卫生院及以下的医疗卫生机构培养从事全科医疗的卫生人才,医学生在校学习期间免除学费,免缴住宿费,并补助生活费。2019 年国家卫生健康委会同中央编办、国家发展改革委等 6 部门印发《关于做好农村订单定向免费培养医学生就业安置和履约管理工作的通知》(国卫科教发〔2019〕56 号),从保障编制,简化招聘流程,允许合理流动,落实规培期间及工作期间待遇、享受职称晋升、岗位聘任等倾斜政策以及签约双方履约管理等方面进行明确。10 年来,全国先后有 30 个省份开展农村订单定向医学生免费培养工作,中央财政累计投入 16 亿元,为中西部 22 个省份 3 万个乡镇卫生院培养了5.7 万余名定向医学生,有效缓解了基层卫生人才短缺问题。

二、完善基层卫生人才职称和绩效工资政策

2015 年,《人力资源社会保障部 国家卫生计生委关于进一步改革完善基层卫生专业技术人员职称评审工作的指导意见》(人社部发〔2015〕94 号)提出遵循卫生专业技术人员成长规律和基层卫生工作实际,建立以医疗服务水平、质量和业绩为导向,以社会和业内认可为核心的人才评价机制。基层卫生机构中的医务人员参加职称评审,坚持"干什么、评什

么"，论文、外语、科研不再是基层卫生人员职称晋升的绊脚石，逐步引导医师回归临床，调动了基层医务人员的积极性。

为缓解绩效工资总量与卫生健康事业发展不相适应，内部分配灵活性差、绩效考核不规范等问题，2018年，人力资源和社会保障部、财政部、国家卫生计生委共同印发《关于完善基层医疗卫生机构绩效工资政策 保障家庭医生签约服务工作的通知》（人社部发〔2018〕17号），提出按照"两个允许"要求，统筹平衡与当地县区级公立医院绩效工资水平的关系，合理核定基层医疗卫生机构绩效工资总量和水平；扩大基层医疗卫生机构内部分配自主权，允许基层医疗卫生机构根据实际情况自行确定基础性绩效和奖励性绩效工资比例；提升全科医生工资水平，使其与当地县区级公立医院同等条件临床医师工资水平相衔接；签约服务费作为家庭医生团队所在基层医疗卫生机构收入组成部分，用于人员薪酬分配，并逐步提高诊疗费、手术费、护理费等医疗服务收入在基层医疗卫生机构总收入中的比例。

三、实施人才项目，补充基层卫生人才

为推动农村卫生事业发展，进一步加强农村卫生人才队伍建设，提高农村医疗卫生服务能力，2006年在内蒙古、广西、重庆、四川、贵州、云南、西藏、陕西、甘肃、宁夏、青海11个省份开展西部卫生人才培养项目，为西部地区培养一批卫生专业技术骨干，着力提高西部农村的医疗技术水平。至今，西部卫生人才培养项目已扩展到18个省份（含部分东部省份），为中西部地区培养了大批骨干人才。

为解决部分乡镇卫生院缺乏执业医师的实际困难，从2007年起，安徽、江西、湖北、湖南、重庆、四川、甘肃、新疆等8个省（区、市）的贫困县开展试点，用5年的时间招聘1 000名执业医师，吸引和鼓励执业医师到农村服务。

2013年，针对基层（乡镇）全科医生紧缺的问题，国家卫生计生委等5部委共同制定了《关于开展全科医生特设岗位计划试点工作的暂行办法》，明确2013年首先在安徽、湖南、四川、云南4个中西部省份开展全科医生特设岗位计划试点工作，全科医生特设岗位是在县级公立医疗机构专门设置，并将所聘全科医生派驻乡镇卫生院工作的非常设岗位。鼓励和引导医疗卫生人才到基层医疗卫生机构从事医疗工作，在一定程度上缓解了基层医疗卫生人才力量薄弱的问题。2017年，印发《关于进一步做好艰苦边远地区全科医生特设岗位计划实施工作的通知》（国卫人发〔2017〕48号），将全科医生特设岗位计划实施范围逐步扩大到19个省份。

2016年，国家卫生计生委等部门《关于印发助理全科医生培训实施意见（试行）的通知》（国卫科教发〔2016〕14号），明确2016年起以经济欠发达的农村地区乡镇卫生院为重点开展助理全科医生培训工作，兼顾有需求的村卫生室等其他农村基层医疗机构，开始实行"3+2"助理全科医生培养模式，中央财政和省级财政分别配套2万元/（人·年）和1万元/（人·年），用于补贴临床技能和公共卫生培训合格取得执业助理医师资格后到农村工作的全科医生。

四、多措并举提升基层卫生人才服务能力

1. 万名医师支援农村卫生工程　2005年，为进一步做好城市支援农村卫生工作，提高农村医疗服务水平，方便农村患者就近得到较好医疗服务，卫生部等三部委实施"万名医

师支援农村卫生工程"。经过十多年的持续推进,"万名医师支援农村卫生工程"在缓解居民"看病难"问题,加强农村卫生人才培养,促进城市医疗资源合理流动等方面发挥了积极作用。

2. 三级医院对口帮扶贫困县县级医院 2016—2017年,国家卫生计生委会同国务院扶贫办等部门印发《关于加强三级医院对口帮扶贫困县县级医院的工作方案》和《关于调整部分地方三级医院对口帮扶贫困县县级医院对口关系的通知》,确定963家三级医院和834个贫困县的1 180家县级医院建立"一对一"的帮扶关系,全面提升贫困地区县级医院医疗服务能力。

3. 医疗人才"组团式"援助 按照中央第六次西藏工作座谈会会议精神,2015年起正式开展医疗人才"组团式"援藏,立足"输血变造血"理念,大力推广"师带徒"的人才培养模式,建立了"一对一""一对多""团队带团队""专家带骨干""师傅带徒弟""前线师傅带徒弟+后方进修提升"等人才培养机制。

此外,2017年《国务院办公厅关于推进医疗联合体建设和发展的指导意见》(国办发〔2017〕32号)明确"利用三级公立医院优质资源集中的优势,通过技术帮扶、人才培养等手段,发挥对基层的技术辐射和带动作用。"同时推动远程医疗服务拓展,指导支援医院与受援医院搭建远程医疗协作平台,推动远程医疗服务常态化。

第五节　基层卫生健康人才队伍建设的国际经验

一、国际做法

2010年,世界卫生组织提出"偏远和农村地区吸引卫生人力的建议",提出从教育、法规、经济刺激和专业支持四个方面吸引偏远和农村地区卫生工作者留用的干预措施(表2-6-29)。

表2-6-29　偏远和农村地区吸引卫生工作者的措施分类

分类	措施
A 教育	A1 招收农村地区医学生
	A2 在城市以外地区开办医学院校
	A3 学习期间在农村地区实习
	A4 课程设计与农村卫生需求相匹配
	A5 促进专业发展
B 法规	B1 扩大农村卫生工作者业务范围
	B2 培训不同类型工作者
	B3 强制性服务
	B4 对教育成本进行补偿
C 经济激励	C1 适当的经济激励

分类	措施
D 个人和专业支持	D1 更好的居住条件
	D2 安全和支持性的工作环境
	D3 促进城乡卫生工作者之间的互动
	D4 职业发展计划
	D5 发展专业网络
	D6 公众认可措施

1. 教育类措施

（1）招收农村地区医学生。采取针对性的录取政策,将具有农村背景的学生纳入各种医学门类下的教育计划,以增加毕业生选择在农村地区实习的可能性。来自不同国家的证据表明,农村背景的医学生毕业后更容易回到农村工作。南非的一项研究表明,农村背景的学生毕业后到农村地区工作的可能性是城市学生的 3 倍。美国一项长达 20 年的纵向研究发现仍有 68% 左右的农村背景的毕业生毕业 11~16 年后在农村继续执业。有研究表明,从单项措施来看,招收农村医学生与农村工作的关联强度最高。

（2）在城市以外地区开办医学院校。在首都和主要城市之外的地区开办医学院校,学生毕业后去农村地区工作的概率增加。许多研究表明,与在城市地区的学校相比,位于农村地区的医学院可能会为农村培养出更多的农村医生。

（3）学习期间在农村地区实习。让医学生在农村地区轮转,可能会对在农村地区就业产生积极影响,在城市的高级医疗卫生机构通常使用最新的技术和诊断工具对医学生进行培训,培训一旦完成,年轻的毕业生失去依靠先进技术和工具,难以有效根据农村特点提供服务。学习期间在农村地区进行临床实习是学生了解农村地区健康问题和服务条件的有效方式,能够提高医学生应对农村健康问题的能力。

（4）课程设计与农村卫生需求相匹配。在本科和研究生课程中增加农村卫生相关主题内容,增强农村卫生专业人员的能力,提高工作的满意度和保留度。有证据表明,以农村为导向的课程给年轻学生提供了在农村实践所需的技能和能力,有助于培养愿意并能够在农村地区工作的从业人员。卫生工作者在城市和农村的执业方式不同,大型教学医院不可能使卫生工作者获得在农村地区执业必需的技能和能力,因此在课程中设置反映农村环境的、以全科和初级保健为重点的课程非常必要。

（5）促进专业发展。设计继续教育和职业发展计划,可以满足农村卫生工作者的需求,提高人员留用。有证据表明,这些计划会提高农村工作者能力,使其感到自己像专业医生队伍的一分子,增强他们留在农村地区的意愿。

2. 法规类措施

（1）扩大农村卫生工作者业务范围。扩大农村和偏远地区实践范围,增加了潜在的工作满意度,从而帮助人才招聘和保留。在农村和偏远地区,因为缺乏卫生工作者,执业的卫生工作者可能要经常提供超越正规培训的服务,在卫生工作者绝对短缺的地区,扩大业务范围的卫生工作者可以提供至关重要的卫生服务,如没有医生的情况下,护士可以提供部分服务。

（2）培训不同类型工作者。对不同类型的卫生工作者进行农村实践相关培训，以增加农村和偏远地区执业的卫生工作者数量。许多国家正在使用不同类型的卫生工作者，如卫生助理和其他类型的卫生工作者，以满足农村和偏远地区的卫生服务需求。

（3）采取行政措施。确保在农村和偏远地区强制性服务的需求得到适当的支持和激励，以增加卫生工作者的吸引和留用。行政性干预措施可以被理解为通过行政命令的手段，强制性安排医学毕业生或卫生人员到特定的地区工作一段时间，以解决当地缺少卫生人员的问题。行政性干预措施在世界各地广泛运用。世界卫生组织一项研究表明，70多个国家曾经或正在采用各种不同形式的行政性手段促使卫生人员到农村工作。行政性措施可分为有激励机制和无经济激励两类，其中无激励机制的行政性措施要求医学毕业生或卫生人员无条件地服从国家和政府的分配，到农村服务一段时间。有研究认为，尽管这些措施在全球许多国家实施，能在较短时间内为缺少卫生人力的地区提供临时的解决方案，但从长期来说，仍然无法解决问题，因为大多数人在服务期满以后都会选择离开农村地区。

（4）带有补偿性的强制安置。包括与教育有关、与职业发展有关的补偿性安置措施。其中与教育有关的补偿性安置是许多政府向医药卫生专业学生提供奖学金、助学金或其他形式的补贴，以支付教育和培训费用，并作为医药卫生专业学生毕业后在农村和偏远地区执业的条件。这种补偿性的强制安置措施成功安置了大量卫生工作者去农村和偏远地区服务。该项措施与招收农村地区学生结合可能会产生更大的影响。

3. 经济激励

适当的经济激励。可持续的经济激励措施，如津贴补贴、住房补助、免费交通、带薪休假等可以改善农村地区的保留率。有研究表明，工资和津补贴是影响卫生工作者决定留在农村和偏远地区的重要因素。这类措施可以相对快速地实施并取得一定的效果。

4. 个人和专业支持

（1）更好的生活条件。改善卫生工作者及其家人生活条件，并改善基础设施和服务，如卫生、电力、电信、学校等，这些因素有助于卫生工作者留在农村地区。有证据表明，良好的生活条件有助于提高配偶就业机会，增加儿童接受良好教育的机会。

（2）安全和支持性的工作环境。提供良好和安全的工作环境，包括适当的工作设备和用品，支持性监督和指导，使得职业更具有专业吸引力，增加人才招聘和保留。有研究表明，工作环境改善会占用大量资源，但能实现长远收益。卫生专业人员不愿意接受没有基本用品，如自来水、手套、基本药物、基本设备的工作岗位。

（3）促进城乡卫生工作者之间的互动。使用远程医疗为农村地区卫生工作者提供技术支持，有助于农村和偏远地区卫生工作者留用；专家团队定期支援农村同行，提供协助性诊断，帮助提高知识和技能，能够提高农村卫生工作者的能力和工作满意度。

（4）职业发展计划。制订和支持农村卫生工作者职业发展计划，并为农村卫生工作者提供高级职位，使其不必离开农村就可以获得更好的发展，是卫生工作者选择是否在农村和偏远地区执业的重要因素，这项干预措施可以改善卫生工作者的士气和职业状况，进而提高其工作动力、工作满意度和工作绩效。

（5）发展专业网络。农村卫生工作者需要持续不断的专业培训和能力提升，专业隔离可能会产生负面影响，因此需要在农村地区建立专业网络，增加学术活动，比如建立农村卫生专业协会,提高农村卫生工作者的士气和地位,减少农村服务提供者的职业隔离感。

（6）公众认可措施。国家和地方可以设立一些奖励或者称号,提高农村卫生工作者的内在动力,进而增强人员留用。管理者、同龄人、公众认可是卫生工作者和其他工作者努力工作的重要推动因素之一。奖项的设置和公众认可能够提高其工作满意度,有助于留用。这种措施经济实惠,也是提高农村卫生工作者认知度的重要途径,关注农村卫生工作者的故事并进行发布,可能会激发卫生工作者或毕业生在农村地区工作和留用。

2017年,世界卫生组织对《通过改善保留率增加偏远和农村地区卫生工作者的机会:全球政策建议》进行审查,发现从2010年开始,关于基层卫生人才保留的研究相对较少,重点是人员招聘。审查认为,在过去的10年里,环境发生了重大变化。居住在世界农村和偏远地区的人口数量已下降到全球人口的44.7%（2018年）,但农村地区的卫生工作者短缺率仍是城市地区的2倍多。世界银行的相关数据显示,当前的农村卫生工作者更有生产力,如果能被说服留在农村地区更长的一段时间,对农村健康结果将会比招聘和多种激励措施有效。

在澳大利亚,为保证偏远地区全科医生能够稳定工作或生活,政府给予很大力度的支持和补助,如澳大利亚药品补贴计划,给予全科医生药品收入优先补贴,医疗照顾制度优先应用于照顾全科医生的收入。实施专门的公共卫生服务项目,如为提高农村地区计划免疫接种率,政府对该类地区的全科医生实行额外经济措施,具体措施是每接种一例疫苗,政府就给予定额数量的奖金,同时,提高农村地区在全科诊所治疗的患者（优待患者和16周岁以下患者）的补助力度。据统计,澳大利亚农村地区和偏远地区的全科医生工资平均比大城市的全科医生高11.5%。其次,愿意到农村地区服务的全科医生可获得一次性安置补助和稳定工作津贴。在政府财政预算中,特别策划了一部分资金进行"全科医生奖励计划"。根据"偏远地区分级标准"①,在城市工作的全科医生如果选择到偏远农村工作,可以一次性获得安置费用1.5万~12万澳元,并根据服务的年限,除了原来的补助,每年还可以额外得到0.25万~4.7万澳元的稳定工作津贴。第三,为鼓励住院医师到农村和偏远地区接受规范化培训,澳大利亚的住院医师可根据接受培训地点和接受培训时限向政府申请0.25万~4.7万澳元不等的工作津贴,且这些安置费和工作津贴都是免税的。

二、人员配备

世界卫生组织和世界家庭医生组织曾指出:"任何国家的医疗保健系统若不是以接受良好训练的全科医生为基础,注定要付出高昂的代价"。以全科医生为基础的医疗保健体系,则是能服务于广大民众并体现最大的成本效益的安全高效的卫生服务体系。国际上很多国家全科医生均作为初级卫生保健的最佳提供者,是卫生健康系统的守门人,类似于我国基层医师的角色定位。2019年OECD国家全科医生配备情况如下:截至2019年底,葡萄牙、加拿大、智利、澳大利亚、比利时每万人口全科医生配备超过10人,分别为26.4人、13.2人、12.5人、12.3人、11.7人,与2015年相比,葡萄牙、智利、西班牙三个国家每万人口

---

① 偏远地区分级标准:按照人口数量,澳大利亚统计部门把各区域划分为4类:特大城市（人口10万及以上）、其他城市（人口1 000及以上、10万以下）、农村（人口1 000以下）和混合区域,农村地区占澳大利亚面积的95%左右。根据澳大利亚偏远地区分级标准（ASGC-RA）,各区域又可以分为大城市（RA1）、内部地区（RA2）、外陆地区（RA3）、偏远地区（RA4）、超偏远地区（RA5）。

全科医生数增加较快,分别增加 4.7 人、2.1 人、1.7 人。从全科医生占医师的比重看,除了韩国、以色列、希腊等少数国家外,其他 OECD 国家全科医生占医师的比重均超过 10%,大多数国家全科医生占比在 15%~30%,澳大利亚、土耳其、比利时全科医生占比达到 30% 以上,分别为 32.05%、32.51%、36.94%;智利、加拿大、葡萄牙全科医生占比达到 40% 以上,分别为 47.26%、47.49%、49.6%。从全科医生占医师的比重变化看,大多数国家全科医生比重基本保持稳定,比重增加或减少的幅度不大。

从 OECD 国家全科医生配备水平及变化看,我国全科医生配备水平低于其他国家,但增速相对较快,每万人口全科医生数由 1.37 人增加到 2.9 人,占医师的比重由 6.21% 增加到 10.01%(表 2-6-30)。

表 2-6-30　2019 年 OECD 国家全科医生配备情况

国家	每万人口全科医生数 / 人			占医生的比重 /%		
	2015 年	2019 年	增量	2015 年	2019 年	增量
韩国	1.3	1.5	0.2	5.75	5.89	0.14
中国	1.37	2.9	1.53	6.21	10.01	3.81
以色列	2.8	3	0.2	8.42	8.78	0.36
美国	3.1	3.1	0	11.87	11.64	−0.23
希腊	3.2	3.5	0.3	5.36	5.6	0.24
匈牙利	—	4.6	—	—	13.16	—
冰岛	5.8	6	0.2	15.29	15.31	0.02
斯洛文尼亚	5.5	6	0.5	19.42	18.45	−0.97
土耳其	5.7	6.3	0.6	31.61	32.51	0.9
瑞典	6.5	6.4	−0.1	15.51	14.75	−0.76
墨西哥	6.4	6.5	0.1	27.62	26.47	−1.15
捷克	—	6.9	—	—	16.95	—
意大利	7.4	7.1	−0.3	19.16	17.54	−1.62
爱沙尼亚	7.2	7.2	0	21.06	20.88	−0.18
德国	7.1	7.2	0.1	17.07	16.35	−0.72
拉脱维亚	7	7.2	0.2	21.81	21.89	0.08
奥地利	7.6	7.6	0	15.02	14.29	−0.73
英国	7.7	7.6	−0.1	27.80	25.97	−1.83
爱尔兰	7.5	8.2	0.7	24.02	24.80	0.78
挪威	8.1	8.6	0.5	18.25	17.26	−0.99
法国	9.1	8.7	−0.4	29.41	27.44	−1.97
荷兰	8.4	8.9	0.5	24.03	23.86	−0.17

续表

国家	每万人口全科医生数 / 人			占医生的比重 /%		
	2015 年	2019 年	增量	2015 年	2019 年	增量
立陶宛	9.1	9.1	0	20.93	19.97	−0.96
西班牙	7.5	9.2	1.7	19.45	20.78	1.33
新西兰	8.8	9.8	1	28.85	28.93	0.08
比利时	11.3	11.7	0.4	37.31	36.94	−0.37
澳大利亚	11.6	12.3	0.7	32.96	32.05	−0.91
智利	10.4	12.5	2.1	48.65	47.26	−1.39
加拿大	12.6	13.2	0.6	47.22	47.49	0.27
葡萄牙	21.7	26.4	4.7	47.12	49.60	2.48

注：数据来源于 *OECD Statistics*。

第六节　我国基层卫生健康人才队伍发展策略

一、稳步扩大基层卫生人才队伍规模

推进健康乡村建设,是乡村振兴战略的重要内容。推进健康乡村建设,离不开一支规模大、素质优、能力强的基层卫生人才队伍作支撑。加大本土卫生人才培养力度,扩大农村订单定向医学生培养、乡村助理全科医生培养、全科医生特设岗位计划等规模,鼓励乡村医生接受业务培训、参加学历教育、考取执业(助理)医师资格,设置培训专项,加强基层卫生人才在岗培训和继续教育。引导城市卫生人才到基层服务,通过人才柔性引进、退休人员返聘、对口帮扶、医务社工、社区动员等多种方式,拓宽基层卫生健康人才渠道,吸引城市医院、非公医疗卫生机构人员到基层提供服务,参与家庭医生签约或者定期出诊、巡诊,为城市二级及以上医院在职或退休医师到基层医疗卫生机构多点执业、开办乡村诊所等提供支持条件,提高基层服务能力。

二、坚持系统、综合施策,发挥现有政策的集成效应

目前,各地基层卫生人才队伍建设政策和措施已涵盖人才的培养、吸引、使用等各个环节。但由于基层卫生人才存在供给长周期与现实需求迫切的矛盾、人才培养与使用的矛盾、编制空缺与编外用人的矛盾、任务增加与激励不足的矛盾、卫生人才配备不均的矛盾等,在此情况下单项政策措施难以奏效,需要在单项或几项措施的基础上,充分借鉴、发挥既有政策的集成效应,发挥政策叠加作用。一是围绕人才培养开发机制,集成订单定向、规范化培训、在岗培训等措施,提升基层人才能力。二是围绕人才评价发现机制,集成职称评审、中高级岗位调整等措施,拓展基层人才职业空间。三是围绕人才流动配置机制,集成编制核定与周转、空编充分使用、招聘自主、对口支援、柔性引进等措施,完善基层人才配备。四是围绕人才激励保障机制,集成绩效工资调整、提高基层补贴、一类保障二类运行等措施,加强基层

人才激励。

三、强化县域卫生人才一体化配备和管理

长期来看,在将"县管乡用"和"乡聘村用"作为过渡的用人机制基础上,基层卫生人才发展尚需要进一步转变目前按"机构""管人"的模式,在特定区域范围内,按照服务人口和服务需求,统一配备和集聚人才。尤其在县域医共体基础上,进一步完善人才机制。一是在区域范畴上,强化县级机构的带动作用,在卫生人才配备和使用中坚持"县域一体"。二是在人才配备上,适当打破目前按机构、不同机构按床位或人口等不同要素的配备标准,根据县域服务人口、服务需求,结合服务效率等因素核定人员总量,统一配备各类卫生人才。三是在组织编制和岗位设置上,打破层级和机构界限,在区域卫生人才总量内统一规划和设置。四是在薪酬激励上,突破绩效总量管控,在保障服务质量的基础上,强调多劳多得、优绩优酬。

(闫丽娜)

第七章　公共卫生人才队伍现状与发展策略

本章主要描述"十三五"期间公共卫生人才队伍的发展概况,梳理了改革开放以来我国公共卫生政策演变历程,分析了公共卫生人才队伍发展面临的主要问题,并提出相应的发展策略。

第一节　我国公共卫生人才队伍发展现状

一、公共卫生人才数量

"十三五"期间,专业公共卫生机构的人员数量呈缓慢增长趋势。从 2016 年的 87.1 万人增长到 2020 年的 92.5 万人,年均增长率为 1.52%。公共卫生机构内的卫生技术人员由 2016 年的 64.6 万人增长到 2020 年的 72.7 万人,年均增长率为 2.99%。"十三五"期间,每万人口公共卫生人员数由 2016 年的 6.31 人增长到 2020 年的 6.56 人(图 2-7-1)。

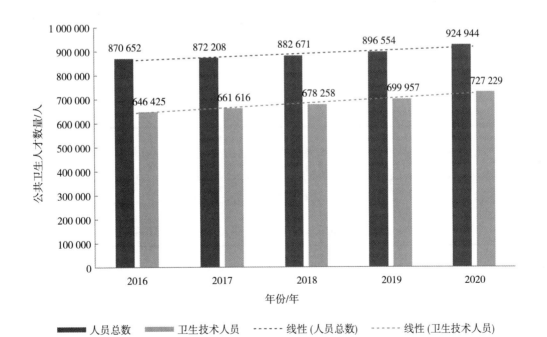

图 2-7-1　2016—2020 年公共卫生人才数量及变化情况

二、公共卫生人才队伍结构

1. 年龄结构　"十三五"期间,公共卫生人才队伍以中青年为主,2020 年 45 岁以下的人员占 66.1%。公共卫生人才队伍年龄结构逐渐趋于合理,2020 年,25~34 岁年龄组人员占比最大,达 32.4%,而在"十二五"末,35~44 岁年龄组人员占比最大。25 岁以下年龄组的公共卫生人员由"十二五"末的 4.7% 上升到"十三五"末的 5.4%,增长 0.7 个百分点(表 2-7-1)。

表 2-7-1　2015 年、2020 年全国专业公共卫生机构人员年龄构成　　单位:%

年龄	2015 年	2020 年
25 岁以下	4.7	5.4
25~34 岁	30.8	32.4
35~44 岁	32.5	28.3
45~54 岁	25.0	23.7
55~59 岁	4.7	7.4
60 岁及以上	2.4	2.9

2. 学历结构　专业公共卫生机构人员的学历以大学本科和大专为主,2020 年,学历为大学本科和大专的公共卫生人员占 73.0%。具有研究生学历的高层次人才占比依然偏低,只有 3.9%(表 2-7-2)。

表 2-7-2　2015 年、2020 年全国专业公共卫生机构人员学历构成　　单位:%

学历层次	2015 年	2020 年
研究生	2.8	3.9
大学本科	28.3	34.2
大专	41.9	38.8
中专	24.8	21.6
高中及以下	2.1	1.6

3. 职称结构　专业公共卫生机构人员中初级人员占多数,2020 年,初级职称人数占总人数的 29.9%,专业公共卫生人员职称的高、中、初结构比例为 1∶2.5∶6.5。具有高级职称的高层次公卫人才占比较低,只有总人数的 9.8%(表 2-7-3)。

表 2-7-3　2015 年、2020 年全国专业公共卫生机构人员职称构成　　单位:%

职称	2015 年	2020 年
正高级	1.2	1.9
副高级	6.1	7.9
中级	26.6	24.8
师级 / 助理	33.0	29.9
士级	24.1	23.2
未聘	8.9	11.4

4. 专业构成 2020年,专业公共卫生机构人员医学类专业人员占比79.0%,较"十二五"末上升1.1个百分点。专业构成中,预防医学类专业人员占比偏低,2020年仅为7.5%,比2015年下降了2.1个百分点(表2-7-4)。

表2-7-4 2015年、2020年全国专业公共卫生机构人员专业构成 单位:%

专业	2015年	2020年
预防医学类	9.6	7.5
医学类(除预防医学类)	68.3	71.5
非医学类	4.9	6.8
其他	17.3	14.2

三、公共卫生人才队伍分布

1. 地区分布 公共卫生人才队伍在全国范围内地区分布不平衡的情况有所改善,地区间差距在不断缩小。2020年,东部地区的公共卫生人员数占总人数的38.8%,中部和西部地区的公共卫生人员数分别占总人数的30.7%和30.5%。西部地区公共卫生人员所占比例较2016年上升了1.5个百分点,中部地区占比不变。2020年,东部地区每千人口公共卫生人员数为0.49人,中部地区为0.60人,西部地区为0.58人(图2-7-2)。

2. 城乡分布 城市、农村公共卫生人才数量之比从2016年的1∶1.04略微变化至2020年的1∶0.90,但从整体看,公共卫生人才队伍的城乡分布处于较为均衡的状态,2020年,农村地区公共卫生人员数占总人数的43%(图2-7-3)。

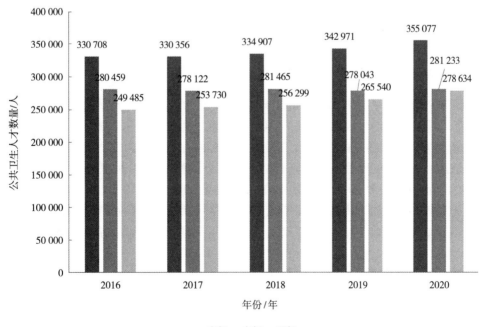

图2-7-2 2016—2020年公共卫生人才队伍地区分布及变化情况

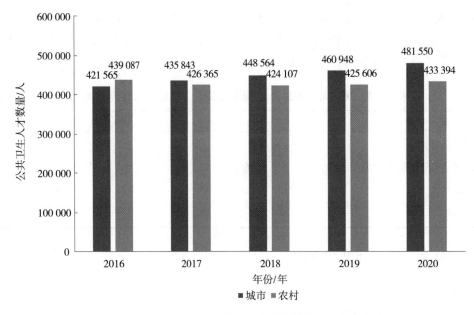

图 2-7-3 2016—2020 年公共卫生人才队伍城乡分布变化情况

第二节 改革开放以来我国公共卫生政策演变及改革方向

公共卫生是以保障和促进公众健康为宗旨的公共事业,通过国家和社会共同努力,预防和控制疾病与伤残,改善与健康相关的自然和社会环境,提供预防保健与必要的医疗服务,培养公众健康素养,创建人人享有健康的社会。公共卫生政策的演变随着体制环境、价值观念、制度体系、机制目标、服务范围、经济状况和管理模式等不同发展情势而进行着不断的调整与变革。

一、改革开放以来公共卫生政策演变

1. 改革开放初、中期(1978—2003 年) 20 世纪 80 年代起,我国政治经济体制都发生重大变化,原有计划经济体制下医疗卫生制度赖以生存的经济基础及组织基础不复存在,卫生政策方针由此随之调整,卫生事业在国家整体性建设中的定位发生了改变,财政卫生投入占卫生总费用的比重呈现下降趋势。在这一调整过程中,地区间卫生发展不平衡,农村卫生、预防保健工作薄弱,医疗保障制度不健全,卫生投入不足,资源配置不够合理,医药费用过快上涨,国家明确要求发展卫生事业要坚持为人民服务的宗旨,正确处理社会效益和经济收益的关系,把社会效益放在首位,防止片面追求经济收益而忽视社会效益的倾向。

2. "非典"以后时期(2003—2015 年) 2003 年初,一场突如其来的"非典"袭击了我国以及世界的许多国家,面对这场灾难,我国公共卫生的积弊凸显。首先是政府的公共卫生服务职能的缺失,我国大多数地区"非典"前没有建立突发事件应急机制。针对"非典"暴露的公共卫生体系的问题,政府在公共卫生服务领域注入大量财政投入,探索实现城乡间、区域间公共卫生服务资源配置的均等化,公共卫生体系的独立性和主体性通过立法得以保障,《突发公共卫生事件医疗救治体系建设规划》《国家突发公共事件医疗卫生救援应急预案》连续颁布。2009年国家开始启动新一轮医改,明确提出要建立覆盖城乡居民的公共卫生服务体系,使城乡居民享有均等化基本公共卫生服务。同年7月,卫生部、财政部与国家人口计生委联合印发《关于促进基本公共卫生服务逐步均等化的意见》及《国家基本公共卫生服务项目》。2003年后,公共卫生制度框架建设取得显著成就:各级政府建立健全公共卫生机构与组织体系,为开展公共卫生服务奠定组织基础;加大财政投入力度,改变公共卫生机构传统筹资模式和补偿机制,落实疾病控制和医疗救治工作经费,保障疾病预防控制系统、院前急救系统、传染病医疗机构的运作经费;公共卫生服务范围显著扩大,领域拓宽,内容增多;基础设施建设与信息系统建设改进。

3. "健康中国"战略建设时期(2015年至今)　2015年党的十八届五中全会提出"推进健康中国建设",2016年全国卫生与健康大会正式将"健康中国"建设上升为国家战略,《"健康中国2030"规划纲要》同年出台,全面部署公共卫生服务体系建设,对公共卫生政策的制定及执行提出新要求。2017年,党的十九大报告明确提出"倡导健康文明生活方式,预防控制重大疾病"。2019年7月,国务院印发《国务院关于实施健康中国行动的意见》,提出到2030年基本实现健康公平的总体目标。2020年初,突如其来的新冠疫情,让人们充分认识到完善公共卫生体系的重要性,同时也暴露了我国公共卫体系建设的短板。2021年,国家疾病预防控制局的成立,标志着我国疾控预防控制系统改革的序幕被正式拉开。下一步,各省市疾病预防控制局将会相继成立,疾病预防控制系统改革启动,这将有利于提升现有体系的统筹性、战略规划性和协调性。

二、公共卫生政策改革方向

第一,公共卫生相关政策在吸收疫情防控经验的基础上,从硬件配备和软件完善两方面修补短板。硬件方面包括疾病预防控制体系现代化建设、提升县级医院救治能力、健全完善城市传染病救治网络、改造升级重大疫情救治基地以及推进公共设施平战两用改造。软件方面,着眼未来5~10年建设、应用和发展的基本要求,明确和强化公共卫生信息化建设的基本内容和要求。加强基层疫情防控经费保障和提高疫情防控能力,强化基层卫生防疫。

第二,公共卫生政策的制定及执行应当有效回应个体健康生活需求,由制度规训转向服务提供,保障公众参与公共卫生制度建设的权利。在国家社会治理理念转向,营造"共治、共建、共享"社会治理格局成为时代主题的历史情境下,公共卫生制度的设计和实践也应当实现有效的公众参与,引导公民发挥个体能动性,保持对国家政策的公民性思考,实现在日常政治生活中的参与权利,而非主动或被动卷入,真正实现从宏观卫生制度建设向个体日常健康文明生活方式型塑转变。

第三,优化公共卫生政策的制定及执行,打破制度壁垒,引导个体承担健康责任,培育个体健康及公共健康意识,使制度目标真正内化为个体生活理念,实现个体日常生活参与公共卫生体系的运转。政府应选择合适的健康传播方式推进卫生理念宣传及全民健康教育,深化个体卫生意识,使得"健康既是权利也是责任"成为个体自觉认知,令个体主动承担健康责任,增加个体健康管理的主体性,使健康真正成为生活方式。

第三节　我国公共卫生人才队伍建设存在的问题

一、公共卫生人才队伍人才短缺，且流失严重

长期以来，我国公共卫生人才队伍存在人才短缺的问题。全国每万人口公共卫生人员配备从 2015 年的 6.39 人上升至 2020 年的 6.46 人。同期，执业医师、全科医生、注册护士等其他各类卫生人员数量的上升速度都超过了公共卫生人员。按照《全国医疗卫生服务体系规划纲要（2015—2020 年）》的要求，到 2020 年，每千常住人口卫生人员数量应该达到 0.83 人，与目标值仍有一定的差距。

人才流失问题已经成为全国专业公共卫生机构的共同挑战，2005—2012 年期间，我国疾病预防控制机构人员减少了 1.3 万人，且流出人员多是业务骨干，其中不乏领军人才和学科带头人等。

二、公共卫生人才队伍的层次结构不合理

尽管近年来公共卫生人才队伍整体学历有所提升，但从公共卫生专业技术要求的角度来看，我国现有的公共卫生人才队伍在学历结构、专业结构、职称结构等方面仍未达到要求。在应对新冠疫情重大公共卫生事件的过程中，公共卫生专业技术人员在实操演练、突发传染病疫情研判、预警、现场流行病学调查等应急处理方面能力还有待进一步提升。

三、当前公共卫生人才培养模式不能很好地适应疾病防治的新要求

我国高校的公共卫生人才培养模式借鉴前苏联以预防医学人才培养为主的模式并一直延续，重预防、轻应急，尚未进行系统的改革，难以培养出复合型、应用型的公共卫生人才。随着"健康中国"战略的提出、医学模式向"生物 - 心理 - 社会"模式的转变，公共卫生的概念范畴已超出医学范围，涉及多个学科，公共卫生人才培养模式也需要适时调整。然而，目前高校的公共卫生学院在专业设置上依旧以预防医学专业为主，多数学院虽也设置了统计学、心理学专业，而卫生法学、公共管理等专业与公共卫生学科割裂，一般归属于管理学科，分设在（卫生）管理学院。

四、专业公共卫生机构的管理能力不足，缺乏科学合理的绩效考核制度

专业公共卫生机构在管理中存在不足。人员招聘没有按照准入条件和岗位标准在社会上公开招聘，科研成果管理等方面也缺少公平公开的分配机制，行政管理部门对专业公共卫生机构的行政干预过多。这些管理上的不足导致专业公共卫生机构人员缺乏专业的成就感和认同感。

此外，专业公共卫生机构的岗位构成复杂，工作绩效具有群体性，工作指标难以量化，绩效考核有很大难度。绩效考核难以真正体现奖励性或绩效性。

第四节　我国公共卫生队伍发展策略

一、提高对疾病预防事业的重视

公共卫生与预防医学的一个鲜明特点就是投入产出比高,但投入产出的周期长,且往往发挥的是隐形保障支撑作用,社会显示度不高。要充分认识到预防是最经济、最有效的健康策略,要坚定不移贯彻预防为主工作方针,坚持防治结合、联防联控、群防群控,努力为人民群众提供全生命周期的卫生与健康服务。此次新冠疫情暴露出我国公共卫生体系存在的短板和弱项,应加强对预防医学的重视程度,预防医学要防"病"于未然。

二、创新复合型公共卫生专业人才的培养

1. 创新教学模式,注重教学观念、内容和方法的与时俱进　随着经济和社会的发展,公共卫生人才的服务理念、服务范围、服务方式在新时代也被赋予了新的内涵,这对公共卫生教学模式也提出了新的要求。在医学模式转变的背景下,公共卫生专业的教师要更新教学理念,树立"培养复合型公共卫生人才"和"从预防为主转变为以健康为中心"的观念。在教学内容上,既要在"健康中国"上升为国家战略、医学模式转变等新形势下重视公共卫生专业教育与通识教育的结合,也要迎合社会需求注重公共卫生知识传授与实践技能培养的结合。

2. 注重实践与研究基地建设,强化公共卫生人才服务社会的能力　公共卫生学院要重视平台搭建,建设公共卫生专业实践基地和重点实验室,与省市级疾病预防控制中心等相关单位建立合作机制,为学生提供良好的实践与研究平台。在公共卫生人才培养的各个阶段,要重视培养学生将理论知识应用于实践的能力,充分利用实践基地进行现场演练,如在基地模拟突发公共卫生事件的现场,使学生熟练掌握应急处理方法、分析问题方法、风险评估方法,具备现场反应能力、协调沟通能力等技能。

3. 健全师资队伍建设体系,为公共卫生人才培育发展营造良好生态　一方面,要由存量思维向增量思维转变,制定经费支持、住房补贴等福利保障政策,引进高层次公共卫生人才,另一方面,要改革公共卫生学院教师评价体系,激励教师充分尽其才、展所能。

三、建立行之有效的考评激励机制

加大公共卫生应急体系人事薪酬保障力度,保障公共卫生应急人员基础激励,要稳步提升疾控、急救等公共卫生专业人员的薪酬水平,逐步缩小公共卫生机构与公立医院之间的薪酬差距;改革完善公共卫生人才保障机制,健全公共卫生机构专业队伍培养、考核、评价、流动、奖惩机制。创新人才管理和评价机制,健全以岗位职责要求为基础,以品德、能力、业绩为导向,符合公共卫生人才特点的科学化、社会化评价机制。

（刘美岑）

第八章 中医药人才队伍现状与发展策略

党的十八大以来,习近平总书记高度重视中医药事业发展,作出一系列重要指示批示,中医药事业发展迎来前所未有的大好局面。截至 2020 年底,我国中医药人员总量达到 82.9 万,在全面推进健康中国建设、满足人民群众多层次多样化健康服务需求、促进中医药事业传承创新发展等方面都发挥着越来越重要的作用。在抗击新冠疫情过程中,中医药发挥了独特作用,成为我国抗疫方案的亮点,为成功战胜疫情作出了重要贡献,再次彰显了中华民族原创科学和传统文化的价值与优势。

中医药人才队伍是中医药事业发展的核心资源。从《中华人民共和国中医药法》的颁布实施,到 2019 年《中共中央 国务院关于促进中医药传承创新发展的意见》的出台,从《关于加快中医药特色发展的若干政策措施》的发布,到《"十四五"中医药发展规划》的部署,党中央、国务院对中医药事业发展作出了全面的制度设计,把中医药工作摆在更加突出的位置,深入推进中医药人才队伍建设,推动构建院校教育、毕业后教育、继续教育有机衔接,师承教育贯穿始终的人才培养体系,实施人才工程,中医药人才队伍规模快速发展,结构布局逐步优化,人才质量和使用效能显著增强,促进了我国中医药事业的高质量发展。本章梳理了我国中医药人才队伍建设的政策沿革,重点对我国中医药人才队伍发展现状进行整理,并探寻其发展存在的问题,提出下一步发展策略,为加强中医药人才队伍建设提供参考和支撑。

第一节 我国中医药人才队伍建设政策沿革

一、加强立法保障,深化中医药人才培养

2003 年国务院公布实施《中华人民共和国中医药条例》,鼓励开展中医药专家学术经验和技术专长继承工作,培养高层次的中医临床人才和中药技术人才。2016 年,为继承和弘扬中医药,保障和促进中医药事业发展,保护人民健康,第十二届全国人民代表大会常务委员会第二十五次会议通过了《中华人民共和国中医药法》,将中医药人才培养纳入法律层面。具体内容包括:一是中医药教育应当遵循中医药人才成长规律,以中医药内容为主,体现中医药文化特色,注重中医药经典理论和中医药临床实践、现代教育方式和传统教育方式相结合;二是国家完善中医药学校教育体系,支持专门实施中医药教育的高等学校、中等职业学校和其他教育机构的发展;三是国家发展中医药师承教育,组织开展中医药继续教育,加强对中医医师和城乡基层中医药专业技术人员的培养和培训。2019 年 10 月 20 日,《中共中央 国务院关于促进中医药传承创新发展的意见》出台,其中明确要求通过改

革人才培养模式、优化人才成长途径、健全人才评价激励机制等措施加强中医药人才队伍建设,促进中医药的传承创新。2021年,为进一步落实《中共中央 国务院关于促进中医药传承创新发展的意见》,更好地发挥中医药特色和比较优势,国务院办公厅印发了《关于加快中医药特色发展的若干政策措施》(简称《措施》),《措施》再次强调,要夯实中医药人才基础,提高中医药教育整体水平,坚持发展中医药师承教育,加强中医药人才评价和激励等。

二、以规划引领中医药特色人才队伍建设

1985年,《中医事业"七五"发展规划》提出要以机构建设为基础,以人才培养为重点,建立起以全民所有制机构为主体的,从中央到地方的,人才结构较为合理的中医医、教、研体系,从而为中医药的全面振兴和发展奠定基础。1988年、2012年、2016年相继出台的《1988—2000年中医教育事业发展战略规划》《中医药事业发展"十二五"规划》《中医药发展战略规划纲要(2016—2030年)》始终提出要以培养一批高质量中医药人才,造就一批中医药大师,加强中医药继承与创新,基本建成中医药继承与创新体系为工作重点。

2022年颁布的《"十四五"中医药人才发展规划》提出,到2025年,符合中医药特点的中医药人才发展体制机制更加完善,培养、评价体系更加合理,人才规模快速增长,结构布局更趋合理,成长环境明显优化,培养和造就一支高素质中医药人才队伍,为中医药振兴发展提供更加坚强的人才支撑。主要任务包括:一是建立健全院校教育、毕业后教育、继续教育有机衔接以及师承教育贯穿始终的中医药人才培养体系。重点培养中医重点学科、重点专科及中医药临床科研领军人才。二是加强中医全科医生、基层中医药人才以及民族医药、中西医结合等各类专业技能人才培养。开展临床类别医师和乡村医生中医药知识与技能培训。建立中医药职业技能人员系列,合理设置中医药健康服务技能岗位。三是深化中医药教育改革,建立中医学专业认证制度,探索适应中医医师执业分类管理的人才培养模式,加强一批中医药重点学科建设,鼓励有条件的民族地区和高等院校开办民族医药专业,开展民族医药研究生教育,打造一批世界一流的中医药名校和学科。四是健全国医大师评选表彰制度,完善中医药人才评价机制。建立吸引、稳定基层中医药人才的保障和长效激励机制。

三、合理布局人才队伍,激发中医药人才培养活力

1985年,《中医事业"七五"发展规划》中明确要求发展中医教育事业,加速培养人才,一定要充分认识教育的重要性,把中医人才的培养作为战略重点,多层次、多形式、多途径地发展中医教育事业,加速人才的培养。党的十五届五中全会也明确提出,人才是最宝贵的资源,要把培养、吸引和用好人才当作一项重大的战略任务切实抓好。2001年,《中国2001—2015年卫生人力发展纲要》提出总量控制,结构调整;重点调整卫生人力城乡分布,加大农村卫生队伍建设力度,调整东西部卫生人才分布,加大西部卫生人才队伍建设和东部支援西部的工作力度;改革城市医疗机构,实行卫生机构分类管理,加强社区卫生人才队伍建设。2011年颁布的《医药卫生中长期人才发展规划(2011—2020年)》提出,统筹推进各类医药卫生人才队伍建设;要适应新时期经济社会发展和医学模式转变的需求,优化我国医药卫生人才的知识结构和专业结构,统筹兼顾,推进各类医药卫生人才队伍协调发展;在中医药人

才培养方面提出,完善中医药师承教育制度,加强基层中医药人才和中西医结合人才培养。

2022 年出台的《国家中医药局 教育部 人力资源社会保障部 国家卫生健康委关于加强新时代中医药人才工作的意见》(简称《意见》)指出,要把中医药工作摆在更加突出的位置,深入推进中医药人才队伍建设,实施人才工程。《意见》分别提出了中医药人才工作"十四五"和中长期的主要目标。一是到 2025 年,符合中医药特点的人才培养、评价体系基本建立,人才规模总量快速增长,区域布局、专业结构更趋合理,促进人才成长、吸引集聚的制度环境明显优化,培养造就一支基本满足中医药发展需求的人才队伍,实现二级以上公立中医医院中医医师配置不低于本机构医师总数的 60%,全部社区卫生服务中心和乡镇卫生院设置中医馆、配备中医医师。二是到 2030 年,中医药人才发展体制机制改革取得重大进展,人才梯队更加合理,高层次人才规模显著增加,基层人才队伍更加稳固,中医药人才中心和创新高地逐步建成,适应中医药高质量发展的人才制度体系基本形成。三是到 2035 年,符合中医药特点的人才制度体系更加完善,中医药领域战略科学家、领军人才、创新团队不断涌现,人才对中医药振兴发展的引领支撑作用更加突出,对健康中国建设的贡献度显著提升。

第二节　我国中医药人才队伍发展现状

一、中医药人才队伍规模快速增长

1. 中医药人才总量增长速度较快,且增长速度高于医药人才　2010—2020 年,我国中医药人才总量由 40.4 万人增加至 82.9 万人,增幅为 105.0%,年均增长率为 7.4%,同期我国医药人才增长率为 65.6%,年均增幅为 5.2%(表 2-8-1)。

表 2-8-1　2010—2020 年全国医药人才及中医药人才总量增长幅度及年均增长率　　单位:%

人员类别	增长幅度	年均增长率
中医药人才[1]	105.0	7.4
医药人才[2]	65.6	5.2
中医类别执业(助理)医师	132.2	8.8
执业(助理)医师	69.3	5.4
中药师	35.1	3.1
药师	40.4	3.4

注:[1] 中医药人才指中医类别执业(助理)医师、中药师和中医实习医师。
　　[2] 医药人才指执业(助理)医师、药师和实习医师。

2. 中医类别执业(助理)医师年均增长率高于临床医师和全国医师平均水平　2010—2020 年,我国中医类别执业(助理)医师数量由 29.4 万人增加至 68.3 万人,数量增加了 132.2%,年均增长率为 8.8%,同期全国执业(助理)医师数量增长了 69.3%,年均增长率为 5.4%。中医类别医师年均增长率高于全国医师增长率,也高于临床类别医师年均增长率(表 2-8-2)。

表 2-8-2　2010—2020 年各类别医师增长幅度及年均增长率

执业类别	2010 年人数 / 万人	2020 年人数 / 万人	增长幅度 /%	年均增长率 /%
临床	188.1	300.7	59.9	4.8
中医	29.4	68.3	132.2	8.8
口腔	11.1	27.8	150.5	9.6
公卫	12.7	11.8	−7.1	−0.8
合计	241.3	408.6	69.3	5.4

3. 中医类医院和综合医院中医药人才的比例逐步提升　2010—2020 年,中医类医院中医药人才数量由 11.8 万增加至 24.0 万人,占中医类医院医药人才的比例由 46.9% 增长至 50.1%,其中中医医院、中西医综合医院和民族医医院中医药人才占本类机构医药人才的比例皆呈现上升趋势。2010—2020 年,综合医院中医类别执业(助理)医师占本类机构执业(助理)医师比例逐步提升(表 2-8-3)。

表 2-8-3　2010—2020 年中医药人才数量与占同类机构医药人才比例

机构类别	中医药人才		中医执业(助理)医师		中药师	
	数量 / 万	占比 /%	数量 / 万	占比 /%	数量 / 万	占比 /%
中医类医院	11.8~24.0	46.9~50.1	9.2~20.2	45.0~50.0	2.6~3.8	54.9~51.0
中医医院	10.9~21.0	47.9~51.4	8.5~17.7	46.1~51.4	2.4~3.4	55.6~51.6
中西医综合医院	0.5~1.9	30.8~36.1	0.4~1.7	29.1~35.7	0.1~0.3	40.2~38.6
民族医医院	0.3~1.1	55.3~62.6	0.2~0.9	53.2~62.1	0.1~0.2	63.3~65.3
综合医院	—	—	6.9~12.3	6.7~7.8	2.8~3.1	17.9~15.5

注:因综合医院"中医实习医师"数量无法获取,故未计算中医药人才占本类机构医药人才比例。

二、中医药人才结构布局逐步优化

1. 学历结构　2020 年,中医类别医师大学本科以上学历人员所占比例为 55.1%,高于口腔类别医师和公共卫生类别医师(表 2-8-4);中医类别医师研究生学历人员所占比例最高,高于临床、口腔和公卫类别医师。同时,中专、高中及以下中医类别医师占比较高,为16.5%,高于医师平均水平的 12.9%,也高于临床和口腔类别医师。

表 2-8-4　2020 年各类别医师学历占比　　　　　　　　　　　　单位:%

学历	合计	临床	中医	口腔	公卫
研究生	13.8	14.5	15.0	9.3	9.1
大学本科	45.7	47.5	40.1	34.3	44.3
大专	27.5	25.9	28.4	41.8	26.3
中专	12.1	11.5	14.0	13.7	18.0
高中及以下	0.8	0.6	2.5	0.9	2.3

2. 职称结构　截至 2020 年底,正高职称的中医类别执业医师占比达到 5.1%,高于口腔和公卫正高职称医师占比;高级职称(正高和副高)的中医类别执业医师比例高于口腔类别执业医师。不同类别和级别的医疗卫生机构,职称差别较大,高级职称中医药人才多分布在二级以上医院,基层医疗卫生机构分布较少。

3. 工作年限　工作年限在 5 年以下、5~9 年及 10~19 年的中医类别执业(助理)医师占比与全国各类别医师占比基本持平,但工作年限在 30 年及以上的中医类别执业(助理)医师占比明显高于全国平均水平。"越老越吃香"这种现象与中医药服务的形式和特点密切相关(表 2-8-5)。

表 2-8-5　2020 年各类别医师不同工作年限人员占比　　　　　　　单位:%

工作年限	合计	临床	中医	口腔	公卫
5 年以下	18.5	15.8	20.4	27.2	11.9
5~9 年	18.2	17.3	18.5	20.6	13.8
10~19 年	23.7	24.4	23.1	24.9	18.2
20~29 年	21.4	23.8	17.0	15.3	27.1
30 年及以上	18.1	18.7	20.9	11.9	29.0

三、中医药人才配置公平性持续提升

1. 不同类型医疗机构中医类别执业(助理)医师分布结构较为合理　2020 年,中医类医院(中医医院、中西医结合医院、民族医医院)中医类别执业(助理)医师总量为 20.2 万人,占中医类别执业(助理)医师总数的近 1/3,非中医类医院(综合医院 + 专科医院)中医类别医师约占总数的 1/5。从医疗机构类型看,中医执业(助理)医师在医院占比稍高于基层和小型医疗卫生机构;从医院经济性质看,公立医院中医执业(助理)医师占比远高于民营医院;从医院级别看,二级及以上医院中医执业(助理)医师占比较大,公立三级医院增速最快。

2. 基层中医药服务网络中的中医类别执业(助理)医师人数不断增加　基层中医药服务网络主要包括社区卫生服务中心(站)、乡镇卫生院、村卫生室,以及区(县)级中医类医院、中医门诊部、中医诊所等医疗卫生机构。截至 2020 年底,在基层中医药服务网络中执业的中医类别执业(助理)医师为 27.2 万人,其中,社区卫生服务中心(站)、乡镇卫生院和村卫生室的中医执业(助理)医师人数均保持较快增长。行医方式以中医类为主(含中医、中西医结合、民族医)的乡村医生占比较高。

四、中医药人才服务总量持续提高

1. 全国中医诊疗人次数持续上升,占比上升　2010—2020 年,全国中医诊疗人次数由 6.1 亿人次增加至 10.6 亿人次,占全国总诊疗人次数的比例由 14.7% 增加至 16.8%(表 2-8-6)。

2. 医院中医诊疗人次数持续上升,占比下降　2010—2020 年,中医类医院诊疗人次数由 3.6 亿人次增加至 6.0 亿人次,占全国中医诊疗人次数的比例由 58.8% 下降至 56.4%;综合医院中医诊疗人次数由 0.8 亿人次上升至 1.0 亿人次,占综合医院诊疗人次数的比例由 5.4% 下降至 4.0%(表 2-8-6)。

表 2-8-6　2010—2020 年各类机构中医诊疗人次数和占比

机构类别	中医诊疗人次数 / 亿人次		占比 /%	
	2010 年	2020 年	2010 年	2020 年
全国	6.1	10.6	14.7	16.8[1]
中医类医院	3.6	6.0	58.8	56.4[2]
中医医院	3.3	5.2	53.5	49.0
中西医结合医院	0.3	0.7	4.4	6.2
民族医医院	0.06	0.13	0.9	1.2
开设中医科的综合医院	0.8	1.0	5.4	4.0
提供中医药服务的基层机构	0.6	1.6	2.1	8.6
社区卫生服务中心（站）	0.3	0.7	5.2	9.7
乡镇卫生院	0.3	0.9	3.9	7.8
提供中医药服务的村卫生室	5.0（2018 年）	6.0	30.5	42.3

注：[1] 为中医总诊疗人次数占全国总诊疗人次数比例。

　　[2] 为中医类医院总诊疗人次数占全国中医总诊疗人次数比例，中医医院、中西医医院和民族医医院同，其余为该类机构中医科、中西医结合科、民族医学科诊疗人次数占该类机构总诊疗人次数比例。

3. 基层医疗机构中医诊疗人次数持续上升，占比上升　2010—2020 年，社区卫生服务中心（站）和乡镇卫生院中医诊疗人次数由 0.6 亿人次上升至 1.6 亿人次，占社区卫生服务中心（站）和乡镇卫生院总诊疗人次数的比例由 2.1% 上升至 8.6%。2018 年和 2020 年，村卫生室中医诊疗人次分别为 5.0 亿人次和 6.0 亿人次，占村卫生室总诊疗人次数的比例由 30.5% 上升到 42.3%（表 2-8-6）。

4. 全国中医出院人数持续增加，占比持续提高　2010—2020 年，全国中医出院人数由 1 447.2 万人增加至 3 504.2 万人，占全国出院人数的比例由 10.3% 增加至 15.3%（表 2-8-7）。

表 2-8-7　2010—2020 年各类机构中医出院人数和占比

机构类别	中医出院人数 / 万人		占总出院人数比例 /%	
	2010 年	2020 年	2010 年	2020 年
全国	1 447.2	3 504.2	10.3	15.3
中医类医院	1 275.7	2 907.1	88.1	83.0
中医医院	1 160.1	2 552.2	80.2	72.8
中西医结合医院	91.3	276.0	6.3	7.9
民族医医院	24.3	78.9	1.7	2.3
开设中医科的综合医院	112.9	284.4	1.5	2.1
提供中医药服务的基层机构	44.8	267.7	1.1	7.3

机构类别	中医出院人数 / 万人		占总出院人数比例 /%	
	2010 年	2020 年	2010 年	2020 年
社区卫生服务中心（站）	4.3	22.1	1.6	7.4
乡镇卫生院	40.5	245.6	1.1	7.3
提供中医药服务的村卫生室	—		—	

5. 医院中医出院人次持续增加，占比有升有降　2010—2020 年，中医类医院出院人数由 1 275.7 万人增加至 2 907.1 万人，占全国中医出院人数的比例由 88.1% 下降至 83.0%。开设中医科的综合医院中医出院人数由 112.9 万人增加至 284.4 万人，占综合医院出院人数的比例由 1.5% 增加至 2.1%（表 2-8-7）。

6. 基层机构中医出院人数持续增加，占比提高　2010—2020 年，社区卫生服务中心（站）和乡镇卫生院中医出院人数由 44.8 万人增加至 267.7 万人，占同类机构所有出院人数的比例由 1.1% 上升至 7.3%（表 2-8-7）。

7. 能够提供中医药服务的医疗机构数量持续增加　2010—2020 年，能够提供中医药服务的医疗机构数量逐年增加，且增长速度远高于全国医疗机构。其中，中医类门诊部占比稳步上升；中医类医院数量持续增长，年均增长率高于综合医院增长率；开设中医科的综合医院数量持续增长，占综合医院的比例持续上升；提供中医药服务的基层机构数量持续增长；截至 2020 年底，几乎所有的乡镇卫生院和社区卫生服务中心都可以提供中医药服务。

此外，除中医药人才外，目前还有数类人员能提供部分中医药诊疗或技术服务，且规模较大，包括在中医类医疗机构里受过中医系统培训的非中医类执业（助理）医师约 20 万人，以中医为主要行医方式的乡村医生，中医医疗卫生机构的护士队伍。

五、中医药人才培养制度不断完善

《国务院办公厅关于加快医学教育创新发展的指导意见》（国办发〔2020〕34 号）明确提出"稳步发展本科临床医学类、中医学类专业教育"。新中国成立以来，经过近 70 年的发展，已基本形成院校教育、毕业后教育、继续教育有机衔接，师承教育贯穿始终的中医药人才培养体系。中医药本科院校是培养中医药人才的主要力量，中医药人才在各院校的培养较为均衡；医疗机构师承教育基本形成常态化、制度化，名老中医药专家传承工作室建设不断加强，名老中医药专家和长期服务基层的中医药专家通过师承模式培养了多层次的中医药骨干人才。

第三节　我国中医药人才队伍建设存在的问题

一、专业技术人才队伍尚不健全

与卫生技术人员队伍相比，中医药卫生技术人才队伍仅包括中医类别执业（助理）医师、中医类别实习医师和中药师，还未系统开展中医技师和中医护师队伍建设。

二、人才队伍总体规模仍需扩大

一是全国中医药专业技术人才总数以及配置数量逐年增加,但全国中医执业(助理)医师总量仍存在缺口,尚有部分区县未建立中医院,部分区县采取在综合医院、专科医院或卫生院加挂中医院牌子的形式,以落实县建中医院的政策要求;二是按照《乡镇卫生院 社区卫生服务中心中医综合服务区(中医馆)建设指南》相关要求,社区卫生服务中心、乡镇卫生院中医执业(助理)医师占比不低于 20%,且单个社区卫生服务中心、乡镇卫生院中医执业(助理)医师人数不低于 2 名,基层医疗卫生机构中医医师队伍总量不达标情况仍然存在。

三、人才结构仍需优化

1. 区域均衡度需要进一步提升　2020 年,中医类别执业(助理)医师数最高的北京与最低的新疆人数相差 1 倍多;每千人口中医执业(助理)医师数最高的北京与最低的海南相差 3 倍多。平均来看,中医药人才西部省份配置最高,中部省份最低。以本区域人才配置水平与全国平均水平的差距值为区域人才的偏离度,中医药人才的区域总偏离度高于全国医药人才总偏离度[①],因此中医药人才区域分布须进一步优化。

2. 专业结构需进一步优化　近年来,中药师占中医药人才的比例逐年下降。东部地区中药师数量约为本区域中医师数量的 20%,而西部地区中药师数量约为本区域中医师数量的 16%。中医师和中药师的专业结构需进一步调整优化。

3. 基层中医药人才的职称和学历仍需提升　近年来,随着各级党委政府对基层人才工作的重视和多部门协调,基层中医药人才队伍建设取得一定成效。但县级及以下医疗卫生机构的中医药专业技术人才职称、学历等仍相对偏低。

4. 机构中医药人才发展需要进一步均衡　相较于公立中医类医院,民营中医类医院、民营非中医类医院、公立非中医类医院中医药人才年均增长率都较低,公立非中医类医院的中医药专业技术人才队伍发展相对缓慢。

四、人才服务效率有待提高

中医类别执业(助理)医师日均担负诊疗人次数持续降低,中医类医疗机构和非中医类医疗机构中的中医类别执业(助理)医师日均担负诊疗人次均低于全国医师平均水平。

五、高层次人才和重点领域人才不足

从全国层面看,目前高层次中医药人才包括中医药领域院士、国医大师、全国名中医、中医传承与创新人才"百千万工程"(岐黄工程首席科学家、岐黄学者、青年岐黄学者等)。一是高层次人才总量不足。按照高层次人才与高级职称人员比例为 1∶10 来测算,2020 年我国高层次人才数量应达到 1 万人。而 2020 年我国中医药院士、岐黄学者、岐黄青年学者、全国中医临床优秀人才等高层次人才总量不足千名,与目标差距较大。二是在抗击新冠疫情

---

① 偏离度:指东、中、西部人才配置水平与全国平均水平的差距。

偏离度 = [(人才配置水平 - 全国平均水平)/ 全国平均水平] × 100%

总偏离度 = 东部偏离度绝对值 + 中部偏离度绝对值 + 西部偏离度绝对值

的过程中,中医药发挥了重要作用,但也暴露出熟练掌握现代医学技术和中医疫病诊疗能力的复合型人才不足的现实问题,公共卫生、全科、精神科等重点领域中医药人才依然紧缺。

第四节　我国中医药人才队伍发展策略

党的十八大以来,以习近平同志为核心的党中央把中医药工作摆在更加突出的位置。千秋大业,人才为本。以满足人民群众日益增长的中医药服务需求为主线,遵循中医药人才成长规律,扩规模、提质量、调结构、健机制,营造有利于中医药人才成才和发展的环境,是中医药人才建设的关键,也是中医药事业发展的核心。

一、扩大中医药人才培养规模

1. 扩大中医药高等教育培养规模　通过提高现有中医药院校中医药专业招生比例,扩大中医专业本科培养容量,通过"专升本"等途径,逐步扩大中医专业本科规模。

2. 扩大中医专业规范化培训规模　通过增加中医专业培训基地数量、扩大现有中医专业培训基地培养规模等措施,逐步扩大中医专业规范化培养年招收量。

3. 加强中医药人才继续教育　对中医类医院临床医师和村卫生室人员进行持续的"西学中"培训。健全中医药继续教育制度,结合不同专业不同层次中医药专业技术人员职业发展需求,探索分层分类制定中医药继续教育指南。

4. 加强中医药师资培养　建设国家中医药教师发展示范中心,培养造就一批教学名师和优秀教学团队。逐步提高"双师型"教师比例,加强中医药基础课程教师、经典课程教师、临床教师、师承导师的教学学术和教学能力培养。建立以名老中医药专家、教学名师为核心的教学团队,加强中青年骨干教师培养。

二、提升中医药人才质量

1. 提高院校中医药人才培养质量　"十四五"期间,各中医药院校毕业生参加中医类别执业(助理)医师考试的首次通过率应逐步提升。对于历年通过率一直较低的院校,可以与教育部和各省份教育部门协商降低其招生名额等。

2. 提高中医住院医师规范化培训质量　进一步推进中医学硕士专业研究生教育与住院医师规范化培训有机衔接,强化"双导师制",将师承教育贯穿培训全过程,注重住院医师过程考核和结业考核。探索改革目前中医专业规范化培训模式,建立"2(中医)+1(西医)"分阶段培训模式,打破中医规培基地分割式培养考核体系,探索考核新模式。

3. 提高中医药人才继续教育质量　依托全国高层次中医药人才培养基地、中医药优势特色教育培训基地和中医学术流派、国医大师、名老中医传承工作室等平台,开展各级各类中医药人才培养培训。鼓励名老中医、高年资中医医师、中药师、老药工收徒授业,促进中医诊疗经验与中药传统技艺传承发展。

三、优化中医药人才结构比例

1. 优化不同机构中医药人才配置水平　考虑将"西学中"人员纳入中医药人才范畴,提升中医类医院中医药人才配置水平。统筹采取"县管乡用""乡管村用"、订单定向培养等方式,探索推行编制总量管理、人员统一配备的一体化人才管理模式,提升社区卫生服务中心和乡镇卫生院中医药人才配置水平。

2. 优化不同区域、不同层次中医药人才配置水平　按照目前不同区域中医药服务提供情况,重点加强东部和中部地区中医药人才配置。

3. 提高高层次中医药人才配置水平　持续推进岐黄学者项目、全国中医临床优秀人才研修项目、青年岐黄学者项目,依托国家中医医学中心和区域中医医疗中心、国家中医临床研究基地、中医药高层次人才培养基地等平台,培育一批中医临床大家、战略科技人才和科技领军人才。组建中医药发展战略智库,吸引从事发展战略研究的各领域高端专家开展中医药宏观战略研究,培育中医药领域战略科学家。

4. 助力国家战略,整合区域中医药资源　围绕国家区域发展重大战略,支持京津冀、长三角、粤港澳大湾区等重大战略区域及国家中医药综合改革示范区,整合区域内中医药教育、医疗、科研等资源,强化资源共享和协同协作,联合打造中医药人才培养高地,助力区域中医药事业发展。

四、完善中医药人才管理机制

1. 完善中医药专业技术人才体系　建立完善包含中医医师、中医护师、中药师和中医技师的中医药技术人才体系。完善各支队伍的工作职责和任职要求。

2. 完善中医药人才培养机制　建立中医药人才培养的"以需定招、供需平衡"机制。各省份中医药管理部门应对每年各省份中医药供需情况进行分析。国家中医药管理局根据各省份情况进行统筹分析,并与教育部及国家卫生健康委协调,对中医药人才的招生数量进行调整。实施中医药人才培养的问责机制,对培养质量较低的中医药院校进行问责。

3. 完善中医药高层次人才遴选机制　针对经典传承型、现代创新型、中西结合型三类培育对象,制订不同的中医药高层次人才遴选方案,设定不同的基础条件,开展既有广泛性又有侧重性的遴选。经典传承型人才主要面向基层中医医师,主要对其经典理论水平和中医医疗技术水平提出要求;现代创新型人才主要面向三级中医类医院中医师,除经典理论水平和中医医疗技术外,还需衡量其科技创新能力;中西医结合型人才主要面向非中医类医院临床医师,在衡量其现代医学理论知识和医疗技术水平基础上,对其中医药经典理论和中医药思维方式等提出要求。

4. 完善中医药人才聘用机制　在基层中医药人才招聘时简化招聘流程,招聘条件向专业知识和中医药服务能力方面倾斜;对硕博及以上高层次人才或实用型人才,采取调配和随时招聘相结合的办法,缩短办理时间,加快人才流入。

5. 完善中医药人才评价机制　坚持破"四唯"与立"新标"相结合,以创新价值、能力、贡献为导向,分类建立中医临床、基础、科研人才评价标准,进一步调动中医药队伍的积极性。同时,建议各级职称评审机构成立独立的中医职称评审委员会,落实同行评价。适当提高基层中医高级职称岗位总额及比例。完善中医药高层次人才评价体系。从现行人才评价标准来看,中医药人才参与国家杰出青年科学基金、长江学者奖励计划、国务院政府特殊津贴等中医药系统外人才项目评审时,多考察临床医学相关评价指标,探索建立中医药人才评价体系,充分体现中医药高层次人才特点。

6. 完善中医药人才激励机制　加强中医药技术标准、操作规范的制定,建立中医疗效评价、诊疗分级标准,在此基础上体现中医诊疗疾病难度系数或量化标准,试点开展量化评价。增加中医药诊疗服务数量并调整服务价格。通过合理调整收费标准,调动医疗机构和医务人员提供高水平中医药服务,同时建立疗效评价和经济学评价标准,提升中医药人员通过中医药服务取得经济效益的能力和动力。加强中医医院医保支付改革试点的总结和研究,在支付制度改革和薪酬制度改革中,探索体现中医药服务质和量的方式,总结梳理符合中医药特点的激励途径。

（厉将斌　武　宁　史穆然）

第三篇

卫生健康人才评价

第一章　人才评价概述

　　卫生发展,人才优先,人才工作的根本任务就是要充分发挥各类人才的作用,围绕用好用活人才这个目标,培养人才、吸引人才、使用人才,使各类人才人尽其才、才尽其用。目前,我国卫生健康人才总数为1 347万,其中专业技术人才超过1 000万。近年来,国家对人才的科学评价越来越重视,2018年,中共中央办公厅、国务院办公厅印发《关于分类推进人才评价机制改革的指导意见》,提出三项重点改革举措:一是实行分类评价;二是突出品德评价;三是科学设置评价标准,坚持凭能力、实绩、贡献评价人才,克服唯学历、唯资历、唯论文等倾向,合理设置和使用论文等评价指标。随后,中共中央办公厅、国务院办公厅又印发《关于深化项目评审、人才评价、机构评估改革的意见》,提出进一步改进科技人才评价方式,科学设立人才评价指标,强化用人单位人才评价主体地位。人才评价正是发现、培养、选拔、使用、激励人才的依据,是人才辈出的基石。没有科学的评价体系与制度,中国就无法从人才大国迈向人才强国。

第一节　人才评价的概念与特点

一、人才评价的定义

　　人才评价是在人事管理过程中对个体与工作之间的适应关系进行定量和定性相结合的测量与评价。评价主体从特定的人力资源管理目的出发,运用合适的测量技术,收集被测人在特定情境中的反应信息,对被测人的素质进行全面系统的评价。具体的评价指标包括知识与技能、心理素质、身体素质、个人经历等方面。人才评价的核心在于评估个体与工作岗位之间的匹配性,即个体是否适合某一岗位,这种匹配性与组织内部的核心评价指标有密切关联。个人与组织是否匹配是影响个人工作产出的重要因素。例如有研究发现:个人特质与工作环境的契合程度和融入组织的意愿、工作满意度、在职时间、组织公民行为、助人行为、工作绩效等评价指标均存在相关性。

二、人才评价的特点

　　人才评价既是人事管理的一部分,又是测量学的一种实践应用。因此,人才评价同时具备了管理学和测量学两个学科的特点。从管理学的角度,人才评价具有全面性,注重"人岗匹配";从测量学的角度,人才评价又具有间接性、相对性和客观性的特点。

　　1. 全面性　人才评价涵盖了人事管理的各个阶段。从组织层面来看,人事选拔、员工培训、绩效考核、职位调动等环节都需要进行人才评价;从个体层面来看,一名员工从入职到离职的各个时期都会经历人才评价。因此,人才评价会渗透到人事管理的整个过程,伴随着员工职业生涯的各个阶段。然而,人才评价在各个阶段的测量内容会有所区别。在选拔阶段,人才评价是为了筛选出符合岗位需要的员工;在培训阶段,人才评价的目的是评估培训需求与效果;在考核阶段,评价集中在员工绩效以及影响绩效的因素方面;在职位调动阶段,人才评价的原理与选拔阶段类似,目的在于确保员工与目标职位的匹配性。

2. 注重"人岗匹配"　从管理学的角度看,人才评价的目的在于实现人岗最优匹配,因此评价个体与岗位的适应关系十分关键。已有研究表明:个体与岗位的匹配性和许多人才评价指标有密切关系。在进行人岗匹配关系评价时,需要注意以下几点:首先要依据岗位工作分析来确定测量指标,其次要结合测量情景选择适合的测量方式,确保测量工具的结构效度和效标关联效度,最后要对测量结果进行合理评价,而非简单地以测试得分作为人事决策的标准。

3. 间接性　除了绩效考核的客观指标,大多数人才评价采用的是一种间接的测量和评价方式。无论是基于自我报告的认知测试和人格测试,还是观察个体在模拟环境中行为表现的情境测试,或者是记录个体无意识反应的投射测验,本质上都是间接测量,即通过个体对测量项目的反应来推断其心理特质或预测其真实的工作表现。已有大量的研究表明,这种间接测评的方式可以很好地预测个体在工作中的表现,例如个体在一般认知能力测试中的得分可以显著预测个体绩效。然而,间接测评也意味着每一种测量方式并非对被测人真实情况的完全反映,同时也意味着在不同情境中,不同测量工具存在效度的差别,需要结合实际情况有选择性地使用。

4. 相对性　人才评价并没有绝对的标准,只存在相对的位置。这种相对位置是通过将所有受测者的测试结果进行纵向的排列和比较而得出的,用于比较的群体是组织根据自己的需求确定的,也被称为"常模"。因此,人才评价是考察个体在群体中所处的位置,从而判断个体的智力、工作兴趣、专业技能水平等。例如,对某个团队进行情绪智力测试,认为某一员工的情绪智力很高,这种判断是基于将这名员工的测试分数与其他团队成员的分数相比较而得出的。

5. 客观性　人才评价需要有一个科学的标准,否则测评的结果将失去意义。人才评价的客观性是指测量工具应该具备良好的信度和效度。这里的信度是指测量结果应该具有较高的稳定性和一致性,不会随测量对象、地点、时间等外界因素的变化而发生较大变动。效度指测量的有效性程度,即测量工具确能测出其所要测量特质的程度,是指一个测验的准确性、有用性。在实际工作中,为了确保人才评价的有效性,通常会使用已经进行标准化的、在实践中被验证信度和效度良好的评价工具。例如:测量人格特质常用量表有大五人格问卷、艾森克人格问卷等;测量一般认知能力的常用量表有韦氏智力量表、雷文推理测验等;测量职业兴趣一般使用的量表有斯特朗-坎贝尔兴趣量表、霍兰德职业兴趣量表等。然而需要注意的是,即便是权威的工具,在不适宜的情境下使用仍然可能导致较低信、效度的产生,因此只有因地制宜地选择工具,才能更好地发挥测量工具的客观性。

三、人才评价的功能

人才评价的主要功能包括鉴定、诊断、导向和激励。在实际工作中,这四个因素也可能会相互影响,共同实现个体和岗位的最优匹配。

1. 鉴定　鉴定是人才评价的基本功能。鉴定的过程是对那些与岗位要求相关的指标进行测量与评价,来预测受测者在实际工作岗位和业绩上可能达到的程度,并为人力资源决策提供参考依据。鉴定功能经常应用于人事选拔环节。例如招聘环节可以通过测量应聘者的专业知识和技能、一般认知能力、人格特质等指标来评估个体是否能够胜任某一职位。事后,还可以根据预测结果和实际成果的对比,来检验测量工具的效标效度,以提供测量工具的修改依据。

2. 诊断　诊断是指借助一定的测量工具或技术对受测者的相应要素进行客观测评,找出受测者或者组织的优势和不足之处。诊断的实质就是对人岗匹配程度进行鉴定,与鉴定不同的是,"诊断"应用于组织存在某些问题的情况下。因此,与诊断功能有关的测评内容通常与工作绩效有关,例如工作倦怠、情绪耗竭、反生产行为等。

3. 导向　导向是指借助人才评价过程来引导员工以测评的内容和标准作为个人发展的方向。简单地说,导向就是在工作领域发挥导航功能,向员工明确阐述优秀绩效者的标准,从而引导员工以这些标准来提高自身的工作能力、心理素质和修养。比较常见的应用场景是评价中心和发展中心。

4. 激励　激励是指人才评价的结果可以激发员工积极向上的愿望和动机,从而不断提高自身工作能力和素质。从物质强化的角度来看,绩效测评的结果会与工作报酬成正比,因此人们会为了获得更多的薪水而激发自己积极工作的动机。而从自我成长的角度来看,每个人都有自尊和自我实现的需要,当人们觉得自己的测评结果并不令人满意时,就会激发个体积极进取的动机,从而让自己变得更优秀。

第二节　人才评价的理论基础与内容

一、人才评价的理论基础

(一)人岗匹配理论

人岗匹配是人才评价的核心。人岗匹配理论是人 - 环境匹配理论中最具有影响力的概念之一,最早来源于弗兰克·帕森斯的特质 - 因素论,认为人的个性结构存在差异,这些差异需要适应于不同的职位。这是最早的职业指导理论,其影响力延续至今。

人岗匹配的内涵是员工的个人特征与其所从事的岗位特征的一致性程度。该理论认为,个体之间知识、能力、技能、人格等方面的差异使其适应于相对应的职业;若人岗匹配成功,可最大程度地提升工作效率,使得个人获得职业成功。人岗匹配有两种形式,一种是"岗位要求 - 能力"匹配,体现了工作岗位对人掌握的知识、技术的要求,另一种则是"需求 - 供给"匹配,即岗位提供的回报能满足员工的期望和要求。因此,人岗之间的匹配是双向关系。

大量研究表明,人和岗位的匹配程度对许多产出变量有显著影响。一项元分析表明,人岗匹配程度与工作满意度、组织承诺等存在正相关关系,与离职意愿存在负相关关系。可见,保证人和岗位的匹配对组织至关重要。任何追求绩效和产出的组织,都有理由去促进人与岗位的匹配,因此这一理论也是人才评价的核心。

(二)胜任特征模型

胜任特征模型理论从人本身出发,分析人需要具备怎样的素质才能更好地和职位匹配。

胜任力理论在20世纪70年代由美国心理学家麦克利兰提出。相对于以往采用智力测验来选拔人员，他主张用"胜任力"代替"智力"开展测评。过度关注智力因素往往会导致我们忽略那些真正决定绩效产生的个人条件和行为特征。胜任力是那些能够将绩优者与绩效普通者区分出来的个人特征，胜任特征模型包含了知识、技能这样的浅层次特征，也包含了社会角色、自我评价、动机这样的深层次特征。这一理论及工具将在后面章节中具体展开。

（三）任职资格分析

任职资格指的是与工作绩效高度相关的一系列人员特征，而任职资格分析的理论基础是胜任特征模型。任职资格分析基于胜任力，分析通常包括知识、技能、能力、个性特征等。任职资格包含显性任职资格与隐性任职资格。显性任职资格指已获得的知识和技能等，可以通过受教育程度、工作经验、工作技能等证明。隐性任职资格指的是承担工作所需要的内在能力和素质，这和能够用证书、履历证明的显性任职资格有所不同，它们是内在的、深层次的个人特征。任职资格分析是职位分析的重要组成部分，从职位的角度出发，描述了职位对个人的要求。而个人需要具备一定的胜任力才能符合任职资格对个人的要求，从而实现人岗匹配。

二、人才评价的内容

人才评价的类别会根据所采用的分类标准的不同而有所不同。以评价客体为划分标准，人才评价包括领导评价、管理人员评价、技术人员评价、后勤人员评价等；以评价主体为划分标准，人才评价包括自我评价和他人评价，他人评价又包含上级评价、同级评价、下级评价等；以评价内容为划分标准，人才评价包括认知能力评价、专业技能评价、人格特质评价、工作绩效评价等；以评价方式为划分标准，人才评价包括自我报告评价、投射评价、行为观察评价等；以评价目的为划分标准，人才评价包括选拔性评价、配置性评价、诊断性评价、开发性评价等。

人才评价所涵盖的内容能够帮助组织全方位地评估个体。借助人才评价，可以了解员工的过去经历和目前情况，身体素质与心理素质，专业技能和一般能力。总的来说，人才评价的内容包括知识与技能、心理特质、身体素质和经历背景四个方面（图3-1-1）。

（一）知识与技能

人才评价中，知识与技能是和工作内容本身联系最紧密的评价指标。狭义的知识专指陈述性知识。陈述性知识是关于"是什么"的知识，是对事实的定义、对原理和规则的描述，例如有关生理学或计算机技术的知识。广义的知识不仅包含陈述性知识，还包含程序性知识，即技能。程序性知识或技能是关于"怎么做"的知识，例如如何修理无线网络、如何驾驶大型卡车、如何与同事沟通。关于知识与技能的评价在人事管理中有着重要意义，因其往往反映了员工在工作上的专业性和安全性是否达标。例如公交司机只有取得了大型客车驾驶执照才能上岗，教师只有取得了教师资格证才能讲课。关于知识与技能的评价通常会在人员的选拔和晋升环节进行，作为

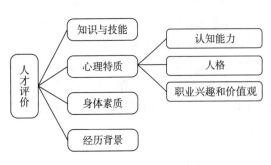

图3-1-1　人才评价内容体系

录用新人或晋升员工的重要考核指标。

知识与技能的评价内容会根据岗位工作内容的不同而有所不同,但评价的原理和方法基本一致。进行陈述性知识评价时,首先要建立测试计划,列出与岗位工作相关的特征并一一确定相应的测评工具;之后根据专家评价或者工作分析的定量数据来确定每个测量指标的权重;最后实施测验并对测试结果作出评价。而程序性知识和技能的常用测评方法是工作样本测验(work sample test)和情境判断测验(situational judgment test, SJT)。工作样本测验要求受测者在短时间内完成与实际工作类似的任务或任务的核心部分,从而对个体的程序性知识或技能进行评估。情境判断测验会呈现一个模拟工作情境和几种可能的应对行为,让受测者选择自己偏好的应对行为,以此来评估受测者相应的程序性知识或技能。

(二)心理特质

心理特质测评是指对个体心理特征上的差异进行测量和评价。心理特质具体包括认知能力、人格特质、职业兴趣和价值观三大类。根据麦克利兰的冰山模型,和知识与技能相比,认知、人格、价值观是个人更为内在、深层次的因素,它们反映了个体长久以来心理层面上的稳定特质,相比知识技能,它们更不容易受外界环境影响而改变。借助心理特质测评,可以了解个体与所在岗位的匹配程度,也可以对个体的工作绩效进行预测。

1. 认知能力 认知能力是一种基本心理能力,包括推理判断、言语理解、空间能力、知觉速度、问题解决等能力。根据不同的理论模型,认知能力的分类有很多种。在人事管理领域,通常将认知能力分为一般认知能力和特殊认知能力。一般认知能力起源于斯皮尔曼的二因素理论中的 G 因素,它是智力的操作定义,而它本身的操作定义是处理信息的能力,即个体在认知过程中所应用到的各种能力,包括感觉能力、知觉能力、记忆力、注意力、想象力、思维能力等。而特殊认知能力专指一些特别的认知能力,例如音乐辨别能力、创造力等。认知能力在人才评价中的作用至关重要。认知能力不仅是工作绩效的良好预测指标,还可以很好地预测个体在培训阶段的表现,在工作中的创新性以及事业成就。认知能力除了应用传统的智力问卷,如韦氏智力量表、雷文推理测验等测评工具进行测评,也可以通过面试、评价中心技术、情境判断测验来评估。

2. 人格特质 人格测评是指借助一定的测量工具对个体相对稳定的心理特征和行为倾向进行测量和评价,以便预测个体未来的行为。在人事管理中对于人格的测评大致分为四种。一是通过面试来评估受测者的人格特点,这种方式虽然不够系统化,却是选拔环节经常用到的一种测评方式,而且面试结果的影响力往往会超过许多标准化测试;二是使用量表来进行人格评价,目前在组织领域应用最广泛的人格量表为大五人格问卷,该问卷包含外向性、宜人性、情绪稳定性、尽责性、开放性五个子维度,其中尽责性这一维度对于工作绩效的预测最稳定;三是通过观察者评价来对个体的人格特质进行评估,360 评估系统就是这种方法的一种实践,评价主体通常包括上级、同级、下级三方(有时也包括外部客户);四是借助非结构化的投射测验来评价个体的人格特征,罗夏墨迹测验和主题统觉测验是两种具有代表性的投射测验。人格测评主要应用于选拔和开发环节,可以有效预测工作绩效,增强员工的自我认知,为员工的职业规划提供参考。尽管人格测验的应用较广,其能解释的工作绩效的变异仍然十分有限;并且在人格测试的作答上,受测者可能存在社会称许性,导致结果产生偏差;在测试结果的解读上,投射测验的解读也不存在标准答案,更多是依赖主观经验。

因此,人格测验最好能配合其他测验方式使用,以提高其对于其他评价方式的增益效度。

3. 职业兴趣和价值观 为了实现个体与岗位的匹配性的测量,职业兴趣和价值观是两个重要的指标。职业兴趣是指个体对某一职位及其工作内容持有的一种积极情绪反应。相应的职业兴趣测验可以帮助人们识别出自己满意并感兴趣的职业。目前在职业兴趣研究中影响力较大的是霍兰德的职业兴趣理论,该理论将职业兴趣分为六种基本的类型:艺术型、传统型、经营型、研究型、现实型和社会型,许多职业兴趣的理论和测试都是在霍兰德理论的基础上发展起来的。职业价值观是个体的人格目标和态度在职业选择上的体现。目前,美国职业信息网站(The Occupational Information Network,简称 O*NET)将职业价值观进行了等级分类,由高到低依次为成就感、工作条件、认可度、工作关系、支持性和自由性,个体可以借助 O*NET 识别出符合自己职业价值观的具体工作职位。相比于工作绩效,职业兴趣和价值观与工作满意度、职业倦怠、离职率等评价指标的关系更加密切。因此,关于职业兴趣和价值观的测评往往应用于职业咨询和人才配置环节,让员工了解自身的职业兴趣并依据兴趣和价值观进行人岗配置,有利于激发员工的工作潜能,促进长期的工作满意度和成就感。职业兴趣测试和价值观量表更多用在个人的自我了解上,当组织将这类量表应用于判断某候选人是否真正适合特定岗位时,是具有一定风险的,因为这些量表具有很高的表面效度,难以运用于功利性较强的场合(如岗位应聘或职位晋升等场合),受测者为了测验的成功很容易自我掩饰。

(三)身体素质

身体素质测评通常应用于比较特殊的职业环境中,例如军队、公共安全部门、工厂等。身体素质测评的目的在于减少工作中受伤事故的发生,财产的损失,降低员工离职率,并提高生产力。身体素质测评通常按照以下几个步骤进行:首先,通过工作分析确定工作中需要测量的身体素质;第二,根据所要测量的身体素质指标选择相应的测量工具,可以使用基础身体素质测试,也可以使用工作模拟测试;第三,根据工作要求确定合格分数线;第四,进行身体素质的测量和评价。

(四)经历背景

生活的经验告诉我们过去的经历能够很好地预测个体未来的行为。在人事管理中,通过记录个体过去的行为和经验来预测个体在未来工作中的表现也是一种常用的人才评价方式。组织一般通过面试或问卷的方式来收集个体的经历背景资料。然而,这些资料的种类比较复杂,既包括定性信息,又包括定量信息;既有客观信息,又有主观评价的信息。因此,对这些数据的整理和评估工作并不容易,且这种方法的基础是明确知道预测变量是什么,以及与之相关的经历背景数据有哪些。近年来,履历分析较多地应用于个体经历背景的分析,履历分析的步骤通常包括:首先,根据职位要求和工作分析,选择与当前职位密切相关的要素,建立职位特征模型;其次,确定职位特征模型中各要素的组成和相互关系,确定它们的权重;最后,为每一个测评要素设置若干选项,由应聘人员填写,再根据事先确定好的计算方法对选项内容进行量化统计,得到的初步总分,还可以结合面试情况加以修正。例如如果我们想要预测的变量是领导能力,首先要明确作为领导需要具备哪些素质,之后对应地寻找个体经历背景中可以体现这些素质的变量有哪些(例如是否担任过领导职务,是否有能够体现组织能力的项目经历)。与其他内容的测评相比,背景经历不容易造假,可信度较高。

第三节　人才评价在我国的应用发展

在我国,早期的人才评价可以追溯到二十世纪二三十年代,教育领域将心理测验应用于人才评价。而后受到特殊历史时期的影响,人才评价经历了约30年的空白阶段。直到1980年之后,心理测验逐步恢复地位,这一时期的主要特点是引进并修订国外相关心理及人格测验。在智力测验方面,吴天敏于1982年修订并出版了《中国比内测验》,龚耀先等主持修订了韦氏成人智力量表以及韦氏学前和学龄初期儿童智力量表,林传鼎、张厚粲等修订了韦氏儿童智力量表。在人格测验方面,宋维真等修订明尼苏达多相人格调查表,陈仲庚、龚耀先等分别修订艾森克人格问卷。这个时期的另一个特点是,心理测验主要应用于教育领域和临床诊断领域,整个社会对人才评价了解甚少,企事业单位几乎没有应用现代人才评价技术的想法和尝试。

20世纪80年代后期,中央国家机关公务员考试制度的建立,极大推进了现代人才评价技术的应用。1988年,人事部考试录用司组织专家学者对国家机关工作人员进行了工作分析,发现在最基本的能力层次中,中央国家机关公务员需要具有知觉速度与准确性、言语理解与运用、数量关系和逻辑推理四个方面的能力。只有这些基本能力达到一定程度并得到一定知识经验的支持,才能形成较高层次的能力,如综合判断、组织管理、人际协调、说服感染、资料分析、论证辩驳等能力。借助行政力量的推动,现代测评技术在公务员录用和高层次领导选拔中得到一定范围的应用。20世纪90年代左右,北京、上海等地已有运用现代测评技术选拔司局级领导的尝试,测评方法包括纸笔测验、结构化面试、文件筐测试、情景模拟等。现代测评技术在国家机关人员选拔中的应用,不仅满足了选人用人的需要,也以其公平性受到广泛的认可。

20世纪90年代中期以后,人才评价技术在我国进入了繁荣发展的阶段。在市场经济不断发展深化,以及人才流动的各项政策性障碍被逐步清除的大背景下,人才评价技术有了大力发展和应用的前景,伴随着企事业单位管理水平的不断提升,政府和企业对人才评价也有了新的认识,不再仅关注教育背景、学业成绩,同时也开始重视个性品质、合作能力、沟通能力、创新能力等,人才评价技术开始全面应用到人才选拔、人员培训、绩效考核等人力资源管理的各个环节中。除了教育领域和临床诊断领域,人才评价也开始应用于航天、军事、体育、卫生、人事等部门。为了更好地促进人员交流,各地建立了人才市场,而人才评价在人才市场中正起到了评估劳动者价值的作用,在企事业单位人员招录中的作用越来越凸显。随着人才评价应用需求的不断扩大,新的人才评价工具不断产生,从事人才评价研究和服务的机构不断增加,基于互联网和数字技术的测评逐渐成熟,这些都表明人才评价在我国进入了繁荣发展阶段。

第四节　基于胜任力的人才评价理论与应用实践

一、基于胜任力的人才评价理论

(一)胜任力理论与内涵

1. 胜任力的起源和概念　"胜任力"(competency)这个概念最早由哈佛大学教授戴维·麦克利兰(David·McClelland)提出,是指能将某一工作中有卓越成就者与普通者区分开来的个人的深层次特征,它可以是动机、特质、自我认知、态度或价值观、某领域知识、认知或行为技能等任何可以被可靠测量或计数的并且能显著区分优秀与一般绩效的个体特征。

20世纪60年代后期,美国国务院发现以智力因素为基础选拔外交官FSIO(Foreign Service Information Officer)的方式效果不理想。许多表面看似优秀的人才,在实际工作中的表现却令人非常失望。在这种情况下,麦克利兰应邀帮助美国国务院设计一种能够有效地预测实际工作业绩的人员选拔方法。麦克利兰认为,除了智力、知识、技能等因素,还有一些内在的因素影响着个体在职位上的绩效水平,例如成就导向、人际理解力等,这些因素对于个体工作绩效的高低具有至关重要的影响。因此,他强调回归现实,从第一手材料入手,直接发掘那些能真正影响工作绩效的个人条件和行为特征,为提高组织效率和促进个人事业成功作出实质性的贡献。他把这种直接影响工作业绩的个人条件和行为特征称为胜任力。他的研究奠定了胜任力研究的关键性理论和技术基础。此后,美国学者博亚特兹(Richard Boyatzis)和斯潘塞(Spencer)等人大量的研究成果和丰富的实证经验有力地说明了胜任力这一方法的有效性,他们的研究成果被广泛应用于政府、企业等领域,取得了很好的效果。胜任力也在美国、英国、加拿大、日本等很多国家的人力资源管理中得到广泛应用。

胜任力具备四个重要特征:第一,相关性,即胜任力与工作绩效密切相关,凭借胜任力能够产生优秀的工作绩效,这正符合我国人才管理关于人才与岗位合理匹配的要求;第二,可预测,它与任务情境相联系,可以预测一个人是否能够胜任某项工作或者能否取得好的工作绩效,具有动态性和预见性;第三,区分度,能够区分绩优者和绩平者;第四,可测量,胜任力是可以通过行为表现的各种特征的集合,因此可以用一些特定的标准对胜任力进行测量,胜任力评价方法一定程度上体现了量化评价的需求,具有评价层次深入及可操作的特点。

2. 胜任力理论模型　胜任力的理论模型有两种:冰山模型和洋葱模型。按照模型,胜任力内涵可以分为五个种类(层次),由低到高、由表及里主要包含:

(1)知识(knowledge):一个人在特定领域的专业知识,例如外科医生对人体的神经及肌肉的专业知识。

(2)技术(skill):执行有形或无形任务的能力,例如一位牙医能够以熟练的技巧为患者补牙但不伤到他的神经。

(3)自我认知(self-concept characteristic):关于一个人的态度、价值观、自我认知和由此所表现出来的自我形象。例如自信,一个人深信自己不论在任何情况下都可以高效工作,并以此为基础激励自己去面对职业和社会。

(4)特质(trait):自身的特性以及拥有的对情境或信息的持续反应,例如情绪的自我控制、善于与别人沟通等。

(5)动机(motive):一个人对某种事物持续渴望,进而付诸行动。例如一个有强烈成就动机的人,会不断地为自己设定具有挑战性的目标,并持之以恒地去实现(图3-1-2)。

冰山模型把胜任力形象地描述为漂浮在洋面上的冰山,知识和技能是在水面以上的部分,是容易改变的胜任力特征,可以通过培训等方式习得;而自我认知、特质和动机等部分是属于潜藏于水下的深层部分,它们是个人驱动力的主要部分,也是人格的中心能力,可以影响个人工作上的长期表现(图3-1-2)。

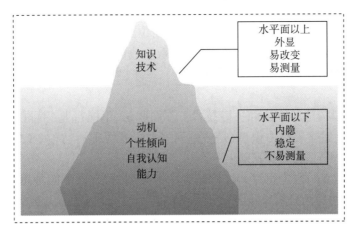

图 3-1-2　胜任力冰山模型

　　洋葱模型的本质内容与冰山模型是一样的,在这个模型中最表层的是知识和技能,由表层到里层,越来越深入,最里层是动机和特质,是个体最深层次的胜任特征,后天习得难度大且不易测量(图3-1-3)。

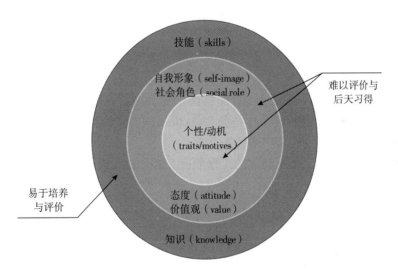

图 3-1-3　胜任力洋葱模型

(二)胜任力与人才评价

　　1. 胜任力与人才评价的关系　胜任力是现代人才评价的落脚点,大量的胜任力研究已经证明,基于胜任力的人才评价将会替代传统的基于学历和经验的测评方式,在人力资源管理领域得到有效的、广泛的应用。根据胜任力的概念,在对某个特定岗位进行人才评价时,首先要对该岗位进行全面系统的工作分析,确定这个岗位需要什么胜任特征,从而根据这些胜任特征来选人、评人、用人。

　　胜任力让人才评价从关注基准特征延伸到关注鉴别特征。从岗位所需要的胜任特征分类看,一类是从事该岗位必须具备的知识、技能型特征,我们可以称之为"硬"特征,这种特征是能够从事该岗位的入门特征,所以也被称为"基准胜任力"。此外,岗位上还需要诸如沟通、情绪控制、成就动机等胜任特征,这些特征难以用合适的"硬"指标衡量,我们称之为"软"特征。由于此类特征往往能够区分出该岗位上的绩效优秀者和绩效一般者,所以也叫"鉴别胜任力"。对于专业技术人员,我们更看重他们的入职资格,所以基于胜任力的评价主要侧重于基准胜任力;而对于高级管理人员,基于胜任力的评价的关键在于测量鉴别胜任力。

2. 胜任力模型构建的方法和关键技术　不同职位、不同行业、不同文化环境中的胜任力模型是不同的。建立胜任力模型,是一系列人力资源管理活动(如工作分析、招聘选拔、培训开发、绩效管理等)的重要基础。

(1)胜任力模型的构建思路。在构建胜任力模型时,有以下四种思路:一是工作分析法,基于当前工作的需求分析来推导应该具备的各种技能和素质;二是战略演绎法,即基于组织发展战略的胜任力模型确立思路;三是关键事件访谈法,即基于个人特质的胜任力模型确立思路,旨在发掘个人能够为组织发挥最大潜能时表现出的个人特质;四是情景法,基于组织价值观的胜任力模型确立思路。通常情况下,基于工作分析和关键事件访谈的胜任力建模思路比较常用。

(2)胜任力模型构建的关键技术。行为事件访谈法(behavior event interview, BEI)和主题专家会议法(subject expert meeting)是胜任力模型构建时最常用的两种方法。其中,行为事件访谈是更加严谨,但同时是成本更高的一种建模方法。

行为事件访谈是一种开放式的行为回顾式探察技术,访谈的目的是通过人员对自己过去工作中发生的某些"成功事件"和"失败事件"的详尽描述,辨别出有效的工作行为中所表现出的具有代表性的、与工作绩效有因果关系的个人特质。访谈过程一般采用 STAR 技术进行工作事件描述:S-situation,情境,即被访者要讲清楚事件发生的背景、环境等信息;T-task,即被访者要讲清楚当时的工作任务;A-action,即被访者要讲清楚当时采取了哪些具体的行动;R-result,即事件最后的结果(图 3-1-4)。

主题专家会议法是基于研究对象的工作职责、工作内容,以及先前研究的理论基础与专家咨询等,列举所研究岗位可能所需要的素质(尽量完整),构建胜任力清单,而后请主域专家(subject matter expert,具体可包括直接从事该岗位工作且具备丰富经验的员工、岗位的直

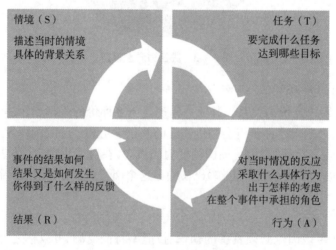

图 3-1-4　STAR 访谈技术

接管理者、其他对该岗位熟悉的群体如研究领域的专家等）核定岗位所需的素质,具体采用的方法可以包括定项选择（如选择 10 项）、不定项选择、排序、对偶比较等方法,根据筛选结果,不但可以锚定岗位所需的胜任素质,还可以计算出各项素质的权重,为后期评价提供更加详细、准确的参考信息。

（三）基于胜任力的人才评价的实施

基于胜任力的人才评价过程,通常包括五个阶段。第一,对评估对象所在岗位进行分析,构建岗位胜任力模型;第二,根据测评目的,设计相应的测评方案,选择测评工具;第三,组织实施评价;第四,数据分析与评价结果描述,提出相应建议;第五,模型修正检验。具体如图 3-1-5。

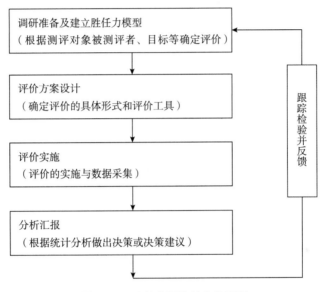

图 3-1-5　胜任力评价的实施流程

1. 调研准备及模型建立阶段　对目标岗位进行深入分析,构建胜任力模型,是测评实施的基础和关键的一步。模型构建的过程中,除岗位所需的知识、技术、能力等要素外,也要充分考虑组织文化、价值观等因素。

2. 评价方案设计阶段　评价方案的设计主要是确定评价内容和评价工具。卫生健康人才评价中通常会用到的评价工具如表 3-1-1 所示。

表 3-1-1　卫生健康人才评价常用内容及工具

评价内容	评价工具
专业知识技能	专业知识考试、操作技能测试
一般能力	行政能力测验、智力测验
心理健康	心理健康量表（90 项症状自评量表）
性格特质	心理测验（卡特尔 16 种人格因素问卷、迈尔斯 - 布里格斯人格类型测验）
综合素质	评价中心技术（公文筐测验、无领导小组讨论）、360 度测评、结构化面试

3. 评价实施阶段　公平、公正、公开是评价实施的一般化原则。在胜任力评价的实施过程中要尽量做到客观化、标准化,保证收集到的评价数据资料能够平等、真实地反映出接受评价者的胜任状况。评价实施过程中需要注意控制一些因素。

（1）物理环境控制:指在实施测评时对环境的噪声、照明、温度、湿度,工作相关性等物理特性的控制;

（2）过程控制:对不同个体实施评价的标准化流程,确保评价过程的一致性;

（3）考官控制:要求考官对待不同的评价对象保持一致的态度并采用统一的评分标准。

以上三个因素是影响评价实施最大的混淆因素,每一个要素都可能影响最后的评价结果。在评价实施过程中,对三者的预案设计是非常重要的。

4. 分析汇报阶段　对评价结果的分析通常包括对评价结果的计分、统计和解释,而对评价结果的报告则通常分为团体报告和个体报告两种。评价的计分和统计方法往往是预先建立的,在评价实施过程中只要按照评价说明操作即可。一些已经计算机化的评价工具在计分和统计上则更为方便,可以即时完成计分操作,也可以在评价结束后很快给出预设的统计结果报告。

5. 跟踪检验与反馈　对评价结果的跟踪检验和反馈具有积极的理论意义和实践意义。从理论上说,评价结果的跟踪检验,一般是通过跟踪被测评者的工作绩效以验证评价的结论,对胜任力评价方法的效度是很好的验证,从而为评价的程序和方法提供了重要的反馈,为修正和调整评价程序提供了经验性资料;从实践上看,对评价结果进行跟踪检验,尤其是根据工作绩效对评价结果进行检验,可以给被测评者一个持续而客观的评估反馈,从而为其实施个性化管理和职业生涯发展提供有效的建议。

（四）胜任力评价结果应用

人力资源开发与管理的目标是使组织和个人都不断成长,从而实现组织发展和人力资本增值。人力资源开发与管理作为一项系统性工程,各项环节之间并非孤立存在,而是彼此衔接、相互支撑的一个有机整体。围绕人力资源开发与管理中的选人、用人、育人、留人等几个主要环节,胜任力模型可以在不同环节的各个功能领域发挥积极的评价作用（图 3-1-6）。

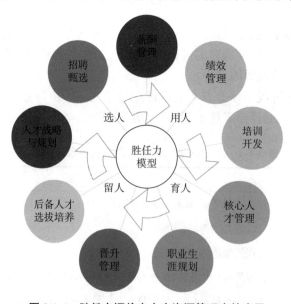

图 3-1-6　胜任力评价在人力资源管理中的应用

基于胜任力的人才评价能够为人力资源管理的各个环节提供科学的依据,提高管理效率,有效降低人力管理成本。例如,在招聘选拔环节,基于胜任力的人才评价能够对目标岗位所需的素质进行更加详细、准确的描述,有助于组织招聘到最合适的人,提高招聘效率和效果;在培训开发方面,基于胜任力的评价结果能够清晰地描述个人的能力现状,以及个人的能力素质与岗位要求的差距,使培训课程的设计更加精准、有的放矢,能够让培训的价值尽快体现到员工的工作绩效当中,减少不必要或不恰当的培训造成的损失;在绩效管理方面,岗位胜任力模型对员工是一种积极明确的引导,使员工能够清晰地看到努力的方向,基于胜任力的绩效评价和绩效管理,能够增进员工与管理者的有效沟通,对业绩期望和能力要求达成共识,激发员工不断提升自身能力。基于胜任力的人才评价在组织的人力资源规划与配置、员工的职业生涯规划等方面,都能够提供有价值的参考信息,帮助个人了解自身的优势与不足,在组织中找到恰当的位置,实现人岗最优匹配,最大程度地发挥个人潜能,而提高组织的竞争力。

二、基于胜任力的人才评价方法与技术

目前针对卫生健康人才的测评是通过定性与定量相结合的方法对各类人员的智力、人格、体质等进行测量和评价,具体包括针对医学基本理论、基本知识和行政能力的笔试,心理测试,情景模拟和针对医学基本技能的实践测试,针对不同的目的(招聘、选拔、培训等)、不同的岗位与职务、不同的组织背景,测评工具和技术会进行不同的组合,以达到不同的测评目标。

(一)行政职业能力测验

在我国,行政职业能力测验最早由原人事部考录司和录用考试中心组织心理学专家编制,用于国家行政机关招考非领导职务工作人员。顾名思义,它是专门用来测量与行政职业上的成功有关的一系列潜能的考试,既不同于一般的智力测验,也不同于行政职业通用基础知识或具体专业知识技能测验,其功能是通过测量一系列心理潜能,进而预测被测评者在行政职业领域内的多种职位上取得成功的可能性。

在测验建立之初,原人事部考录司和录用考试中心在工作分析和实践分析的基础之上,初步构建了公务员的能力需求结构,该结构认为,中央机关公务员需要具备的最基本的能力包括知觉速度与准确性、言语理解与运用、数量关系、逻辑推理能力等,只有这些基本能力达到一定的程度并得到一定的知识经验的支持,才能形成较高层次的能力,如综合判断能力、组织能力、人际协调能力、感染能力、资料分析能力等。但是在这些较高层次的能力中,除资料分析能力以外,其他能力通常很难通过客观性的标准化纸笔测验来考查,需要借助面试、民意测验、档案分析、评价中心技术、情景模拟、公文筐测验等途径来考查。因此,最早的行政职业能力测验将测评内容确定为知觉速度、逻辑推理、言语理解、数量关系和资料分析五个部分,全卷160道题,全部为多项选择题(图3-1-7)。

第一部分——知觉速度:在有些测验中又叫文书速度与准确性,考查的是测试对象对数字、字母和汉字快速而准确的觉察、比较等加工的能力,涉及感觉、知觉、短时记忆和识别、判断等心理过程,是一个典型的速度测验。

第二部分——逻辑推理:逻辑推理能力又可称为思维能力,涉及对数字、图形、词语概念、事件关系和文字材料的认知理解、比较、组合、演绎和归纳、分析和综合等能力,这些能力涉及人的智力的核心成分,更是从事行政职业所必不可少的基本素质。

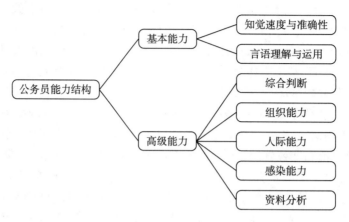

图 3-1-7 公务员行政职业能力结构层次

第三部分——言语理解:早期的行政能力测验中言语理解部分只包含词语替换和选词填空两种题型,对文章段落的阅读理解是行政机关的日常文字工作涉及的基本能力成分。后期的测验中言语理解类题目的形式不断丰富。

第四部分——资料分析:资料分析能力是可以用纸笔方式测查的较高层次的综合能力。文字段落和图表是现代行政管理中主要的资料表现方式,给测试对象一些文字描述或图表资料,要求他们根据这些资料来回答问题,得出结论,这也是行政机关工作所需要的基本能力之一。

第五部分——数量关系:考查测试对象对常规数学与算术问题的快速反应,从而测查测试对象对数量关系的理解深度。

在 30 多年的应用实践中,行政能力测验的题目形式和结构也在不断变化和调整,研究和实践领域充分肯定了行政能力测验的价值和科学性,行政能力测验体现了现代人才评价技术的科学思维和流程,包括从工作分析出发确定考试内容,广泛借鉴各国的成功经验,注重能力而不是知识的考查,控制记忆力对考试成绩的影响,以及不断借助统计方法改进考试等。近年来,行政能力测验的应用范围已从国家及地方各层级公职人员考试录用拓展到了各类企事业单位的人员选拔和晋升评价中,许多企事业单位根据本单位的实际需求命制或向第三方机构购买定制题目,行政能力测验因在逻辑思维、言语理解等核心能力测查方面具有较高的效度,以及具有使用成本低、效率高等优势,其应用范围仍在不断拓展。

(二)智力测验

智力是指一般的认知能力,包括感觉、知觉、记忆、思维能力等。常用的智力测验包括雷文智力测验和韦克斯勒量表。

韦克斯勒发明了离差智商(deviation intelligence quotient),并于 1939 年开发了成人智力量表——韦氏成人智力量表,其原理是用各个年龄段内人的智商的平均数作为参照,以被测评者在同龄组中的标准分数作为基础,看被测评者分数(X)和平均分数($\overline{X}$)的距离有多少标准差(S),从而确定其智商的高低,公式为:

$$IQ=100+\frac{X-\overline{X}}{S}\times 15$$

韦氏成人智力量表的修订版(WAIS-R)共有 11 个分测验,其中包括 6 个言语量表:常识、数字广度、词汇、算数、领悟、相似性,用来测得言语智商;5个操作量表:填图、图片排列、积木图案、物体拼凑、数字符号,用来测得操作智商。最后将分量表的得分加总合并得到全量表分数,求得总智商。1982年,韦氏智力量表中国修订版(WAIS-RC)正式出版。韦氏智力测验的优势在于:第一,有11个分测验,可以分析个体智力上的优势和劣势;第二,能够测量言语智商和操作智商,体现了左右脑功能的整合;第三,使用共同的IQ积分系统,使得被测评者的分测验分数能够进行比较,了解被测评者相对优势和劣势;第四,不同的年龄组有相同的分测验,能够进行测验间的比较。

(三)心理健康量表

90项症状自评量表(symptom check-list 90,SCL-90)是以德罗加蒂斯编制的Hopkin's症状清单为基础而设计的,具有容量大、反应症状丰富、能更加准确刻画人的自觉症状等优点。量表包含90个项目,涉及比较广泛的神经科症状内容——感觉、情绪、思维、意识、行为直至生活习惯、人际关系、饮食睡眠等各个方面。量表的每一个项目均采用五级评分制,得分0~4分分别代表所描述的症状程度从"没有"到"严重",由被测评者进行自我评价。

(四)人格测验和职业兴趣测验

1. 人格测验　个性测试分为自陈式测验和投射测验。自陈式测验的典型代表包括明尼苏达多相人格调查表(MMPI)、卡特尔16种人格因素问卷(Cattell 16 Personality Factor Questionnaire,16PF)、艾森克人格问卷(EPQ)及大五人格问卷等;投射测验的典型代表包括罗夏墨迹测验、主题统觉测验和句子完成测验。

16PF是美国伊利诺伊州立大学人格及能力研究所卡特尔教授采用系统观察法、科学实验法以及因素分析统计法,历经二三十年的研究确定出16种人格特质(表3-1-2),并据此编制的一种自陈式量表,具有高度结构化,实施简便,计分和解释比较客观,易于理解等优点。测验由187道题组成,每种人格因素由10~13个测验题组成的分量表来测验,每题有3个备选答案,样题如表3-1-3。

表 3-1-2　16PF 包含的人格特质维度

(A)乐群性	(F)活泼性	(L)怀疑性	(Q1)变革性
(B)敏锐性	(G)规范性	(M)想象性	(Q2)独立性
(C)稳定性	(H)交际性	(N)隐秘性	(Q3)自律性
(E)影响性	(I)情感性	(O)自虑性	(Q4)紧张性

表 3-1-3　样题

(1)我喜欢看团体球赛:		
A. 是的	B. 偶然的	C. 不是的
(2)我所喜欢的人大都是:		
A. 拘谨缄默	B. 介于 A 和 C 之间	C. 善于交际的
(3)金钱不能带来快乐:		
A. 是的	B. 介于 A 和 C 之间	C. 不是的

在被测评者答题的基础上，通过一定的统计分析，可以得到：16 种人格因素各个分量表的原始得分；能明确描述 16 种基本人格特征的标准分；个体的人格轮廓剖面图；根据相应分量表的标准分推算出双重个性应用评分，包括适应 - 焦虑型、内向 - 外向型、感情用事 - 安详机警型、怯弱 - 果断型 4 个分数；依据相应分量表的标准分推算出综合个性应用评分，包括情绪心理状态健康的人格因素、专注职业而有成就者的人格因素、富于创新的人格因素、适应新环境的人格因素、事务管理能力强的人格因素，可用于人员甄选。

2. 职业兴趣测验 职业兴趣是指人们对某种职业活动具有的比较稳定而持久的心理倾向。一个人对某种职业感兴趣，就会对该种职业活动表现出肯定的态度，并积极思考、探索和追求，以获得更大的发展。1909 年美国波士顿大学教授帕森斯（Parsons）在其著作《选择一个职业》中提出了人与职业相匹配是职业选择的焦点的观点，他指出：个体特征和兴趣如果符合职业要求，有助于职业效率的提高。常见的职业兴趣测验有霍兰德职业兴趣量表，斯特朗 - 坎贝尔兴趣问卷，库德职业兴趣量表。斯特朗 - 坎贝尔兴趣问卷（1985 年版）共有 325 个项目，问卷内容包括七个部分，分别是：职业名称（13 道题），学校课程（36 道题），活动方式（51 道题），娱乐方式（39 道题），所交往的人的比较（24 道题），两种活动的比较（30 道题），自我性格评价（14 道题）。在前五个部分的题目中，被测评者要对每道题作出"喜欢""无关"或"不喜欢"的回答；在后两部分，要求被测评者从配对的项目中挑选自己偏好的一个和在一套描述自我的陈述中选择"是""否"或"不确定"。斯特朗 - 坎贝尔兴趣问卷的信度和效度都较好，在国外，它被广泛地应用于人才评价，为个人职业选择和企业的人才选拔提供了非常有用的信息。

（五）结构化面试

结构化面试是面试方法中的一种。结构化面试的开发和使用流程通常包括：一是根据职位分析，确定面试的测评要素；二是在每一个测评的维度上预先编制好面试题目并制定相应的评分标准；三是在面试过程中按照固定程序向被测评者逐个提问；四是对被测评者的表现进行量化分析，给出客观的评价。一场结构化面试可能有多个面试官，不同的面试官使用相同的评价标准，以保证判断的公平、一致。结构化面试被广泛应用于人员招聘。

结构化面试具有如下特点：面试问题覆盖广、面试结构化、考官科学化组合、面试具体程序和时间安排具有确定性。测评的要素一般包括：个性特征、工作或学习动机、职业兴趣与价值观、一般能力倾向（逻辑思维能力、语言表达能力）、管理与领导能力。

大体上结构化面试的流程可以分为三个阶段：第一阶段是准备阶段，旨在建立良好的关系，消除面试者的紧张情绪；第二阶段正式进入面试，从不同的方面，比如工作经历、管理潜质、人际关系等，考察面试者的综合素质；第三阶段是结束和评价阶段，与被测评者告别后，考官根据面试情况进行评分，也可以对面试过程进行简单记录和总结。

在面试中考官需要具备一定的素质，比如本身有较为丰富的工作经验，能够熟练运用不同的面试技巧，熟悉人事测评技术，具备较强的把握人际关系的能力和良好的自我认知能力，具备良好的政治素养和职业道德，评分公正、客观。考官组成中应尽量包含招聘单位以外的成员，以保持中立客观，考官在面试开始前要提前熟悉题目，统一评分标准，同时注意控制好面试过程，把握好时间。

相比传统的面试，结构化面试具有更强的岗位针对性，是一种标准化的测评方式，能提升评价结果的客观性、准确性和实用性。在实际应用的过程中发现通过结构化面试录用的应聘者在实际工作中的工作业绩明显优于采用普通面试方法录用的应聘者。

（六）评价中心

评价中心（assessment center）是在第二次世界大战后发展兴起的，并迅速成为现代人才评价的一种主要形式，也被认为是针对高级管理人员的最有效的测评方法。评价中心的主要特点包括：第一，测评手段多元化，被测评者会组成小组参加包括心理测试、面试、情景模拟测验在内的一系列测评；第二，评价以情景测评为主，通过评定被测评者在各类情景中的表现完成对个人的评价；第三，测评结果比较客观有效，采取多种测评技术，可以取长补短，扬长避短，获得更加客观有效的测评结果；最后，评价中心不仅可以作为人才选拔的手段，也可以作为人才培训的手段，使得被测评者能够从评价结果中得到有关自身的优缺点信息，并能够认识到管理行为中的关键要素。评价中心所包含的测评技术主要有公文筐测验、无领导小组讨论、心理测验、角色扮演、案例分析、管理游戏等。

1. 公文筐测验　公文筐测验（in-basket test）也被称为公文处理，是评价中心最常用和核心的技术之一，是对实际工作中管理人员掌握和分析资料、处理各种信息，以及作出决策的工作活动的一种抽象和集中测验。公文筐测验作为一种个人综合性笔试测验，也适合用于中、高级管理人员的实际能力测验。公文筐测验以组织中的信息流为依据，模拟工作中的情景，让被测评者在规定时间内以管理者身份处理各类公文，评价者通过其处理过程中的行为表现和书面答案，评价其计划、组织、协调、控制、沟通、决策等能力。

公文筐测验具有如下优点：①考察内容广泛；②表面效度高；③应用范围广；④情境性强；⑤综合性强；⑥灵活性强；⑦可以对个体的行为进行直接的观察；⑧便于对被测评者进行横向比较；⑨能够预测个体在管理上获得成功的潜能。

公文筐测验的缺点包括：题目研发成本高，实施成本较高，对考官的要求也比较高。

2. 无领导小组讨论　无领导小组讨论（leaderless group discussion）是将被测评者临时组成工作小组，要求其在限定时间内讨论一个与工作相关的问题，但不指定谁是负责人，在讨论过程中考官完成对被测评者的评价。作为评价中心的一种常用技术，无领导小组讨论可以考察被测评者在小组共同作业中表现出来的各种综合能力特征，例如沟通能力、辩论说服能力、组织协调能力、合作能力、影响力、人际交往的意识和技巧、团队精神等。同时也可以考察个体在处理问题时表现出的理解能力、分析能力、推理能力、创新能力等，以及自信心、进取心、责任心、灵活性、情绪控制等个性特征和行为风格。

无领导小组讨论是否能够有效实施，应考虑以下几个问题：

（1）题目设置。设置论题时应考虑以下题目属性：一是难度适当，二是要一题多议、一题多解，能够引起争论。论题一般分为开放性问题、两难问题、多项选择问题、操作性问题、资源争夺问题。

（2）角色平等。无领导小组讨论是以讨论的方式来解决问题，因此在测评过程中保证被测评者角色的平等，即使在有角色分配的论题中，也需要保证角色分工是平等的，而不是具有层级差异的，这样才能让被测评者有发挥自己才能和潜质的同等机会，评价结果才有可比性。

（3）专业的考官组合。无领导小组讨论对考官有较高的要求，要求考官在提供必要的资料、交代问题背景和讨论要求之后，不能再提供其他有暗示性的信息，并且要求考官能够很好地理解和掌握评价标准。一般无领导小组讨论的考官有 3~5 人，评分应该具有内部一致性。

3. 角色扮演 角色扮演（role play）是一种比较复杂的测评方法,要求多个被测评者共同参加一个管理性质的活动,每个人扮演一定的角色,模拟实际工作中的一系列活动,能够有效考察被测评者的实际工作能力、团队合作能力、创造性、组织协调能力等,并且效度较高。

在角色扮演中,考官对被测评者的行为表现一般从三个方面进行评价：第一,角色适应性,即被测评者是否能迅速判断形势并进入角色情景,按照角色规范的要求采取相应的对策行为;第二,角色扮演的表现,包括行为风格、人际交往技巧、对突发事件的应变能力、思维敏捷性等;第三,被测评者在处理问题的过程中表现出的决策、问题解决、智慧、控制、协调等管理能力。

4. 案例分析 案例分析（case analysis）是一种情景模拟测试,案例中的问题一般来源于所处组织的真实案例,涉及组织管理的各方面,比如团队管理、财务、营销等,具体内容根据被测评者和测评目的确定。案例分析的题目会包括模拟的情景背景、模拟实践和任务目标,被测评者通过对原始资料进行分析,解决案例中的问题,以书面的形式撰写分析报告,提出一系列的建议,考官根据被测评者的案例分析结果对其相关能力素质进行考察和评判。

案例分析的优势在于能够全面考核被测评者的信息筛选能力、逻辑思维能力、问题解决能力、市场意识、行业远见以及战略决策能力。案例分析有时候也与演讲相结合,要求被测评者口头表述自己的分析结果,评委会提出质疑观点,被测评者可以进一步展现自己的沟通能力、说服力和言语理解能力。

5. 管理游戏 管理游戏（management game）是一种以完成某项或某些"实际工作任务"为基础的标准化模拟活动,被测评者置身于模拟工作情境中,需要处理一些管理中常常遇到的现实问题,考官通常会以各种角色身份参加游戏,给被测评者施加工作压力和难度,使矛盾激化、冲突加剧,目的是通过活动了解被测评者实际管理能力,全面评价被测评者的应变能力、人际交往能力等素质特征。

（七）360 度测评

360 度测评也被称为 360 度反馈（360-degree feedback）,或多源评估、多评价者评估,是一种多侧面的评价,比如同事、下属、客户都可以成为评价者（考官）,这种评价具有匿名性和多方位性,是基于胜任力的评价,能够帮助个体调整自我知觉、自我评价和行为,增强个体的自我意识,提高自我管理效能,促进个人与组织的融合发展。

360 度测评是一种综合性的测评方法,测评前,须根据职位要求,确定评价项目（被测评者所需胜任素质）和各项目的权重分值,评价项目一般包括能力素质、道德修养表现、知识水平应用等方面。依据数据分析,测评结果可以发挥多方面的作用：针对单个被测评者而言,每个评价项目有相应得分,总分为所有项目的加权平均值;对于所有被测评者而言,每个项目有各自的平均值、标准差和变异系数,通过分数转换可以进行不同被测评者之间的横向比较。对测评数据进行分析,不仅可以帮助组织选拔人才,为管理者提供人员晋升、培训发展和薪酬激励等人力资源管理工作的量化依据,而且可以帮助被测评者正确认识自我、提高自身素质与修养。

第五节　人才评价面临的问题与发展趋势

一、技术层面的问题

（一）测试有效性易被忽视

测验的效度是反映测量工具是否科学、客观的重要指标。在组织科学领域,测评工具的有效性也一直备受关注。从经典测验理论到后来的元分析和概化理论,组织心理学家试图以更好的测量理论来提高人才评价的有效性。然而,尽管近些年来有关提高测量中效标关联效度的理论不断发展,但是我国的许多组织在实践应用中对于测验有效性的重视程度依然不高。

目前,组织使用测验进行人才评价的方式主要有三种:一是采用已经标准化的成熟量表进行人才评价,二是根据组织需要对现有量表进行修改后进行人才评价,三是编制全新的量表用于人才评价。相比于后两种测量方式,直接使用他人编制的成熟量表一般能够保证测验的有效性。然而,目前一些组织可能出于节省资金或缺乏专业知识的原因而滥用量表,例如选择质量不佳的量表或是选择的量表与预测指标不匹配,这会在某种程度上降低测量效度。此外,考虑到一些成熟量表内容与组织期望的评价指标不匹配,很多组织会选择对已有量表进行修改或者重新编制新的量表。但是,测验的编制和修改对测量学等专业素养要求很高,随意更改题目且缺乏统计学上的效度检验同样会对测验效度造成负面影响。因此,各类组织在使用人才评价工具时,应充分尊重测评的专业性,提升相关人员的专业素养,提高人才评价的有效性。

人才评价实践中常模的使用是一个关键的问题,因为测评的原始分数本身不具有太多意义,只有与一定的参照系比较后才能显示出意义,常模就是一个参照系。常模的作用在于要把不同水平被测评者的得分拉开差距和档次,对于解释测评结果具有重要的意义。但是在实践过程中,一些组织不会使用常模解释测试分数,测评工具的使用价值大打折扣。

除此之外,传统人才评价技术的广泛使用使得被测评者对测评技术更加熟悉,并且可以通过大量的训练掌握一定的应试技巧,从而使得被测评者的真实能力水平被高估,测试的真实性和区分度受到了较大的挑战。

（二）自我评价测验中伪装现象仍难以控制

目前,人才评价过程中的许多测量工具都是采用个体自我评价的方式来对能力、人格、工作兴趣、价值观等个人特征进行评估。然而,这样的评价方式往往无法避免个体在测试中的伪装动机。研究证实,人格测试中的答案是可以被伪装的。在能力测试中,由于测试问题存在正确答案,因此受测者也会有作弊的可能性。然而,个体在非能力测试中更有可能伪装答案。个体产生伪装动机的一个主要原因是受到社会赞许性的影响,即人们倾向于以社会认可的方式来表现自己。而在组织评价情境中,伪装的一个更重要的原因是个体希望在测试中证明自己是一个优秀员工,这样会增加自己被录用或晋升的可能性。

由于许多基于自我评价的测量工具目前仍然在全球范围内被广泛使用,因此如何检测或避免自我评价测验中的伪装现象成为了如今面临的一大挑战。当下关于识别个体在测试中是否存在伪装现象的方法有以下几种:第一,使用说谎量表对原先测试的得分进行修正;

第二,使用事前警告的方式来避免受测者的伪装动机(Fan et al.,2012);第三,使用一些内隐测量的方式来识别个体的伪装现象,例如使用内隐联想测验来测量个体在工作中的内隐态度,或者使用眼动跟踪技术来检测个体作答时的伪装现象。目前,这些最新的测量技术正在慢慢渗透到组织领域的测评工作中,试图改善传统测量方式的一些局限。

(三)测试公平性需加强

尽管当前许多国家已经出台了劳动者平等就业法律,但依然有些人群,如女性,在就业问题上存在劣势。在我国的文化背景下,工作领域中最常见的是性别歧视、年龄歧视和某种地域歧视。这种人事管理过程中的歧视现象是由历史、社会、经济、组织等一系列复杂原因造成的,例如出于对女性和某些地域人群的负面刻板印象而拒绝录用该类求职者。针对这种歧视现象,国家层面应通过建立完善相应的法律制度来进一步维护劳动者就业的平等性。

(四)网络测试的弊端

随着信息时代的来临,网络测试在人才评价中越来越普及。网络测试的优点在于节省资源、实现多媒体测试并且优化数据管理过程。同时,无监督的网络测试还具有突破物理距离、实现组织大规模数据收集的优势。虽然科技使得现代测评有了更加丰富的形式和载体,但是也让测评变得更加脆弱,反而可能影响测评的有效性和公平性。近些年来对于人才评价网络化的批判越来越多,主要的质疑集中在测试环境、个体作弊的可能性和测试安全性三个方面。第一,不同受测者在进行无监督网络测试时的硬件环境(如计算机系统或网络运行速度)和物理环境(如周围是否有噪声,房间的温度、光线等条件)都可能有所不同,这使得测试的公平性不能得到保证;第二,个体在无监督网络测试中很有可能存在作弊的可能性,例如由他人代答或在他人的协助下完成测试;第三,无监督网络测试会导致测试的安全性受到威胁(例如个体在测试中通过复制、拍照、录像等方式收集试题),一旦测试题目被泄露,测量的有效性将受到影响。

针对这些无监督网络测试的弊端,相应的改进措施有以下几点:首先,统一网络测试的作答时间,在测试前给予受测者关于测试地点、硬件环境等方面的建议,争取在最大程度上统一作答环境。其次,为了降低个体在无监督情况下作弊的可能性,可以使用测前警告的方式降低个体的作弊动机,或者在之后的选拔环节对之前的测试内容进行部分重测来检验测量的一致性;也有学者提出,无监督网络测试更适合应用于个人发展或练习的用途,这可以从根本上避免作弊动机。关于无监督环境中的测试安全性,目前尚不存在可以完全避免试题被泄露的措施,即使将测试界面设置为禁止使用复制、截屏工具的状态,也不能完全保证测量安全性。因此,当测试内容具有较高保密性时,尽量不要使用无监督的网络测验。

二、卫生人才评价中存在的主要问题

(一)行业人才评价仍须进一步加大改革力度,完善制度体系

2009年,卫生部等六部委发布《关于加强卫生人才队伍建设的意见》,明确提出要建立以工作业绩为核心,以品德、知识、能力、服务为主要内容的卫生人才评价指标体系。然而,长期以来,我国卫生人才评价,尤其是卫生技术人才评价仍存在重论文、轻实践,重学历、轻能力,重资历、轻实绩等情况,以及评价标准单一、未体现分层分类的工作特点,反映卫生专业技术人员工作数量和质量的量化指标不足等突出问题,亟须通过深化改革加以解决。2021年,《人力资源社会保障部 国家卫生健康委 国家中医药局关于深化卫生专业技术人

员职称制度改革的指导意见》明确遵循卫生健康行业特点和人才成长规律,以促进人才发展为目标,以科学评价为核心,以品德能力业绩为导向的职称制度。国家卫生健康委直属和联系单位作为国家队,在开展 2021 年度高级职称评审工作中,注重处理好改革创新和稳慎推进的关系,在临床医生执业能力评价指标、评价标准、评价手段等方面开展了一定探索并取得了明显成效,对全国各地开展职称评审工作发挥了带动示范作用。当然,卫生健康行业专业门类复杂、涉及面广、人才评价难度大,护士、药师、技师、公共卫生人才等相关队伍的评价体系尚未构建,代表作形式尚待完善,开展人才量化评价的数据基础仍较为薄弱,应用范围有限,数据质量有待提高。全行业仍须进一步加大改革力度,完善人才评价的制度体系。

(二)医疗卫生机构人力资源管理相关从业人员的管理理念和知识体系仍须进一步更新

目前,卫生健康行业人力资源管理从业人员的能力水平仍有较大提升空间,具体体现在从业人员中具有人力资源管理相关专业背景人员占比低,对现代人力资源管理理念和工具方法的掌握不足,导致行业内人才评价工作创新不足,方法与手段单一,对评价的目的不够明确,对人才评价理解不深刻。

人才评价的原则和特点之一是"人岗匹配",在人才评价过程中,实现人岗匹配主要有三个环节。第一,开展工作分析,了解岗位需求。岗位对任职者知识水平、能力潜力及人格特点等方面的具体要求,是人才评价的目标和方向,因此评估人才的前提是评估岗位。第二,根据目标岗位的具体要求,选择相应的评价方法与手段,评估候选人的能力。比如,测量候选人的智力或基本能力可采用智力测验或一般能力测验;测量心理健康、人格倾向,可以通过相应的心理量表来实现;测量沟通能力、团队合作能力、领导力等素质可通过结构化或半结构化面谈、无领导小组讨论、公文筐测验、情景模拟等方法,当然也可以通过 360 度测评或民主测评等方法来实现。可见,人才评价方法要依据评价目的和评价需求来确定,没有一种方法适用于所有的评价过程,单一的评价方法不能全面考察人才的综合素质。人岗匹配的第三个环节是根据评估结果,综合分析候选者与岗位的匹配程度。

(三)行业人才评价社会化程度低,相关法律法规缺位

经过几十年的发展,卫生人才评价形成了一系列的规章制度,也组建了一些行业内专业机构,部分评价工作委托社会中介组织或邀请学术机构等参与,但专业程度仍然较低,独立性较差。总体而言,人才评价行业未能建立社会化评价机制,缺少相应法律法规的有效规范,都是造成泄题事件频发、被测评者作弊现象屡禁不止的主要原因。在人才评价领域,至今尚无"行业标准",任何一种测量工具,无须批准即可投入使用,致使人才评价市场中未经科学论证和测试、没有通过严格评审和认定的测评工具鱼目混珠,导致测评结果失真,加深了人们对人才评价的误解和不信任。

三、人才评价发展趋势

近几十年来,人才评价技术在美国等国家得到广泛而深入的应用,心理测量和人才评价已发展成为一项高度专业化的职业领域。美国每年商业性出版的测验有 2 亿份以上,加上在学校等机构中的非商业性的测验,每年实际应用的测验在 10 亿份以上。调查表明,在西方发达国家,人才评价在招聘选拔决策中应用的频率为 83%,在晋升决策中应用的频率为 76%,在职业发展领域应用的频率为 67%,在职业咨询领域应用的频率为 66%。人才评价在西方已形成一个产业,以美国为例,每年仅人才评价服务的直接收入已达到20亿~30亿美元,如包含与测评服务相关联的咨询和培训费,总收入超过100亿美元。人才评价在我国也正在向专业化、产业化模式迈进:其应用领域和服务对象将不断拓展,从临床诊断、学校教育,到企业事业单位人力资源管理的各个环节;其技术和内容将不断丰富,从智力测验,到人格、价值观测验,以及基于行为分析的测验等。对于个人来说,在整个成长的过程中,不论是升学、就业,还是晋升、考核,都将接受各种形式的测评,并可运用测评结果指导自己的行为和未来规划。而在这个快速发展的进程中,不管是卫生行业还是其他行业,人才评价领域都应致力于夯实基础,构建体系,完善制度,规范管理。

第一,从理论研究角度讲,应构建本土化的、符合我国实际的理论体系来指导测评实践活动。目前我国的测评实践主要依靠借鉴国外的理论、技术和方法,但是由于组织目标、运作模式、人文环境等均有较大的差异,国外的理论,特别是西方的理论并不完全适合我国的国情,这些方法在使用过程中,信度和效度无法保证,并不能够很好地解决我国的一些实际问题。此外,当前我国测评专业人员极度匮乏,很多机构中的测评人员都是来源于行政管理岗位的"转业人员"而非"专业人员",医疗卫生机构人力资源管理部门从业人员中具备相关专业背景的人员占比仍然较低,对测评理论、理念、技术和方法缺乏基本的理解和认知,经常会造成方法误用滥用、测评结果解释主观随意等问题。建立适合中国国情的、科学的、独立的人才评价理论体系,开发出具有中国文化特色的测评工具是我国人才评价工作迫切需要解决的问题。从世界范围看,建立完善的人才评价理论体系是当今人才评价事业发展的趋势,近年来测评理论建设的突出特点是更加重视定量过程、非控制过程和客观解释过程。只有瞄准世界人才评价技术前沿,集中力量夯实理论基础,才能使我国的人才评价事业在科学理论指导下不断发展和成熟。

第二,强化构建科学化、社会化人才评价体系,推进人才评价产业化发展。科学化、社会化人才评价体系是指按照社会公认的标准条件,由权威的人才评价(中介)机构,用科学适用的人才评价手段,对社会各类人才的知识水平、能力结构、道德品格、心理特质等进行测量和评价。其目标在于通过社会认可的评价标准、程序和方法,最大程度地实现人才评价的公平、公开、公正、科学。目前,我国的人才评价机构主要有四类:政府背景测评机构、科研院校下属测评机构、商业化的测评机构和国外测评机构。当前这四类测评机构均有各自的目标群体,真正形成了"百花齐放,百家争鸣"的局面。随着人才评价市场的进一步发展,这四类测评机构的分类界限也将越来越不明显,政府背景测评机构开始走向市场化,商业化测评机构会不断壮大,国外测评机构渐渐"入乡随俗",学术研究机构也将更好地做到理论与实践相结合,这正是构建科学化、社会化人才评价体系的良好契机。在这个过程中,政府职能应有一定的转变,从执行和直接管理逐渐转变为宏观管理、政策协调、检查监督等,通过构建完善的社会化评价体系,促进我国的人才评价事业向更加专业、成熟的方向发展。

人才评价产业化发展是人才评价业发展的必然趋势,因此不仅需要构建科学化、社会化的人才评价体系,也需要促进人才评价产业链的形成和整合,让四类测评机构各美其美、美美与共,优化人才评价产业的布局和整体结构,着力解决人才评价需求多样化和供给不充分、不平衡的矛盾。从以下四个维度可以促进人才评价产业化发展:①从产品角度,通过提高人才评价产品质量,开发本土化产品,提升人才评价产业的技术水平和竞争力;②从产品生产链、供应链、价值链角度促进人才评价产业链的形成与整合,生产满足用户需求的产品,在供应链的各节点加强协调分工合作,以价值增值为导向,切实提升人才评价产业链的经济效益;③从区域均衡发展的角度,要发挥东部沿海经济发达地区优质人才评价资源的辐射扩散作用,通过推动人才评价市场化进程,从宏观层面优化人才评价产业的科学布局;④从配套设施角度,要完善人才评价产业发展政策和产业规制,加强对外交流和人才培养。

第三,完善相应法律法规,规范行业管理。制定人才评价事业发展所急需的全国性基本政策、法规以及相配套的地方性法规,从而规范、约束人才评价行业从业行为,是促进我国人才评价工作不断推进的重要课题。如完善人才评价法规体系,制订分类管理办法,研究制订人才评价中介机构的申办条件、工作制度、运作方式、惩处规定等,明确人才评价服务机构的收费方式、服务范围,加强对测评机构的监督管理,制订对测评机构的专业能力、服务品质等的鉴定及考核办法等。

（王　青　李迪郁　赵隽祎　马达飞）

第二章 卫生健康人才评价的现状

我国卫生健康人才评价主要涉及教育评价、准入评价、资格评价和选拔评价四大类。教育评价包括入学评价、毕业后医学教育评价和继续医学教育评价;准入评价包括执业医师资格考试和护士执业资格考试;资格评价包括卫生专业技术资格考试、高级卫生专业技术资格考试和卫生健康行业职业技能鉴定,资格评价中的高级卫生专业技术资格评审将在第四篇第一章以典型案例的形式呈现;选拔评价包括卫生事业单位公开招聘考试。

第一节 教 育 评 价

一、入学评价

医学院校的入学考试属于选拔性国家考试,按报考条件分类主要包括普通高等医学院校招生考试、医科类成人高等学校招生全国统一考试、医科类高等教育自学考试、医学研究生入学考试。

(一)普通高等学校招生全国统一考试

普通高等学校招生全国统一考试简称"高考",是合格的高中毕业生或具有同等学力的考生参加的全国统一选拔性考试,是国家教育考试之一。参加考试的对象一般是全日制普通高中毕业生和具有同等学力的中华人民共和国公民,招生分理工农医(含体育)、文史(含外语和艺术)两大类。

1. 发展与现状 我国自 1977 年恢复高考招生制度,采用全国统一考试为主,高等学校多样化考试、免试入学为补充形式和多元化录取相结合的方式,命题方式从全国统一命题改为"统一高考,分省命题"的组织方式。

2. 考试科目、方式与时间 考试由教育部统一组织调度,教育部教育考试院或实行自主命题的省级招委会命题,模式为"3+X"科目设置,"3"指语文、数学、外语,为必考科目,"X"指由学生根据自己的意愿,自主从文科综合(简称文综,分为思想政治、历史、地理)和理科综合(简称理综,分为物理、化学、生物)2 个综合科目中选择一个作为考试科目。该方案是到 2019 年全国应用最广、最成熟的高考方案。另外有的省或直辖市采用不同的方案,如"3+3""3+1+2"等多种方案。大部分省份举行夏季高考,如每年 6 月统一组织考试,也有部分省份推行春季高考。

3. 考试命题 考题由教育部教育考试院或者自主命题的省级招委会根据高中阶段的教育大纲命制,教育部授权有关高校自行命题的,按教育部有关规定办理。2019 年教育部明确提出要立足全面发展育人目标,构建包括"核心价值、学科素养、关键能力、必备知识"

在内的高考考查内容体系。

（二）成人高等学校招生全国统一考试

成人高等学校招生全国统一考试简称"成人高考"，是为我国各类成人高等学校选拔合格的毕业生以进入更高层次学历教育的入学考试，属于国民教育系列，参加全国招生统一考试，各省、自治区、直辖市统一组织录取。成人高考主要目的是解决在岗人员的学历教育以及继续教育问题，参加者主要是成年人。

1. 发展与现状　成人高考制度是一项重要的高校入学考试制度，1986 年国家教育委员会对各类成人高等学校实行全国统一招生考试，实行统一考试大纲、统一考试命题、统一考试时间的"三统一"制度，并一直沿用至今。

2. 考试对象和报考条件　成人高等教育的学习形式有脱产、业余和函授三种。成人高等学历教育分为专科起点升本科（简称专升本）、高中起点升本科（简称高起本）和高中起点升专科（简称高起专）三种。考生报考成人高校医学门类专业时，根据报考专业不同，除符合《教育部办公厅关于做好全国成人高校招生工作的通知》中规定的报名条件外，还须具备以下条件：报考临床医学、口腔医学、预防医学、中医学等临床类专业的人员，应当已取得省级卫生健康行政部门颁发的相应类别的执业助理医师及以上资格证书或取得国家认可的普通中专及以上相应专业学历；或者县级及以上卫生健康行政部门颁发的乡村医生执业证书并具有中专学历或中专水平证书；报考护理学专业的人员应当取得省级卫生健康行政部门颁发的执业护士证书；报考医学门类其他专业的人员应当是从事卫生、医药行业工作的在职专业技术人员。考生所报考的专业原则上应与所从事的专业对口。

3. 考试专业、科目与时间　高起本、高起专考试按文科、理科分别设置统考科目。公共课统考科目均为语文、数学、外语三门。报考高起本的考生还需参加专业基础课的考试。专升本考试统考科目为政治、外语和一门专业基础课，试题由教育部统一命制。所有统考科目每科试题满分均为 150 分；高起本、高起专统考科目每门考试时间为 120 分钟，专升本为150 分钟。考试时间为每年 10 月左右。

（三）高等教育自学考试

高等教育自学考试简称"自学考试""自考"，是对社会自学者进行以学历考试为主的高等教育国家考试，是个人自学、社会助学和国家考试相结合的高等教育形式。

1. 发展与现状　我国高等教育自学考试制度创立于 1981 年，1999 年起实施的《中华人民共和国高等教育法》以法律形式规定了高等教育自学考试制度的性质及它在我国高等教育基本制度中的重要地位。

2. 考试对象和报考条件　中华人民共和国公民不受性别、年龄、民族、种族和已受教育程度的限制，均可参加自学考试。

3. 考试专业、科目、方式与时间　高等教育自学考试的专科（基础科）、本科等学历层次，与普通高等学校的学历层次水平要求总体一致。命题由全国高等教育自学考试指导委员会（简称全国考委）统筹安排，采取全国统一命题、区域命题、省级命题三种办法。根据教育部《高等教育自学考试开考专业清单（2021 年）》，其中本科 177 个专业，专科 11个专业。医学类专业中，本科专业有公共卫生与预防医学类、药学类、中药学类、医学技术类和护理学类，专业包括食品卫生与营养学、药学、药物制剂、中药学、医学检验技术、眼视光学、康复治疗学、护理学和社区护理学。

自学考试采用施考分科、学分累计的方式逐步完成学业,各专业考试计划的安排,专科(基础科)一般为3~4年,本科一般为4~5年。按照专业考试计划的要求,每门课程进行一次性考试,如护理学专业必设课程包括思想政治理论、预防医学、护理学导论、内科护理学、外科护理学、急救护理学、护理学研究,选设课程优先选择外语、护理管理学、护理教育导论、老年护理学、社区护理学。

考试采用纸笔考试方式,题型包括单项选择题、多项选择题、判断题、名词解释、填空题和问答题。课程考试合格者发给单科合格证书并按规定计算学分,不及格者可参加下一次该门课程的考试。考生在取得专业计划规定的全部课程合格成绩、完成主考学校毕业考核或论文答辩或其他教学实践任务、经思想品德鉴定合格后,可获得毕业证书,国家承认学历。符合学位授予条件的自学考试本科毕业生,由有学位授予权的主考学校依照有关规定,授予学士学位。考试时间为每年4月。

(四)全国硕士研究生入学考试

1. 发展与现状 全国硕士研究生统一招生考试简称“考研”,由国家考试主管部门和招生单位组织的初试和复试组成,是一项选拔性考试,所录取学历类型为普通高等教育。

2. 考试对象和报考条件 为国家承认学历的应届本科毕业、本科毕业以及具有与本科毕业同等学力的中国公民。

3. 考试方式、科目和时间 全国硕士研究生招生考试分初试和复试两个阶段进行。初试和复试都是硕士研究生招生考试的重要组成部分。初试由国家统一组织,复试由招生单位自行组织。

初试分为全国统一考试(含联合考试)、单独考试及推荐免试。全国统一考试的部分或全部考试科目由教育部教育考试院负责统一命题,其他考试科目由招生单位自行命题。单独考试由具有单独考试资格的招生单位进行,考生须符合特定报名条件,考试科目由招生单位单独命题或选用全国统考试题。考试方式均为笔试。推荐免试是指依据国家有关政策,对部分高等学校按规定推荐的本校优秀应届本科毕业生,及其他符合相关规定的考生,经确认其免初试资格,由招生单位直接进行复试考核的选拔方式。其中医学门类包括药学、中药学、临床医学、口腔医学、中医、公共卫生、护理等专业,初试设置三个单元考试科目,即思想政治理论、外国语、专业基础综合,各科目满分分别为100分、100分、300分。其中专业基础综合科目有临床医学综合能力(中医)和临床医学综合能力(西医),其目的是科学、公平、有效地测试学生是否具备继续攻读硕士学位所需要的基础医学和临床医学有关学科的基础知识和基本技能。医学门类初试的专业基础综合科目考试为大学本科阶段专业基础课的综合考试,考试内容为进入研究生学习阶段所必备的专业基础知识、基本理论以及相应能力。所考专业根据所报考专业的不同而有所区别,如报考临床医学和部分基础学科的专业课都是西医学综合科目,报考中医专业所考专业课为中医学综合科目,口腔医学专业学位既可选用统一命题的临床医学综合能力,也可由招生单位自主命题。初试时间为每年12月左右。

复试用于考查考生的创新能力、专业素养和综合素质等,是考生通过研究生入学考试(初试)后参加的,由招生单位组织进行的第二次考试。复试时间、地点、内容、方式、成绩使用办法、组织管理等由招生单位按教育部有关规定自主确定。以同等学力参加复试的考生,在复试中须加试至少两门与报考专业相关的本科主干课程,加试科目不得与初试科目相同,加试方式为笔试。相关招生单位自主确定并公布报考本单位临床医学、口腔医学和中医（简称"临床医学类"）专业学位硕士研究生进入复试的初试成绩要求。教育部划定临床医学类专业学位硕士研究生初试成绩基本要求供招生单位参考。报考临床医学类专业学位硕士研究生的考生可按相关政策调剂到其他专业,报考其他专业（含医学学术学位）的考生不可调剂到临床医学类专业学位。全部复试工作一般在录取当年4月底前完成。

4. 考试命题 全国统一命题科目的命题工作由教育部教育考试院统一组织;考试大纲由教育考试院统一编制;自命题科目的命题工作由招生单位自行组织。在医学学科门类的初试科目中,西医综合和中医综合的命题工作由教育考试院统一组织,考试大纲由教育考试院统一编制,其他科目试题则由各招生单位自行命制,其中一部分专业学位领域的专业基础科目由相关的专业学位教育指导委员会提出指导性意见,由招生单位自行命制试题。单独考试初试科目设置与相应学科专业全国统考初试科目设置相同,单独考试的各考试科目可由招生单位命题,也可以选用全国统考试题。医学学术学位硕士研究生初试业务课科目由招生单位按一级学科自主命题。

另外,我国自2022年5月1日起施行的《中华人民共和国职业教育法》第五十三条规定:职业学校学生在升学、就业、职业发展等方面与同层次普通学校学生享有平等机会。高等职业学校和实施职业教育的普通高等学校应当在招生计划中确定相应比例或者采取单独考试办法,专门招收职业学校毕业生。

二、毕业后医学教育评价

（一）住院医师规范化培训的内涵及意义

完整的现代医学人才培养体系包括院校医学教育、毕业后医学教育、继续医学教育三个部分。根据临床医学人才培养规律及国际通行做法,毕业后医学教育体系包括住院医师规范化培训及专科医师培训两部分,其中住院医师规范化培训是毕业后医学教育的一个重要组成部分,对医学生的培养起着承上启下的作用。

住院医师规范化培训是临床医学专业毕业生在完成院校教育之后,以住院医师的身份在经认定的培训基地接受以提高临床实际能力为主的系统性、规范化培训。住院医师规范化培训使医学毕业生在标准化的实践环境中逐步具备独立行医所必备的职业精神、专业知识、临床技能、沟通能力、医疗法规知识等基本要求,是医学生实现从医学生向合格执业医师转变的重要过程,是造就高水平临床医师的必由之路,是实现卫生健康事业的可持续发展的重要保障。其过程重在规范,其结果体现同质。

（二）住院医师规范化培训的历史沿革及现状

我国住院医师培训始于1921年北京协和医学院的"24小时住院医师负责制"。1993年,卫生部印发《关于实施〈临床住院医师规范化培训试行办法〉的通知》,探索开展国家层面的住院医师规范化培训工作。规定实行5年一贯制培养,培训分为两个阶段:第一阶段3年为二级学科基础培训,第二阶段2年根据各学科特点进行二级或三级学科培训。2006年2月卫生部下发《卫生部办公厅关于开展专科医师培训试点工作的通知》,其中规定普通专科医师培训阶段时间一般为3年,亚专科培训阶段时间一般为1~4年,即"3+X"模式。

我国各地对住院医师规范化培训进行了艰辛的前期探索和实践,取得了部分成效,积累了相关经验,但远远未达成熟。其主要问题在于:①专业种类覆盖不全,许多专科尚未设置;②开展地区有限,各地进展程度不一;③基地审核不严格,培训水平差异大,缺乏统一考核认证制度,难以保证培训的规范化、同质化;④多数省(区、市)缺乏相应人事、财政政策保障,难以形成系统的配套支持。总体而言,所培训医师水平参差,不具备同质性。

国务院各部委为建立国家住院医师规范化培训制度做了大量工作,出台了一系列办法。2009 年《中共中央 国务院关于深化医药卫生体制改革的意见》明确要求"建立住院医师规范化培训制度"。为全面推进国家住院医师规范化培训制度,从 2010 年起,卫生部积极协调有关部委,力求推出制度性文件。2013 年,国家卫生计生委"三定"方案中明确将"建立国家住院医师规范化培训制度"列入政府职能,全面加大工作力度。

2013 年 12 月 31 日,国家卫生计生委等 7 部门联合发布了《关于建立住院医师规范化培训制度的指导意见》(国卫科教发〔2013〕56 号),并制定配发一系列相关操作性文件,包括《住院医师规范化培训管理办法(试行)》及一系列有关规范化培训基地标准、招收管理、培训内容、培训标准、考核办法、信息系统建设等的操作细则,及《建立住院医师规范化培训制度工作规划(2014—2020 年)》等。《关于建立住院医师规范化培训制度的指导意见》明确了建立国家住院医师规范化培训制度的主要内容,包括对住院医师规范化培训基地、培训对象、培训招收、培训模式、培训内容、考核认证等方面的政策性安排。在培训模式部分中指出:"5+3"是住院医师规范化培训的主要模式,即完成 5 年医学类专业本科教育的毕业生,在培训基地接受 3 年住院医师规范化培训。同时,制定了一系列保障政策与措施,落实人员管理与待遇方面保障。

2014 年 6 月 30 日教育部等 6 部门联合印发《关于医教协同深化临床医学人才培养改革的意见》(教研〔2014〕2 号),要求 2015 年起,所有新招收的临床医学硕士专业学位研究生,同时也是参加住院医师规范化培训的住院医师,其临床培养按照国家统一制定的住院医师规范化培训要求进行。临床医学硕士专业学位研究生培养也并入了住院医师规范化培训。我国逐渐构建了以"5+3"(5 年临床医学本科教育 +3 年住院医师规范化培训或 3 年临床医学硕士专业学位研究生教育)为主体、以"3+2"(3 年临床医学专科教育 +2 年助理全科医生培训)为补充的临床医学人才培养体系。

2019 年 12 月,第十三届全国人民代表大会常务委员会第十五次会议通过的《中华人民共和国基本医疗卫生与健康促进法》明确提出"完善医学院校教育、毕业后教育和继续教育体系,建立健全住院医师、专科医师规范化培训制度,建立规模适宜、结构合理、分布均衡的医疗卫生队伍。"住院医师规范化培训从此有了法制化保障。

(三)考核形式

目前,根据《住院医师规范化培训考核实施办法(试行)》的要求,在整个住院医师规范化培训期间,住院医师考核内容主要涉及医德医风、临床职业素养、出勤情况、临床实践能力、培训指标完成情况和参加业务学习情况等方面。其考核评价主要分为日常考核、出科考核、年度考核、结业考核四个层面。

(1)日常考核。日常考核主要考核住院医师的日常表现,包括出勤情况、遵章守纪情况、业务学习和临床实践情况等。主要评价住院医师的工作作风、工作态度和工作纪律,其管理的重点是保证日常记录与其真实性。

(2)出科考核。出科考核分为理论考核、临床实践能力考核。内容涉及医德医风、临床职业素养、出勤情况、临床实践能力、培训指标完成情况和参加业务学习情况等。这是对住院医师在轮转科室的综合评定。主要由培训轮转科室负责，出科考核原则上应当在培训对象出科前完成，并由专业基地审核其真实性和有效性。严格的出科考核旨在保证住院医师在每个轮转科室都学有所获，实现临床能力的稳步提升。多次出科考核不通过者，应终止其培训或予以合理分流。

（3）年度考核。年度考核由培训基地负责组织实施，主要对住院医师的年度培训工作情况进行综合评定。其中，对于培训第二年的住院医师，国家还统一组织开展年度业务水平测试，旨在帮助住院医师及时了解自身业务能力和水平，及早改进薄弱环节，也为省级卫生健康行政部门、各培训基地、各专业基地了解本区域、本基地、本专业基地的培训工作质量以及与其他地区、培训基地、专业基地的差距提供重要参考。

（4）结业考核。即培训结束后的考核，由各省级卫生健康行政部门组织，主要包括理论考核和临床实践能力考核两个部分。结业理论考核主要评价培训对象综合运用临床基本知识、经验，安全有效规范地从事临床诊疗活动的能力，采用全国统一的人机对话考试形式。理论考核由国家卫生健康委人才交流服务中心统一组织命题组卷和提供技术支持服务，内容包括公共理论和专业理论知识，其中公共理论内容为医学伦理与卫生法、循证医学与临床科研、重点传染病防治知识等。

结业临床实践能力考核主要检验培训对象是否具有规范的临床操作技能和独立处理本专业常见多发疾病的能力，采取模拟操作或临床操作等形式进行，由各省级卫生健康行政部门组织，考核时间、形式和内容可有不同。一般采用客观结构化临床考试（OSCE）的方式，内容分为临床思维、人际沟通和临床技能操作等，其中临床思维可体现在病史采集、体格检查、病例分析、病历书写等多项具体内容。不同专业在考核形式与内容上亦存在差异。

三、继续医学教育评价

继续医学教育是指完成院校医学教育和毕业后医学教育之后进行的在职进修教育，是使在职卫生人员不断学习同本专业有关的新知识、新方法和新技术的终身性的训练活动，以提高其业务技术水平和工作能力，适应医学科技、卫生事业的发展。因此，从教育的职能上看，继续医学教育属于成人教育的范畴，是专业教育的继续、补充和完善。

基于继续医学教育的目的，继续医学教育采取的形式多样，随着信息技术及多媒体技术的发展，在线教育也逐渐在一定程度上取代了传统的面对面教育方式，因此教育结果评价的方式要视培训方式和培训目的而定。

以重症医学专科资质培训（5C）为例，重症医学专科资质培训（5C）由中华医学会组织，采用《中国重症医学专科资质培训教材》和统一的培训课件，对重症医学科从业人员进行系统化、规范化的培训。考核合格者可获得中华医学会重症医学分会、组织管理部、继续教育部三部门签章的"重症医学专科资质培训合格证"。考核分为技能考核和理论考核，技能考核由培训组织方组织，理论考核委托国家卫生健康委人才交流服务中心命题组卷，考核内容围绕培训内容，以重症专科医师岗位胜任力为基础，理论考核都为客观选择题，包括以考核基础为主的 A1 型题，和以考核临床思维为主的 A2、A3、A4 型等案例分析型试题，采取人机对话的考试形式。该考试属水平类考试，其合格标准采用了专家判断法，同时因为一年多考，所以要考虑到同一年度不同次考试的难度差异及不同年度间试卷难度的差异对公平性的影响,不同试卷间采用"铆题"来建立连接,实现等值。

更多的继续教育项目是以学术会议或者短期培训的形式进行,并且多数教育项目是没有设置专门的学习效果评价的,即使设置了评价,评价的方式也各不相同,出勤情况经常成为主要考核指标。

继续教育以更新本专业执业人员的新理论、新知识、新技术为主要目的,多数由行业学会组织,但是为了保证培训效果,都应该设立合适的评价方式与内容,以考促培,保证卫生专业技术人员相关专业知识与技能的及时更新。

（徐　魏　张君君　刘清伟）

第二节　准　入　评　价

一、执业医师资格考试

医师资格考试是世界各国普遍采用的行业准入形式,也是《执业医师法》和医师管理制度的核心内容。执业资格是专业技术人员依法独立工作或开业所必需的,是由国家认可和授予的个人学识、技术和能力的资质证明。资格考试是国家行业准入制度成熟完善的标志。实行执业资格考试制度也是我国社会管理法制化、规范的社会主义市场经济的必然选择。执业资格考试检验应试者是否具备从事某一特定行业所必需的资格、是否达到从事某一特定岗位工作的最基本要求,它要求应试者通过考试后,能直接胜任该岗位的大多数工作,并具有该行业特有的基本经验。

（一）法律依据及其沿革

医师资格考试依据《中华人民共和国执业医师法》(简称《执业医师法》),由国务院卫生行政部门制定医师资格考试的办法,由省级以上人民政府卫生行政部门组织实施。《执业医师法》由中华人民共和国第九届全国人民代表大会常务委员会第三次会议于1998年6月26日通过,自1999年5月1日起施行。《执业医师法》第二章"考试与注册"下列的第八条至第十二条共5条法条规定了考试的基本特征,并授权国务院卫生行政部门负责组织此项考试。在目前全国的各项执业资格考试中,这是唯一由业务部门独立组织,无须国家人事部门参与的考试。

2021年8月20日,第十三届全国人民代表大会常务委员会第三十次会议通过了《中华人民共和国医师法》(简称《医师法》),本法自2022年3月1日起施行,《中华人民共和国执业医师法》同时废止。《医师法》规定医师资格考试由省级以上人民政府卫生健康主管部门组织实施。医师资格考试的类别和具体办法,由国务院卫生健康主管部门制定。《医师法》第二章"考试和注册"下列的第八条至第十二条共5条法条规定了考试的基本特征,并授权国务院卫生健康主管部门负责组织此项考试。

1999年,中华人民共和国卫生部令第4号发布《医师资格考试暂行办法》,作为考试的基本规定。自1998年以来,该办法的基本精神并无重大改变,主要的调整如下:

2002年2月5日,修改《医师资格考试暂行办法》第十七条,取消执业助理医师报考执业医师时的免考实践技能考试权。

2003年4月18日,修改《医师资格考试暂行办法》第十六条和第三十四条,规定实践技能考试试题由中央统一命题,对作弊行为的罚则进行调整。

2008年6月6日,修订《医师资格考试暂行办法》第三十四条,进一步严肃考试纪律,强化对考试作弊行为的处罚,规定有特定作弊行为的考生终生禁考。

2009年7月20日,修订《医师资格考试暂行办法》第三十四条,对于考生"参与有组织作弊"的情形作出明确界定。

2014年7月7日,国家卫生计生委印发了《医师资格考试违纪违规处理规定》,对医师资格考试违纪违规处理有关问题作出了规定,自2014年9月10日起施行。

2018年6月7日,《国家卫生健康委员会关于宣布失效第三批委文件的决定》,第三次修订(2002年6月6日修订)和第四次修订(2009年7月20日修订)废止。

(二)考试设计

医师资格考试分为执业医师资格考试和执业助理医师资格考试。考试类别分为临床、中医(包括中医、民族医、中西医结合)、口腔、公共卫生四类。目前民族医又含蒙医、藏医和维医三类,其他民族医医师暂不开考。到目前为止,我国医师资格考试共有24种类别。

考试的内容、考试形式以国家卫生健康委医师资格考试委员会审定颁布的《医师资格考试大纲》为依据。考试方式分为实践技能考试和医学综合考试。

实践技能考试采取客观结构化临床考试(OSCE)的形式进行,考区设有实践技能考试基地,根据考试内容设置若干考站,考生依次通过考站接受实践技能的测试。每位考生必须在同一考试基地的考站进行测试。以临床执业医师为例,实践技能考试考察职业素质、病史采集、体格检查、基本操作、辅助检查、病例分析六部分内容,一般分为三站,考试形式包括口试、操作、计算机辅助答题。重点测量考生在医学实践活动中的实际动手能力。

医学综合考试分纸笔考试和计算机化考试两种组织形式,全部采用选择题形式。题型分为A型题和B型题,共有A1、A2、A3、A4、B1五种题型。助理医师适当减少或不采用A3、A4型题。医师资格考试总题量约为600题,助理医师资格考试总题量为300题。

医师资格考试医学综合考试测试基础医学综合、专业科目和公共科目三部分。

(1)基础科目(25%)

1)临床:生理学、生物化学、病理学、药理学、医学微生物学、医学免疫学;

2)口腔:口腔解剖生理学、口腔组织病理学;

3)公共卫生:生理学、生物化学、药理学、医学微生物学、医学免疫学。

(2)专业科目(70%)

1)临床:内科学(含传染病学)、外科学、妇产科学、儿科学、神经病学、精神病学、流行病学;

2)口腔:口腔内科学、口腔颌面外科学、口腔预防医学、口腔修复学;

3)公共卫生:卫生统计学、流行病学、妇儿保健、卫生综合(环境卫生学、劳动卫生学、营养与食品卫生学、卫生毒理学)。

(3)公共科目(5%):卫生法规、卫生学、医学心理学、医学伦理学。

(三)考试组织管理

医师资格考试的具体内容和方案由国家卫生健康委医师资格考试委员会制定。医师资格考试实行国家统一考试,每年举行一次。医师资格考试医学综合考试于8月举行,具体时间以国家卫生健康委医师资格考试委员会公告时间为准。执业医师考试时间为2天,分 4 个单元,执业助理医师考试时间为 1 天,分 2 个单元,每单元考试时间均为 2 小时。国家卫生健康委医师资格考试委员会负责全国医师资格考试工作,委员会下设办公室和专门委员会。各省、自治区、直辖市卫生行政部门牵头成立医师资格考试领导小组,负责本辖区的医师资格考试工作。领导小组组长由省级卫生行政部门的主要领导兼任。

军队的医师考试工作依据《中国人民解放军实施〈中华人民共和国执业医师法〉办法》,由中国人民解放军总政治部、总后勤部主管。

(四)报考规定

《医师资格考试报名资格规定(2014 版)》于 2014 年 3 月 18 日由国家卫生计生委、教育部、国家中医药管理局联合印发并公布施行。《医师资格考试报名资格规定(2014 版)》共 9 条,对试用机构、试用期考核证明、报名有效身份证件、报考类别和学历审核进行具体界定,增加了操作性,分类更加合理,条理更加清晰。凡符合《医师法》第九、十条所列条件的,可以申请参加相应的执业医师资格考试。在此条规定的实践中,关于考生学历的问题最为突出。目前经过多年的调整和实践,对于考生报名资格的设定已非常详细。具体请参见相关报名管理规定。

(五)考试实施情况

在多年的考试实践工作中,国家卫生健康委不断完善《医师资格考试报名资格规定》,加强报名资格审核的管理;制定了一系列针对性的文件,明确了台港澳和境外人员参加医师资格考试的政策和报名考试程序;制定了《国家医学统一考试安全保密工作管理办法》,加强了考试保密管理;制定了《医师资格考试突发事件应急预案》,建立了有效预防和处置医师资格考试突发事件的机制。为进一步规范考点设置、考试报名、考务管理、违规处理,国家卫生健康委医师资格考试委员会及其办公室制定并发布《医师资格考试考点设置标准和工作制度(试行)》《医师资格考试考务管理暂行规定》《医师资格考试违规处理规定》和《医师资格考试工作评估办法(试行)》等一系列规章制度。各级卫生行政部门和考试机构也相应制订具体措施。这些制度和措施的实施,使医师资格考试的各项重点工作环节有章可循,保证了医师资格考试在法制框架下平稳进行。

二、护士执业资格考试

护理工作作为医疗卫生事业的重要组成部分,与人民群众的健康利益和生命安全密切相关。护士执业资格考试自 1994 年起开始执行,是我国卫生系统最早组织的全国性从业资格考试之一。在过去的二十多年里,伴随着护理工作的不断发展,护士执业资格考试也经历了不断的改革、调整,现行护士执业资格考试的设计和实施依托于岗位胜任力和工作任务,强化对临床实践能力的评价。护士执业资格考试用于评价申请护士执业资格者是否具备执业所必需的专业知识与工作能力,把守着护理从业人员的准入大门,影响着护理人才队伍的整体水平,是规范医疗卫生服务市场,杜绝不具备护士资格的人员从事医疗卫生行业,保障患者健康权益的重要措施。

2008 年,国务院颁布《护士条例》,对护士准入考试作出了新的规定;2010 年,卫生部、人力资源社会保障部颁布《护士执业资格考试办法》,对护士执业资格考试的考试形式和管理模式作出了调整,主要调整包括:考试由 4 个科目改为专业实务和实践能力 2 个科目,一次通过 2 个科目为考试合格等。考试具体工作委托国家卫生健康委人才交流服务中心(简称"人才中心")完成。2016年,护士执业资格考试委员会办公室要求开展计算机化考试试点,2017年在全国推广计算机化考试。2018年,全国所有考点的所有考生均采用计算机化考试。

（一）考试政策和实践的沿革

1993年,卫生部发布了《中华人民共和国护士管理办法》（中华人民共和国卫生部令第31号）。这一办法中,规定凡申请护士执业者必须通过卫生部统一执业考试。随后在1994年,在全国5个省进行了护士执业资格考试的试点。通过试点,从1995年起,护士执业资格考试在全国逐步推开。1997年,解放军和武警系统的护士也参加了护士执业资格考试。至此,全国所有省份均举行了护士执业资格考试。

2000年,根据人事部、卫生部《关于加强卫生专业技术职务评聘工作的通知》（人发〔2000〕114号）精神,全国护理专业的初、中级专业技术资格逐步实行以考代评,并与执业准入制度并轨的考试制度。

2002年,根据《卫生部办公厅关于护士执业考试与护理专业技术资格考试并轨的通知》（卫办人发〔2002〕118号）要求,自2003年起,全国护士执业资格考试与护理专业初级（士）资格考试并轨。

2008年,国务院颁布了《护士条例》。2010年5月,《护士执业资格考试办法》出台。根据这些文件,护士执业资格考试进行了重新设计,并在2011年组织了第一次新版的考试。自实施新的考试以来,10多年护士执业资格考试报名人数平均每年60余万。

（二）考试设计、执行和合格标准设定的变化

1. 1995—2001年的设计和变化

（1）考试设计。在此期间,护士执业资格考试根据原卫生部制定的考试管理办法进行。考试分西医护理和中医护理两个专业。考试大纲和考试方案由原卫生部的考试专家委员会负责编制。考试命题采用专家逐年命题的方式进行。

考试全部采用选择题的形式,题型一般包括A1/2、B1、A3/4型,题量为230题,分两场进行考试。考察科目包括基础护理、内科护理、外科护理、妇产科护理和儿科护理,在1999年以后,随着护理工作的发展,增加了心理、法规、伦理类的试题。除1998—2001年为新疆提供统一考试试卷的维、哈、柯文版本外,其余年份均为汉语统一试卷。考生采用在答题卡上填写答案的形式作答,阅卷、评分集中统一进行。

（2）考试执行。考试考务工作实行统一管理,由各省份负责具体组织实施。在此期间,最大的变化是考试报名资格的变化。根据《中华人民共和国护士管理办法》第七条之规定,获得高等医学院校护理专业专科以上毕业文凭者,以及获得经省级以上卫生行政部门确认免考资格的普通中等卫生（护士）学校护理专业毕业文凭者,可以免于护士执业考试。在实践中,随着护士学历层次的不断提高,部分省份逐步要求所有毕业生不分学历均需参加考试并合格方能注册。这一变化在2008年的条例中得到了确认。

在考务工作中出现的另一个挑战是根据相应的考试管理办法,护士毕业后经过1年临床试用（实习）后方可参加考试。随着卫生工作的不断发展,全民法治意识的增强,这一要求使处于1年试用期的实习护士处于属于在岗护理人员,但实际上不得从事临床护理工作的尴尬境地。因此各地普遍有把考试提前的呼声。这一需求在2008年的新版考试设计中得到了满足。

（3）考试合格标准。考试采用划定原始分总分合格线的形式提供每年的统一国家合格标准,中西医专业分别划定不同的合格标准。合格标准由原卫生部根据当年的考试情况等因素进行划定。

2. 2002—2010 年的设计和变化

（1）考试设计。在此期间,考试开考西医护理一个专业。考试由 4 个科目构成,分别是:基础知识、相关专业知识、专业知识和专业实践能力。其中前 3 个科目考察内科护理、外科护理、妇产科护理和儿科护理的有关知识,第 4 个科目考察基础护理能力。

考试命题组卷工作大规模引入了计算机化题库技术。试题开发依托专家和基地,试题审核、组卷工作更加细致、规范、安全。所有试题均为选择题。各个科目的试题总量均为100 题。

（2）考试执行。护士执业资格考试进入卫生专业技术资格考试体系,与其他专业的考试一起进行。考试采用了封闭式入闱管理,在计算机化题库的基础上,所有试卷均在入闱环境下由计算机辅助组卷。考务管理进一步细化,不断应用多种反作弊措施。报名资格、考试合格人员的数据与护士执业注册数据紧密交联,数据应用更加方便。

（3）考试合格标准。考试采用单一科目试卷原始分 60 分通过,4 个科目全部通过为考试合格的形式。自 2003 年起,全国统一采用连续 2 年通过所有 4 个科目为考试合格的标准。

3. 现行考试设计

（1）考试设计。在 2008 年《护士条例》颁布以后即开展了新一版护士执业资格考试的设计工作。护士执业资格考试采用任务 - 环境结构的模型来描述执业护士的执业空间,即分析护士工作的任务类型、特点,再结合护士工作所处的特定环境分类来描述护士的执业空间。考试内容设计是确定相应的知识、技能和态度（KSAs）在特定环境中的应用,即把具体的任务分解成完成任务所需要的知识、技能。这些知识和技能的特点是可以被考试测量。通过评价在不同环境下承担的不同任务所需要的 KSAs 来评估护士在相应的实际工作中的执业能力。考试分为专业实务和实践能力 2 个科目。专业实务科目考查涉及与健康和疾病相关的医学知识,基础护理和技能,以及与护理相关的社会人文知识的临床运用能力等。

实践能力科目考察涉及疾病的临床表现、治疗原则、健康评估、护理程序及护理专业技术、健康教育等知识的临床运用等。

（2）命题组卷工作。为加强护士执业资格考试对临床实践工作能力的考核力度,进一步提高考试的实证效度,确保评价结果符合临床实际工作的需求,在护士执业资格考试计算机化考试中尝试使用视频类型试题,并于 2018 年启动了视频试题研发工作。该项工作以临床护理工作任务为基础,将临床工作任务进行切分,提取各项任务中适宜以视频类型试题进行考核的重要的流程环节进行命题,并在 2019 年护士执业资格考试中进行了第一次实测,延续至今。

（3）考试执行。2016 年,首次在 9 个考区进行了计算机化考试试点,其余考区的纸笔试卷全部采用异构卷,考试每年组织多个场次。2017 年除甘肃省直考点和兰州考点采用纸笔考试,其余考点均采用计算机化考试。2018 年,全国所有考点的所有考生均采用计算机化考试。

（4）考试合格标准。2016 年,考试成绩和合格标准采用标准分报告,一次通过 2 个科目为考试合格。自 2019 年起,如考试大纲、考试形式无重大变化,实行相对固定合格分数线,分别为:专业实务 300 分,实践能力 300 分。

2019—2021 年,人才中心开展了护士执业资格考试实证效度研究,该研究根据对新入职护士的要求,收集了护士执业资格考试实证效度资料,进行了考试实证效度的定性与定量分析,对现行的护士执业资格考试的考试内容作出了明确的评价。研究表明,护士执业资格考试与临床护理实践能力各维度有正相关性,证明考试具有良好的效度。

(徐　童　郭　姣)

第三节　资格评价

一、卫生专业技术资格考试

(一)发展现状

卫生专业技术资格考试是伴随着我国卫生人事制度改革的不断深入和职称制度的不断完善而逐渐建立与发展起来的,是我国卫生领域组织规模最大、参加人数最多、影响最广泛的国家级考试之一。2001 年,卫生专业技术资格考试首次在全国组织实施,随着考试规模的不断扩大,考试专业设置、考试内容、考试方式和考试的信息化建设不断完善和发展,卫生专业技术资格考试现已成为科学、客观、公正的社会化卫生人才评价体系的重要组成部分,为各级医疗卫生机构选拔了大量合格的医疗卫生人才,对卫生人才队伍的建设起到了不可替代的推动作用。

1. 考试背景　2000 年,中组部、人事部、卫生部三部委联合印发的《关于深化卫生事业单位人事制度改革的实施意见》(人发〔2000〕31 号)中明确提出"要以深化职称改革、推行执业资格制度为切入点,实行从业准入制,逐步建立和完善与社会主义市场经济体制相适应的科学的卫生专业技术人才管理机制。要按照评聘分开、强化聘任的原则,实行专业技术职务聘任制,逐步建立符合卫生行业特点的社会化卫生人才评价体系。"随后,为进一步深化卫生事业单位人事制度改革,不断完善卫生专业技术职务聘任制,强化岗位管理,2000 年 12 月,人事部、卫生部下发《关于加强卫生专业技术职务评聘工作的通知》(人发〔2000〕114 号),明确提出"要完善卫生专业技术职务评聘工作,坚持按需设岗、按岗聘任、平等竞争、择优上岗,逐步建立政府宏观管理、个人自主申请、社会合理评价、单位自主聘任的管理体制。逐步推行卫生专业技术资格考试制度。卫生系列医、药、护、技各专业的中、初级专业技术资格逐步实行以考代评和与执业准入制度并轨的考试制度;高级专业技术资格采取考试和评审结合的办法取得。"同年,卫生部、人事部印发《临床医学专业技术资格考试暂行规定》(卫人发〔2000〕462 号);2001 年,卫生部、人事部印发《预防医学、全科医学、药学、护理、其他卫生技术等专业技术资格考试暂行规定》及《临床医学、预防医学、全科医学、药学、护理、其他卫生技术等专业技术资格考试实施办法》(卫人发〔2001〕164 号),在这两个文件中,不仅明确提出在全国实行统一组织、统一考试时间、统一考试大纲、统一考试命题、统一合格标准的考试制度,通过相应级别和专业的考试者,可以获得人事部、卫生部用印的、全国范围内有效的专业技术资格证书,而且就考试的组织架构、科目设置、报考条件和考务管理等各项实施细节都作了明确规定。

2. 考试对象　卫生专业技术资格考试的考试对象是经国家有关部门批准的医疗卫生机构内从事医疗、预防、保健、药学、护理、其他卫生技术专业工作的专业技术人员。从2001年考试开始实施以来,卫生专业技术资格考试报考人数不断增加,年度报考人数由最初的20万发展到现在的近200万,2011—2020年10年累计报考人数超过1 330万(图3-2-1),成为卫生系统考生人数最多的考试。

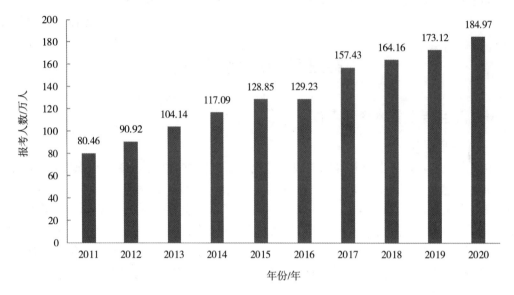

图 3-2-1　2011—2020 年卫生专业技术资格考试报考人数

3. 报考条件　参加临床医学、预防医学、药学、护理、其他卫生技术专业技术资格考试的人员,应具备的基本条件包括:

(1)遵守中华人民共和国的宪法和法律。

(2)具备良好的医德医风和敬业精神。

(3)参加临床医学、预防医学专业中级资格考试的人员,还应遵守《中华人民共和国医师法》,并取得执业医师资格;已实施住院医师规范化培训的医疗机构的医师须取得该培训合格证书。

(4)参加药学、护理、其他卫生技术专业初级资格考试的人员,必须具备相应专业中专以上学历。

参加中级资格考试的人员,除具备以上的基本条件外,还必须具备下列条件之一:

(1)取得相应专业中专学历,受聘担任医(药、护、技)师职务满7年。

(2)取得相应专业大专学历,从事医(药、护、技)师工作满6年。

(3)取得相应专业本科学历,从事医(药、护、技)师工作满4年。

(4)取得相应专业硕士学位,从事医(药、护、技)师工作满2年。

(5)取得相应专业博士学位。

卫生专业技术资格考试对报考条件作出明确规定的同时,对不得申请参加考试的情形也进行了规定。明确有下列情形之一的,不得申请参加临床医学、预防医学、药学、护理、其他技术专业的技术资格考试:

（1）医疗事故责任者未满 3 年。

（2）医疗差错责任者未满 1 年。

（3）受到行政处分者在处分时期内。

（4）伪造学历或考试期间有违纪行为未满 2 年。

（5）省级卫生行政部门规定的其他情形。

4. 专业设置 卫生专业技术资格考试是各类专业技术资格考试中开考专业最多,主、亚专业分类最复杂的考试。随着卫生行业需求的变化和对此需求认识的逐渐深化,考试专业设置不断调整和完善。

（1）专业设置原则。卫生专业技术资格考试专业设置主要遵循三个原则:一是符合学科分类及专业发展方向;二是切合医疗卫生机构岗位设置的实际情况;三是遵循专业人才培养的客观规律。对考试专业的调整,既要立足国情、与时俱进,又要有前瞻性和发展的眼光,有机结合学科的发展方向和专业技术人才的培养规律,同时考虑各学科之间的平衡,动态调整,平稳过渡。

（2）开考专业。卫生专业技术资格考试首次开考专业为 91 个,依据岗位设置和学科进展,每年组织专家对考试专业进行论证调整、合理增删。目前的开考专业为 119 个,分为初级士、初级师和中级三个级别,包括临床医学、预防医学、药学、护理、其他卫生技术五大类别,基本满足我国卫生机构岗位设置的实际需要（表 3-2-1,图 3-2-2）。

表 3-2-1　卫生专业技术资格考试开考专业一览表（2022 年）

初级（士）考试专业（10 个）			
专业代码	专业名称	专业代码	专业名称
101	药学（士）	106	病理学技术（士）
102	中药学（士）	107	康复医学治疗技术（士）
103	口腔医学技术（士）	108	营养（士）
104	放射医学技术（士）	109	卫生检验技术（士）
105	临床医学检验技术（士）	110	病案信息技术（士）
初级（师）考试专业（16 个）			
专业代码	专业名称	专业代码	专业名称
201	药学（师）	209	康复医学治疗技术（师）
202	中药学（师）	210	营养（师）
203	护理学（师）	211	卫生检验技术（师）
204	中医护理学（师）	212	心理治疗（师）
205	口腔医学技术（师）	213	病案信息技术（师）
206	放射医学技术（师）	214	输血技术（师）
207	临床医学检验技术（师）	215	神经电生理（脑电图）技术（师）
208	病理学技术（师）	216	眼视光技术（师）

续表

中级考试专业（93个）			
专业代码	专业名称	专业代码	专业名称
301	全科医学（中级）	331	中医妇科学（中级）
302	全科医学（中医类）（中级）	332	儿科学（中级）
303	内科学（中级）	333	中医儿科学（中级）
304	心血管内科学（中级）	334	眼科学（中级）
305	呼吸内科学（中级）	335	中医眼科学（中级）
306	消化内科学（中级）	336	耳鼻咽喉科学（中级）
307	肾内科学（中级）	337	中医耳鼻喉科学（中级）
308	神经内科学（中级）	338	皮肤与性病学（中级）
309	内分泌学（中级）	339	中医皮肤与性病学（中级）
310	血液病学（中级）	340	精神病学（中级）
311	结核病学（中级）	341	肿瘤内科学（中级）
312	传染病学（中级）	342	肿瘤外科学（中级）
313	风湿与临床免疫学（中级）	343	肿瘤放射治疗学（中级）
314	职业病学（中级）	344	放射医学（中级）
315	中医内科学（中级）	345	核医学（中级）
316	中西医结合内科学（中级）	346	超声波医学（中级）
317	普通外科学（中级）	347	麻醉学（中级）
318	骨外科学（中级）	348	康复医学（中级）
319	胸心外科学（中级）	349	推拿（按摩）学（中级）
320	神经外科学（中级）	350	中医针灸学（中级）
321	泌尿外科学（中级）	351	病理学（中级）
322	小儿外科学（中级）	352	临床医学检验学（中级）
323	烧伤外科学（中级）	353	口腔医学（中级）
324	整形外科学（中级）	354	口腔内科学（中级）
325	中医外科学（中级）	355	口腔颌面外科学（中级）
326	中西医结合外科学（中级）	356	口腔修复学（中级）
327	中医肛肠科学（中级）	357	口腔正畸学（中级）
328	中医骨伤科学（中级）	358	疼痛学（中级）
329	中西医结合骨伤科学（中级）	359	重症医学（中级）
330	妇产科学（中级）	360	计划生育（中级）

续表

中级考试专业（93个）			
专业代码	专业名称	专业代码	专业名称
361	疾病控制（中级）	378	超声波医学技术（中级）
362	公共卫生（中级）	379	临床医学检验技术（中级）
363	职业卫生（中级）	380	病理学技术（中级）
364	妇幼保健（中级）	381	康复医学治疗技术（中级）
365	健康教育（中级）	382	营养（中级）
366	药学（中级）	383	理化检验技术（中级）
367	中药学（中级）	384	微生物检验技术（中级）
368	护理学（中级）	385	消毒技术（中级）
369	内科护理（中级）	386	心理治疗（中级）
370	外科护理（中级）	387	心电学技术（中级）
371	妇产科护理（中级）	388	肿瘤放射治疗技术（中级）
372	儿科护理（中级）	389	病案信息技术（中级）
373	社区护理（中级）	390	输血技术（中级）
374	中医护理（中级）	391	神经电生理（脑电图）技术（中级）
375	口腔医学技术（中级）	392	急诊医学（中级）
376	放射医学技术（中级）	393	眼视光技术（中级）
377	核医学技术（中级）		

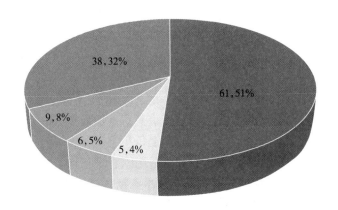

图 3-2-2　2022 年度卫生专业技术资格考试开考专业分类（专业数量和占比）

5. 考试内容

（1）科目设置。卫生专业技术资格考试每个专业设 4 个考试科目，分别是基础知识、相关专业知识、专业知识和专业实践能力，4 个科目的考试内容涵盖了相应专业的基本理论知识,医学伦理学知识,行为规范,相关学科的基本理论知识与技术,实际工作中常见问题的处理,常用技术的操作及面对各种工作场景、各类工作任务、各类服务对象进行有效信息收集、整理、分析,以及作出合理判断和恰当处理的专业技术素质和能力。针对存在相同考试内容的部分三级学科开考专业,卫生专业技术资格考试设置了公共科目,如表3-2-2所示。

表3-2-2　卫生专业技术资格考试各主、亚专业科目设置一览表

科目设置模式	公共科目	独立科目	专业名称(专业代码)
2+2	基础知识、相关专业知识	专业知识、专业实践能力	内科学各主、亚专业(303~314)
			外科学各主、亚专业(317~324)
			肿瘤学各主、亚专业(341~343)
			护理学各主、亚专业(368~373)
			中医学各主、亚专业(315、325、327、328、331、333、335、337、339、349、350)
			中西医结合医学各主、亚专业(316、326、329)
3+1	基础知识、相关专业知识、专业知识	专业实践能力	公共卫生 - 职业卫生(362、363)
1+3	基础知识	相关专业知识、专业知识、专业实践能力	口腔医学各主、亚专业(353~357)

（2）大纲编制。卫生专业技术资格考试的考试大纲,是由各专业考试专家委员会,在卫生健康委和人社部的指导下,根据学科特点和岗位职责要求拟定的,并依据学科发展、知识技术更新适时进行修订和完善。卫生专业技术资格考试大纲是卫生专业技术资格考试的命题依据,其内容和范围体现了具备相应专业、相应级别的专业技术资格所应掌握的基本知识和技能,及运用相关知识技术完成实际工作任务的基本能力。同时,根据实际工作中问题出现、任务执行和知识运用的频度和程度,考试大纲中的各个知识模块被界定为掌握、熟悉和了解三个层次,以便于考生明确相应专业的核心内容,有意识地加强重点内容的学习与实践。

6. 考核形式　卫生专业技术资格考试原则上每年组织1次,由国家卫生健康委人才交流服务中心负责相关的试题开发、组审试卷和考务组织管理工作。

（1）考试方式。2001—2006年,卫生专业技术资格考试一直对所有开考专业的4个科目采用传统的纸笔考试方式。为了加强考试的安全性和突出对临床实践能力的考核,进一步提高考试的科学性,2007年,卫生专业技术资格考试调整了考试方式,临床医学类专业的专业知识、专业实践能力2个科目采用了人机对话的考试方式。2008年,进一步扩大机考的范围,临床医学类专业及中药学初级(士)、初级(师)、中级,中医护理学初级(师)、中级的4个科目均采用了人机对话的考试方式。2014年,再次增加了机考专业范围,对以临床医学影像类检查判读为主要考核内容的8个医学影像类专业采用了人机对话的考试方式。2018年,机考专业范围进一步扩大到公共卫生、药学、其他技术类各专业。目前,除护理学

初级（师）仍采用纸笔考试外,其他专业全部采用人机对话考试形式。纸笔考试时间为每科目 120 分钟,人机对话考试时间为每科目 90 分钟。人机对话考试方式的采用,不仅更好地模拟了临床情景,丰富了试题信息的表现形式,突出了临床能力的考查,而且降低了试题泄密的风险,有效控制了考试作弊现象。

（2）考试题型。卫生专业技术资格考试的题型全部为客观题,包括单项选择题（单句型最佳选择题——A1 型题、病历摘要型最佳选择题——A2 型题）、共用题干单选题（病历组型最佳选择题——A3 型题、病历串型最佳选择题——A4 型题）、最佳配伍选择题（B1 型题）、多项选择题（X 型题）和案例分析题。其中,案例分析题是在 2007 年引入考试的题型,在机考中采用不可逆作答的表现形式,现仅应用于非中医类临床医学各专业的专业实践能力考试科目。案例分析题是一种模拟临床情境的串型不定项选择题,试题内容主要包括两个维度:一个维度是就诊的时间点（初诊、复诊、急诊和住院治疗）;另一个维度是医生的临床任务,包括采集病史、体格检查、解释实验室检查结果、鉴别诊断、提出可能的诊断、评价病情的严重性、分析病因及发病机制、采取合理的诊治措施、判断预后等。案例分析题的作答要求考生不仅具有扎实的知识基础和良好的临床实践积累,而且具备综合分析、判断和处理问题的能力。这种题型的采用,不仅在很大程度上弥补了其他题型考查考生深层次综合应用知识能力方面的不足,而且有效提升了卫生专业技术资格考试对考生临床诊疗能力的评估效果。

7. 成绩效用 卫生专业技术资格考试在实施初期,规定参加相应专业考试的人员必须在 1 个考试年度内通过全部科目的考试,方可获得专业技术资格证书。自 2003 年起,实行考试成绩 2 年为 1 个周期的滚动管理办法,即每个考试科目成绩有效期为 2 年,考生在连续 2 个考试年度内通过 4 个科目的考试,方可取得相应的专业技术资格证书。

（二）在我国卫生健康人才队伍建设中的作用

卫生专业技术资格考试的实施对于加强和完善卫生健康人才队伍建设、深化职称制度改革、推动卫生事业发展都起到了重要作用。

1. 在人才评价中的作用 与医学入学考试、医学教育类考试、行业准入性质的医师资格考试不同,卫生专业技术资格考试的考核重点是岗位胜任力,围绕岗位职责设置考试专业、确定考试内容,旨在考核考生是否具有为病患提供安全、有效的医疗卫生服务的能力和素质。卫生专业技术资格考试作为卫生健康人才全方位评价的重要组成部分,其考试内容依据卫生专业技术人员工作任务设定,考试题型以分析解决实际问题的案例类试题为主,考试形式以模拟实际工作场景的计算机考试为主,决定了其能够作为卫生专业技术岗位理论知识、方法技能掌握程度及有效应用的证明,决定了其具备科学、客观、公平、公正的评价性质,其考试成绩反映了行业水平、人才队伍建设情况。

2. 在人才培养中的作用 通过卫生专业技术资格考试视为获得相应专业技术资格,可聘任相应专业技术职称,获得相应职称待遇,由此卫生专业技术资格考试成为广大卫生专业技术人员专业技术水平的量尺、实现自身社会价值和职业生涯发展的重要途径。紧扣实际工作需要的卫生专业技术资格考试,引导考生正确认识岗位要求、专业技术能力要求,促使卫生专业技术人才继续学习,不断提高专业技术能力,在实践中有意识地注重知识的融会贯通和应用,在一定程度上起到了医学教育与岗位需求之间的桥梁和指挥棒作用,指导强化医学教育和医学学习的同时,促使卫生专业技术人员医疗技术水平持续提升。

3. 在人才的配置、流动和使用中的作用 卫生专业技术资格考试划定了是否具备相应专业岗位不同层次知识和水平的界线,帮助鉴别个体能力水平的差异,从而提供了解决人才流动与职位供求的不对称性矛盾的可能。它既是卫生专业技术人才在全国范围医疗卫生系统内横向流动的、被广泛认可的能力凭证,也为人才晋升提供了平等的机会和客观的调控依据。

二、高级卫生专业技术资格考试

根据原人事部、卫生部《关于加强卫生专业技术职务评聘工作的通知》(人发〔2000〕114号)文件精神,高级专业技术资格采取考试和评审相结合的办法取得。在各省、自治区、直辖市职称改革领导小组的领导下,由卫生行政部门会同人事行政部门,分专业组建卫生系列高级评委会。2021年6月,《人力资源和社会保障部 国家卫生健康委 国家中医药局关于深化卫生专业技术人员职称制度改革的指导意见》(人社部发〔2021〕51号)提出"副高级职称原则上采取考试与评审相结合的方式,正高级职称可采取考试与评审相结合的方式,或采取答辩与评审相结合的方式,建立完善以同行专家评议为基础的业内评价机制,具体办法由省级人力资源和社会保障部门会同卫生健康部门确定。"

1. 考试背景 1986年以来,国家开始实施符合专业技术职务聘任制发展需要的评聘分开制度,即职称评定和职务聘任相互分离的模式,职称评定工作由国家组织社会同行专家来承担完成,建立职称社会评价制度,而职务聘任则由用人单位自主承担完成,建立用人单位面向社会公开竞争择优用人机制。评聘分开自实施以来,在实现人力资源最优化配置,营造公平、公正的竞争环境,保持专业技术队伍的活力和生机方面,起了重要的推动作用。

高级卫生专业技术人员是医疗卫生机构技术发展、学科建设和形成特色优势的中坚力量,因此高级职称的评定备受关注。然而在很长一段时间里,高级职称晋升基本是从论文、科研项目、获奖情况、学历等方面进行评定,"唯论文、唯学历、唯奖项、唯'帽子'"等问题突出。卫生行业实践性强,治病救人、保障人民健康是医疗机构的根本任务,因此,不能单纯从论文、科研等方面来评价专业技术人员实际的工作能力和真实的技术水平。为了更好地引导卫生专业技术人员重视业务实践工作,不断提高业务素质,真正把业务技术水平作为职称晋升的重要条件,各省(区、市)纷纷采取专业技术水平考试和评审相结合的方式,鼓励和督促专业技术人员钻研业务、提高技术水平,将评审逐步引导到全面综合评价和重视实际业务水平上。

2. 开展情况 目前,大多数省份副高级卫生专业技术资格采取考试和评审相结合的方式取得,正高级卫生专业技术资格采取考试、评审、答辩相结合的方式来取得。通过高级职称的考评结合的评价方式,逐步将卫生专业人员从重论文引导到重业务上来。总体来说,高级卫生专业技术资格考试具有如下的特点:一是专业逐步细化,设置更加合理,符合岗位要求和人才梯度建设;二是范围逐渐扩大,从最初的副高级参加考试到副高、正高级均须参加考试,目前全国除了个别省份外,基本实现了考评结合;三是关注度日益增加,成绩效用从参考要素转化为参评要素,用人单位、晋升人员对考试的认同度和重视度逐步增强;四是组织考试的部门更加专业化,从原有省级人事、卫生等相关行政部门自行组织专家委员会命制试题,转化为目前基本由第三方专业化人才服务机构提供考试服务的模式,考试更加科学、公平、公正。

自2004年起,人才中心开始承担原卫生部直属事业单位的高级卫生专业技术资格考试工作,同时积极为有需求的省份提供高级卫生专业技术资格考试技术服务,开考省份不断增加,参考人数节节攀升。截至2021年底,服务范围覆盖委直属和联系单位及全国29个省份,考生人数累计达226万余人(图3-2-3)。

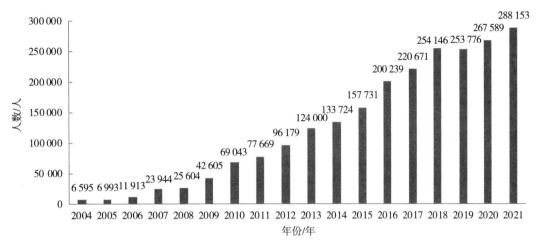

图 3-2-3　2004—2021 年考生人数

3. 专业设置　高级专业技术资格考试开考专业既要与卫生事业的发展相适应,符合学科发展特点、规律和岗位设置要求,又要与医学教育和专业技术资格等级相衔接;既要有前瞻性,又不能脱离国情和现实可行性;既要保持专业设置的相对稳定,又要与时俱进、适时调整和更新,满足卫生健康人才队伍建设的需要。原则上按三级学科确定考试专业,根据各省、自治区、直辖市专业委员会讨论的结果确定。目前,常规开考专业共 114 个(表 3-2-3),以医、药、护、技以及公共卫生类专业为主,与现行的中级专业技术资格考试专业保持一定的延续性,又兼顾高级人才队伍建设的特点。

表 3-2-3　高级卫生专业技术资格考试专业目录

专业编码	专业名称	专业编码	专业名称	专业编码	专业名称
001	心血管内科	015	泌尿外科	028	皮肤与性病
002	呼吸内科	016	烧伤外科	029	肿瘤内科
003	消化内科	017	整形外科	030	肿瘤外科
004	肾内科	018	小儿外科	031	放射肿瘤治疗学
005	神经内科	019	妇产科	032	急诊医学
006	内分泌	020	小儿内科	033	麻醉学
007	血液病	021	口腔医学	034	病理学
008	传染病	022	口腔内科	035	放射医学
009	风湿病	023	口腔颌面外科	036	核医学
011	普通外科	024	口腔修复	037	超声医学
012	骨外科	025	口腔正畸	038	康复医学
013	胸心外科	026	眼科	039	临床医学检验临床基础检验
014	神经外科	027	耳鼻喉(头颈外科)	040	临床医学检验临床化学

专业编码	专业名称	专业编码	专业名称	专业编码	专业名称
041	临床医学检验临床免疫	066	职业病	091	健康教育与健康促进
042	临床医学检验临床血液	067	计划生育	092	卫生毒理
043	临床医学检验临床微生物	068	精神病	093	妇女保健
044	临床营养	069	全科医学	094	儿童保健
045	医院药学	070	临床医学检验技术	095	微生物检验技术
046	临床药学	071	中医内科	096	理化检验技术
047	护理学	072	中医外科	097	病媒生物控制技术
048	内科护理	073	中医妇科	098	病案信息技术
049	外科护理	074	中医儿科	099	口腔医学技术
050	妇产科护理	075	中医眼科	100	医学工程
051	儿科护理	076	中医骨伤科	103	地方病控制
052	病理学技术	077	针灸科	108	消毒技术
053	放射医学技术	078	中医耳鼻喉科	109	输血技术
054	超声医学技术	079	中医皮肤科	110	药物分析
055	核医学技术	080	中医肛肠科	111	心电图技术
056	康复医学治疗技术	081	推拿科	112	脑电图技术
057	临床医学检验临床基础检验技术	082	中药学	113	全科医学（中医类）
058	临床医学检验临床化学技术	083	职业卫生	114	中医肿瘤学
059	临床医学检验临床免疫技术	084	环境卫生	115	中西医结合内科
060	临床医学检验临床血液技术	085	营养与食品卫生	116	中西医结合外科
061	临床医学检验临床微生物技术	086	学校卫生与儿少卫生	117	中西医结合妇科
062	卫生管理	087	放射卫生	118	中西医结合儿科
063	普通内科	088	传染性疾病控制	119	介入治疗
064	结核病	089	慢性非传染性疾病控制	120	重症医学
065	老年医学	090	寄生虫病控制	121	中医护理

4. 考核内容　将高级卫生专业技术人员职称评审条件作为考试的标准条件,主要考核本专业相关知识、国内外发展现状和趋势,以及常见病、疑难病病例分析,侧重考核考生的专业实践能力。其中,在医学方面,注重模拟临床病案诊治的考核;在药、护、技和公共卫生方面,注重模拟工作情境的任务处理。

考试范围主要涉及开考专业的三个方面：

（1）专业知识（本专业理论知识，相关专业理论知识和本专业有关的法律、法规、标准及技术规范）；

（2）学科新进展（本专业国内外发展现状和发展趋势）；

（3）专业实践能力（本专业常见病、疑难病例的诊治／常规任务、应急情况的分析处理）。

其中，专业实践能力部分的权重最大，突出了对实践能力的要求。

5. 考核形式　高级专业技术人员在专业领域里既有较宽的知识面，又在某一方面有比较深入的研究，更重要的是要有创新意识。因此考试方式应灵活多样，不仅仅是笔试，还可根据实际情况，增加面试、情景测试等多种方法。目前高级卫生专业技术资格考试采用更加符合现代考试发展趋势的人机对话考试方式，充分考虑到高级职称对实践技能考核要求更高、亚专业性更强的特点，考试设计主要使用能够更好地考核实践技能的案例分析题，并给考生选做试题的空间。面试一般由各省份自行组织集中评审或答辩来完成。

6. 成绩效用　根据各省份情况，考试成绩作为申报职称评审的要素或者参考条件之一。一部分省份采取的是成绩当年有效制，一部分省份采取的是成绩 2 年有效的政策。

三、卫生健康行业职业技能鉴定

1. 概况　职业资格是对从事某一职业所必备的学识、技术和能力的基本要求，职业资格评价是对专业技术人员和技能人员职业能力和水平的评价。1994 年，劳动部、人事部印发的《关于颁发〈职业资格证书规定〉的通知》（劳部发〔1994〕98 号）第六条规定："职业资格证书实行政府指导下的管理体制，由国务院劳动、人事行政部门综合管理。若干专业技术资格和职业技能鉴定（技师、高级技师考评和技术等级考核）纳入职业资格证书制度。劳动部负责以技能为主的职业资格鉴定和证书的核发与管理（证书的名称、种类按现行规定执行）。人事部负责专业技术人员的职业资格评价和证书的核发与管理。" 2008 年机构改革后以上职能由人力资源和社会保障部承担。

我国的职业资格自建立至今，一直由面向技能人员职业的职业技能鉴定和面向专业技术人员职业的专业技术资格评价两类资格构成。随着国家职业资格制度的发展和改革，卫生健康行业职业技能鉴定工作主要经历了三个阶段。

第一阶段：国家职业资格证书制度的确立和卫生行业职业技能鉴定实施初步开展。1994 年 2 月，劳动部、人事部颁布的《职业资格证书规定》明确了职业资格制度的性质和管理体制。1994 年 7 月，第八届全国人民代表大会常务委员会第八次会议通过的《中华人民共和国劳动法》第六十九条规定："国家确定职业分类，对规定的职业制定职业技能标准，实行职业资格证书制度，由经过政府批准的考核鉴定机构负责对劳动者实施职业技能考核鉴定。" 从法律层面确立了职业技能鉴定和职业资格证书制度的地位。

职业技能鉴定管理工作归口原劳动部，按照分类分级管理的原则，在确立和发展阶段采取条块结合的方式，即社会通用职业技能鉴定工作由各省、自治区、直辖市劳动保障行政部门综合管理；行业特有职业技能鉴定工作由国务院行业主管部门在原劳动保障部业务指导下进行综合管理。按此要求，原卫生部成立了职业技能鉴定指导中心负责卫生行业职业技能鉴定工作的组织实施，印发了行业特有工种职业技能鉴定实施办法，正式开展相关工作。

第二阶段：国家职业资格证书制度的完善与卫生行业职业技能鉴定的运行。在这一时期，职业技能鉴定是按照国家规定的职业标准，通过政府授权的考核鉴定机构，对劳动者的专业知识和技能水平进行客观公正、科学规范的评价与认证的活动。这一阶段的卫生行业职业技能鉴定工作主要围绕18个行业特有职业开展。职业技能鉴定管理工作归口人力资源和社会保障部，依旧按照分类分级管理的原则，采取条块结合的方式，即社会通用职业技能鉴定工作由各省、自治区、直辖市劳动保障行政部门，后由人力资源和社会保障行政部门综合管理。卫生行业特有职业技能鉴定工作由原卫生部人事司综合管理和指导，职业技能鉴定指导中心挂靠在原卫生部人才交流服务中心，负责行业职业技能鉴定工作的组织实施。

卫生行业职业技能鉴定工作始终配合国家的发展需要，在引导职业教育发展，提升基层卫生人才技能水平，促进就业方面开拓了创新空间。通过建立用人单位与职业院校的联合培养机制，开展面向职业院校的鉴定工作，搭建职业教育与就业的桥梁，为用人单位输送合格的人才。以健康管理师职业鉴定为抓手，原卫生部职业技能鉴定指导中心与四川、上海、重庆、新疆、宁夏、苏州等地区卫生行政部门合作，共同开展健康管理师在社区卫生服务中心的培养、使用、评价和管理模式试点，促进中西部和东部基层卫生人才队伍建设。关注农村基层卫生人员现状等制约农村卫生事业发展的瓶颈，结合部分地区卫生工作重点，以药剂员、护理员、妇幼保健员等职业为抓手，联合河南、河北、四川等地卫生行政部门，在县医院、乡镇卫生院等机构鼓励相关人员参加卫生行业职业技能鉴定，为地方开展医疗卫生服务能力建设提供了新的途径和工具，提高基层医疗卫生服务能力。

第三阶段：职业资格证书制度改革与卫生健康行业职业技能鉴定。2014—2016年，国务院分七批取消了434项部门设置的职业资格许可认定事项，其中技能人员职业资格取消280项，专业技术人员职业资格取消154项。2017年9月，《国家职业资格目录》正式发布，技能类职业资格从399项减至81项。2017年版《国家职业资格目录》中卫生健康行业相关的技能人员职业资格减至4个，分别是健康管理师、口腔修复体制作工、助听器验配师、生殖健康咨询师。其中原国家卫生计生委人才交流服务中心负责健康管理师、口腔修复体制作工、助听器验配师的职业技能鉴定工作，原国家卫生计生委能力建设和继续教育中心负责生殖健康咨询师的职业技能鉴定工作。

2018年，第十三届全国人民代表大会常务委员会第七次会议对《中华人民共和国劳动法》第六十九条作出修改，改为"国家确定职业分类，对规定的职业制定职业技能标准，实行职业资格证书制度，由经备案的考核鉴定机构负责对劳动者实施职业技能考核鉴定。"职业技能鉴定机构的管理由政府批准转为备案管理，人力资源和社会保障部门开始退出技能人员职业资格的具体实施工作。地方职业技能鉴定机构原来开展的一些行业特有职业的鉴定工作由于2017年版《国家职业资格目录》和《人力资源社会保障部办公厅关于公布技能人员职业资格实施部门（单位）信息的通知》（人社厅函〔2018〕39号）的实施，转而交由人力资源和社会保障部门明确的技能人员职业资格实施部门（单位）负责。这些机构多为行业的职业技能鉴定部门。在此期间，卫生健康行业技能鉴定工作覆盖的范围、参加的人次数均有大幅提升。

第四阶段：职业技能等级认定与卫生健康行业技能人才培养。2021年12月，人力资源和社会保障部公布了《国家职业资格目录（2021年版）》，我国技能类职业资格从81项减至 13 项,均为准入类技能人员职业资格,卫生健康行业无职业进入目录。水平评价类技能人员职业资格全部退出《国家职业资格目录》,实行职业技能等级认定。人力资源和社会保障部门退出技能人员职业资格的具体实施工作,政府或其授权的单位不再参与水平评价类技能人员职业资格认定发证的具体实施工作,技能等级认定由人力资源和社会保障部门备案的用人单位和第三方社会培训评价组织实施,技能人才评价工作进入新发展阶段。

2. 现状　卫生健康行业职业技能鉴定是卫生健康行业技能人才队伍建设的重要环节,对职业培训起着重要的推动和促进作用。鉴定引导培训,培训提升素质,素质决定就业质量。加强卫生健康行业职业技能鉴定,健全卫生健康行业技能人才评价体系,推动国家职业资格证书制度和职业技能等级认定工作在卫生健康行业的落实和发展,是贯彻落实新时代人才强国战略,加快卫生健康行业技能人才队伍建设的重要任务。

（1）卫生健康行业职业技能鉴定职业范围。2017 年版《国家职业资格目录》发布之前,卫生行业职业技能鉴定的职业范围主要是行业特有职业,共有 18 个,包括医疗护理员、妇幼保健员、口腔修复体制作工、西药药剂员、中药药剂员、健康管理师、反射疗法师、医疗救护员、助听器验配师、消毒员、防疫员、卫生检验员、配膳员、医用气体工、医院污水处理工、医学实验动物饲养工、病案员、医院收费员。

2017 年版《国家职业资格目录》公布之后,卫生健康行业职业技能鉴定的职业范围主要是健康管理师、口腔修复体制作工、助听器验配师、生殖健康咨询师。

《国家职业资格目录（2021 年版）》公布之后,技能人员职业资格中没有卫生健康行业职业,故不再开展卫生健康行业职业技能鉴定工作。

（2）卫生健康行业职业技能鉴定内容与形式。职业技能鉴定包括职业资格一级（高级技师）、职业资格二级（技师）、职业资格三级（高级）、职业资格四级（中级）和职业资格五级（初级）的资格考评。其本质是一种考试,是以职业活动为导向,以职业技能为评价重点,以实际操作为主要依据的第三方认证考试,属于标准参照性考试,即将每个人的考试成绩与所选定的标准作比较,达到标准即为合格,与考生人数多少无关。

卫生健康行业职业技能鉴定各职业的等级设置、申报条件、鉴定方式、考核内容、合格标准均遵循该职业的国家职业技能标准。国家职业技能标准是在职业分类的基础上,根据职业活动内容,对从业人员的理论知识和技能要求提出的综合性水平规定,是开展职业教育培训和人才技能鉴定评价的基本依据。相关职业的国家职业技能标准由人力资源和社会保障部会同行业部门组织制定并颁布。

职业技能鉴定分为理论知识考试、技能考核和综合评审,其中综合评审主要针对职业资格一级（高级技师）、职业资格二级（技师）。2018 年起,全部开考职业的理论知识考试均采用人机对话形式,技能考核中,健康管理师采用人机对话形式,口腔修复体制作工和助听器验配师采取模拟现场操作的考核形式。

（3）卫生健康行业职业技能鉴定组织实施。由于卫生健康行业职业技能鉴定起步较晚,行业内对职业技能鉴定工作了解较少。经过多年的发展,卫生健康行业职业技能鉴定工作逐步得到行业内的了解和认可,整个组织实施和管理体系不断完善。目前,卫生健康行业职业技能鉴定体系按照"统一考务管理、统一命题管理、统一考务人员管理、统一组织实施单位条件管理、统一证书管理"五个统一原则组织实施职业技能鉴定工作。2005—2017 年,主要结合职业院校毕业生国家"双证书"政策，侧重"中心 - 考点（院校）"的模式；2018—2020年，搭建并形成三级化的管理模式，共设立28家卫生健康行业职业技能鉴定省级鉴定指导中心，在2017年版《国家职业资格目录》实施期间有效保障了考试的安全实施。卫生健康行业职业技能鉴定通过过程控制和系统管理，从职业分类质量、职业技能标准质量、命题质量、考评质量、考务管理规范化、证书核发规范化等方面实现鉴定工作全过程的质量管理，保证了卫生健康行业职业技能鉴定质量。

（4）卫生健康行业特有职业技能鉴定情况。2005年至2017年4月，卫生健康行业职业技能鉴定工作着眼社会和行业需求，主要结合职业院校毕业生国家"双证书"政策和卫生系统工勤技能人才考核及健康产业发展的需求，促进卫生行业技术技能人才就业，通过职业技能鉴定为行业和社会输送了大批合格的技能人才，其间参加卫生健康行业职业技能鉴定总人次数为348 126人次。2017年9月《国家职业资格目录》发布后，2017年11月至2021年6月，主要落实、开展目录内职业的鉴定工作，其间参加卫生健康行业职业技能鉴定的总人次数为1 610 934人次。院校鉴定的开展促使职业院校在日常教学中重视学生职业技能的培训，实现了和国家职业技能标准的有机融合。2017年版《国家职业资格目录》实施后，行业职业技能鉴定工作社会关注度迅速提高，由于健康服务业和大健康产业蓬勃发展而带来旺盛需求。2005—2021年，行业职业技能鉴定服务考生1 959 060人次。

同时，为推动高技能人才队伍建设，广泛宣传国家职业资格证书制度，开展了高技能人才评选表彰工作，举办反射疗法师、助听器验配师、口腔修复体制作工全国技能竞赛，受到全行业的广泛关注。2005—2022年，卫生健康行业共有11人获得"全国技术能手"称号，4人获得"国家技能人才培育突出贡献个人"称号，4家机构获得"国家技能人才培育突出贡献单位"称号。

（张迎春　徐春燕　南　瑾）

第四节　选　拔　评　价

卫生事业单位公开招聘考试

1. 考试背景　2000年，中共中央组织部、人事部印发《关于加快推进事业单位人事制度改革的意见》（人发〔2000〕78号）明确提出要"建立选人用人实行公开招聘和考试的制度"。2002年，《国务院办公厅转发人事部关于在事业单位试行人员聘用制度意见的通知》（国办发〔2002〕35号）明确提出"全面推行公开招聘制度。事业单位凡出现空缺岗位，除涉密岗位确需使用其他方法选拔人员的以外，都要试行公开招聘。"为事业单位实行公开招聘制度提供了政策依据。2005年底，人事部发布《事业单位公开招聘人员暂行规定》（人事部令第6号）（简称《暂行规定》），要求事业单位新进人员实行公开招聘，事业单位公开招聘制度正式推行。2014年国务院颁布《事业单位人事管理条例》（国务院令第652号）规定了岗位类别、等级和设置程序等内容，公开招聘制度上升为法律规范。

卫生专业技术人员的职业发展多为进入各级各类的医疗卫生机构，多属于事业单位的范畴，因此，各医疗机构（即卫生事业单位）招聘卫生技术人员，多按照《暂行规定》执行。根据《暂行规定》，政府人事行政部门是政府所属事业单位进行公开招聘的主管机关。考试可由卫生事业单位自行组织，也可以由政府人事行政部门、事业单位上级主管部门统一组织。政府人事行政部门所属的考试服务机构和人才服务机构可受卫生事业单位、政府人事行政部门或事业单位上级主管部门委托,为事业单位公开招聘人员提供服务。

2. 开展情况　招聘考试的组织类型主要有两种。一是充分发挥用人单位的自主性,制订招聘计划,发布招聘信息,接受审核报名资格,自行组织或委托第三方组织考试,政府部门采取全程督导的方式,在事前对招聘计划实行备案,对较大规模的招聘工作实施现场指导和监督,对招聘工作事后进行审查。二是由市(县)级或由省级行政部门,对各用人单位、各地市的岗位需求进行统筹,汇总分析、认真审查用人信息,下达用人计划,确定相应的招聘方案,明确招聘的岗位、条件、时间、人数、办法和程序后,制订公开招聘简章,并统一通过新闻媒体或者人事网站向社会发布;一般委托第三方命题,在同一时间内统一组织考试,统一发布成绩和公示。招聘考试的全程接受纪检监察部门的监督,每个环节公布结果,接受考生、公众、媒体等社会各界的监督。这种方式,既解决了单位单独招聘成本较高的问题,保证了招聘考试的公正、透明,也维护了用人单位的自主权。

自 2006 年起,人才中心根据相关文件精神,结合卫生事业单位岗位要求,主要面向应届毕业生,为有需求的各省份提供考试服务,服务人数和需求省份不断增加。截至 2021 年,累计提供考试服务 300 余次,提供试卷 3 000 余套次(各类试卷使用百分比如图 3-2-4 所示),服务考生 60 余万人(历年考生人数如图 3-2-5 所示)。

3. 专业设置与考试方式　事业单位岗位分为管理岗、专业技术岗和工勤技能岗三类,需求对象包括应届毕业生、有一定工作经验的社会人群和高层次人才等,不同岗位对不同对象的知识结构、实践能力存在客观差异。为满足各用人单位的需求,选拔出适合不同岗位的人才,在平衡院校教育、岗位需求与考核内容的基础上,对招聘考试的专业和考核内容进行调研论证,常规开考专业为 5 大类 26 个专业(表 3-2-4),其中临床类 12 个专业,公共卫生类 3 个专业,药学类 2 个专业,护理学类 2 个专业,技术类 7 个专业,基本满足现有招聘考试岗位需求。

卫生事业单位公开招聘采取考试与考核相结合的办法,择优聘用。考试多采取笔试、面试、情景测试等多种方式进行。人才中心提供的服务多以专业知识考核为主,一般以纸笔和机考的方式进行。

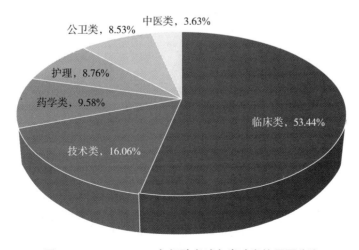

图 3-2-4　2012—2021 年招聘考试各类试卷使用百分比

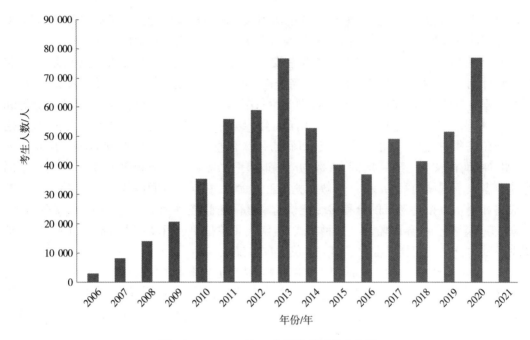

图 3-2-5　2006—2021 年招聘考试考生人数

表 3-2-4　卫生事业单位公开招聘考试专业一览表（常规开考专业）

专业代码	专业名称	专业代码	专业名称
601	临床医学	712	中药学
603	口腔医学	721	护理学（本科）
607	儿科学	722	护理学（专科中专）
608	眼科学	732	放射医学技术（医学影像技术）
614	麻醉学	735	医学检验技术
635	放射医学（医学影像学）	736	病理学技术
636	核医学	737	康复医学技术
637	超声医学	738	临床营养
638	康复医学	742	病案信息技术
639	病理学	744	临床医学工程
640	医学检验学	771	公共卫生（预防医学）
671	中医学	783	卫生检验技术
711	药学	796	卫生管理

4. 考核内容及题型　根据《关于进一步规范事业单位公开招聘工作的通知》要求，按照"干什么，考什么"的原则，以岗位需求为主导，对专业技术岗和工勤技能岗，侧重考查应聘岗位相关的业务能力和工作实绩等，考核内容包括基础知识和专业知识掌握情况。考试题型全部为客观题，包括单项选择题（A1 型题、A2 型题、A3 型题和 A4 型题）、最佳配伍选

择题（B1 型题）和多项选择题（X 型题）。

5. 成绩使用　通常公开招聘考试的组织机构会划定一条分数线,高于分数线的应聘者将进入下一个应聘环节,考试成绩的高低,对最后的聘用与否也具有相当的效用。多数省份考试结果当次有效,少数省份组织多次考核,取最优成绩。

（吴满红）

第三章　卫生健康人才评价信息化建设

近年来,信息技术蓬勃发展,不断与各个领域和行业深入结合,提升管理水平,推动创新应用。先进的信息技术同样也为卫生健康人才队伍建设工作提供了更为广阔的空间与更为便捷、多样的手段。国家卫生健康委在《"十四五"卫生健康人才发展规划》中指出要深化人才发展体制机制改革;创新评价机制,完善职称评价方式,畅通职称评价渠道,促进评价与使用相结合。这显然对卫生健康人才评价业务管理的规范化、制度化和科学化提出了更高的要求。利用信息技术建立起一个集考务管理、题库资源、人才资源、人机对话考试服务于一体的卫生健康人才评价平台,一方面能够满足卫生健康人才评价业务快速发展的需要,另一方面能够提高人才评价业务的工作效度和信度,满足《"十四五"卫生健康人才发展规划》对于"创新评价机制,完善职称评价方式"的要求,促进卫生健康人才队伍的发展。

第一节　考务管理系统建设

一、建设背景

卫生专业技术资格考试和护士执业资格考试实行"全国统一组织、统一考试时间、统一考试大纲、统一考试命题、统一合格标准"的考试制度。其中,卫生专业技术资格考试自2001年开考,目前共设置开考专业119个,每个专业分为基础知识、相关专业知识、专业知识和专业实践能力4个科目。护士执业资格考试自2011年起单独开考,考试分2个科目,即专业实务和实践能力。自开考以来,两项考试的报考人次逐年攀升,为方便考生报名、资格审核和考场编排,提高考务管理效率和服务水平,国家卫生健康委人才交流服务中心积极建设考务管理系统,并于2005年首次投入使用,支持卫生专业技术资格考试网上报名与考务管理。为更好适应卫生专业技术资格考试和护士执业资格考试发展需要,考务管理系统逐年增添和优化系统功能,2020—2021年再次进行大规模升级改造,在安全性、性能、便捷性等方面均得以全面提升。

二、建设思路

为提高卫生健康人才评价考务管理工作质量和效率,提升考务管理和服务水平,卫生健康人才评价考务管理系统的建设须满足以下几个方面需求:一是要支撑考试配置、网上报名、资格审查、费用支付、成绩查询、信息发布、证书查验等卫生健康人才评价全过程、全方位的管理和服务,实现考生、各级考试管理机构业务"一网通办",真正做到便民惠民;二是要支持同时管理卫生健康人才评价不同种类的多个考试项目,提供统一的服务入口和管理入口；三是要提供标准化技术接口，做到与卫生健康人才评价工作中的其他信息系统互联互通，打通"信息孤岛"，实现业务协同和数据交换；四是要综合考虑物理环境、网络环境和计算环境，按照国家网络信息安全等级保护制度（三级）要求，做好系统建设和运维中全方位、全流程的安全工作。卫生健康人才评价考务管理系统建设要在确保数据安全的基础上，利用信息化手段不断提高卫生人才考务管理和服务的质量与水平，从而促进卫生健康人才评价事业的科学发展。

三、建设实践与优势

卫生健康人才评价考务管理系统自 2005 年上线至今，累计完成报名人数超过 3 200 万，日最高注册报名人数约 68 万人。经过近 20 年的实践应用，系统以安全、高效、便捷为目标，根据卫生健康人才评价工作发展需求不断优化系统架构、完善系统功能、提升系统性能，在卫生健康人才评价考务管理中发挥了重要的作用。

1. 系统技术架构　卫生健康人才评价考务管理系统采用基于 Spring Cloud 的前后端分离微服务架构，系统具备高可靠、高性能、易扩展、快速迭代与部署的特点，可以有力支撑报名人次多、时间集中，短时间内网络流量及数据处理压力巨大的全国性卫生专业技术资格考试和护士执业资格考试；系统采用遵循 J2EE 规范的 B/S 架构模式，支持主流桌面和移动终端浏览器，方便考生和考务管理机构工作人员登录使用；系统支持 MySQL8.0 及以上版本数据库，实现数据的多源复制和强一致性，保障数据安全和高可用性。

2. 系统应用架构　卫生健康人才评价考务管理系统主要由考生管理子系统、考务管理子系统两部分组成，全面支撑统一的权限管理、考试项目管理、考生基本信息管理、报名管理、资格审核、考场编排、缴费管理、违纪管理、数据统计分析等卫生健康人才评价考务管理全流程，以及考生注册、考试项目选择、报名信息维护与提交、在线缴费、报名表与准考证打印、审核状态查看、历年考试成绩查询、成绩单和合格证明打印等考试服务全流程，同时实现与人机对话考试系统、评分系统、成绩与证书发布系统、机构管理系统、系统管理员培训系统等系统的互联互通，如图 3-3-1。

3. 系统安全建设　考试安全是卫生健康人才评价工作的红线底线，确保信息安全则是考务管理系统建设中的重中之重。卫生健康人才评价考务管理系统通过对考生报名信息中的敏感部分进行加密，为敏感个人信息提供特别保护；采取分级分时分权限管理的方式，为不同用户分配不同的角色，不同的角色具备不同的功能权限，不同的功能权限在规定的时限内开放使用，确保信息访问和使用安全可控；通过数据加密存储、加密传输及完备的容灾备份机制，保证数据的真实性、完整性、可靠性；系统安全建设遵循网络安全等级保护（三级）标准开展，确保了系统运行的安全可靠。

4. 便民服务创新　为响应国家关于"互联网 + 政府服务"水平不断拓展深化的要求，国家卫生健康委人才交流服务中心大力推进"一网通办"、不断推动"减时间、减环节、减流程、减跑动"，通过持续对考务管理系统进行功能升级完善，逐步推出各种惠民便民创新功能，方便考生报考、资格审核及信息查询，使考务服务水平得到有效提升。这些创新服务主要包括：推出"微信登录"功能和创建"微信公众号"，支持考生通过移动端登录系统，方便考生随时随地访问和查看报名、审核、成绩、证书等信息；推出微信消息推送服务，在考试各个重要时间节点，向考生推送微信提醒消息，方便考生了解考试流程并及时作好相关准备；

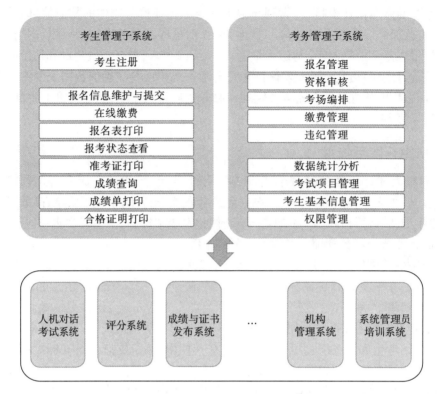

图 3-3-1 系统应用架构

推出支撑多平台线上支付服务,方便考生使用自己熟悉的线上支付应用和支付方式完成报名缴费;推出报名照片审核辅助功能,利用人脸识别技术检验照片合规性并给出详细的更改意见,减少考生更换和上传照片的次数;推出在线核验身份信息功能,通过对接全国人口信息社会应用平台、学信网可在线自动核验考生身份、考生学历学位信息,大大减少考生提交证明材料的数量和现场审核次数,真正做到方便考生报考,同时可以有效防范替考,维护考试严肃性、公平性。

（崔文娟）

第二节 卫生健康人才评价题库系统建设

运用信息技术手段,建立与命题和组卷高度相关的数据库和资料库,并通过对试题信息的大规模收集、存储、分析、检索、优化和组合,实现命题和组卷过程的自动化、程序化和优选化,这一整体过程,被称为题库系统建设。人才中心自 2004 年开始着手卫生健康人才评价题库系统建设,经过十几年的论证和摸索实践,已经建立起具备一定规模的、较为成熟的题库系统,成为卫生健康人才评价信息化平台不可或缺的重要部分,承担着保障和服务国家卫生健康人才评价工作的重要任务,在支撑实现国家卫生健康人才评价工作信息化、现代化方面发挥着重要作用。

一、现实意义

在我国,考试仍然是评价和选拔人才的一个主要手段,更是检验考生知识水平的最有效手段之一。但在长期实践中，传统考试模式中命题组卷环节暴露出如下问题：一是命题组卷主观性大。在传统命题方式中，命题专家个人研究领域的局限性、对考试目标要求理解的差异性，往往使试题的命制带有较大的主观性，进而导致由此组成的试卷的重点、难度和知识点覆盖面等均有较大的主观性和不稳定性。此外，人工编制、一次性使用的试卷也较难开展试卷质量和平行性等内容的分析评估。以卫生专业技术资格考试为例，该项考试的开考专业有 119 个，专业数量之多，使用传统的命题组卷方式，很可能造成不同专业之间、不同年度之间试卷难度、重点、知识点覆盖面不均衡，缺乏可比性，降低考试信度和效度。二是命题组卷费时费力，专家时间难以协调。传统命题和组卷工作需要采用长时间入闱封闭的形式，组织和管理都相对困难。以卫生专业技术资格考试为例，因开考专业百余个，涉及命题专家数量多，而命题专家均为各个专业领军和骨干人才，日常医疗和研究工作繁忙，命题组卷仅仅是兼职工作，长时间入闱严重打断了他们的正常工作。除此之外，将多个专业领域的千余名专家协调在一个时间段开展入闱命题组卷也十分困难。三是考前试卷泄密的风险大。由于考试从命题到试卷印刷过程中涉及较多环节，环节越多，涉及人员也越多，即使采取严格的保密措施，也会不易管控，存在泄题的风险。

近年来，随着国内外对题库系统研究的不断深入，题库系统建设和应用技术均取得长足进步。国外的大型考试均已具备成熟先进的题库系统，例如托福、雅思等考试；我国的普通高考、硕士研究生入学考试等也采用题库系统予以支撑。积极建设和应用卫生健康人才评价题库系统对于稳步推动卫生健康人才评价工作更加科学、公平、安全、先进地发展具有重要现实意义。

1. 试题具备统一标准，题量大、质量高　题库不是试题的简单集合，而是针对具有较大信息量的试题的科学组合与管理。通过日常的不断扩充，题库系统可以持续积累试题资源，经过科学的管理与更新，为卫生健康各个知识领域及各个层次人才的评价与选拔提供试题储备。此外，题库系统具有统一标准，对每道试题的科学性、规范性进行把关，确保试题命制与大纲严格对应，并且综合考虑题型、知识点、难易度、分值权重等多个维度，可以有效避免命题专家主观性和经验差异为试题命制工作带来的不利影响，最大限度地保障试题质量，从而不断提升考试工作的科学性与精准度。

2. 提高命题组卷工作效率　题库中存储有大量的高质量试题，这使卫生健康人才评价考试管理机构的工作人员根据实际需要设置组卷策略，并相对独立地完成试卷制作成为可能。由于不再完全依赖于专家，不再受到专家时间的限制，可在短时间内提供多套结构合理、抽样代表性良好的试卷，大大提高了组卷工作效率。

3. 数据安全可靠，保密性高　一方面，题库系统的建设使得考试管理机构工作人员独立制作试卷成为可能，这就精简了试卷的流通环节，更大大减少了接触试卷的人员数量，从而有效降低泄题风险。考试管理机构工作人员的工作性质使其比命题专家更容易满足较长时间入闱制作试卷的要求，这又使考试安全得到进一步保障。另一方面，题库系统本身具有强大的安全保密功能，支持对使用人员从权限上进行严格的管控，有效保证试题和试卷数据的安全保密性。

4. 试卷质量高、平行性好，进一步提高考试的科学性、规范性和标准化　以卫生专业技术资格考试为例，传统方式是在一个组卷方案下，由每个专业的部分专家根据经验命制一组试题组成一套试卷，各批次试卷间可比性较差，试卷质量波动较大。而基于题库系统的命题组卷，在命题时可以对每道题的难易度、认知层次、区分度、覆盖知识点等内容进行合理配置,再通过科学的组卷策略由题库系统自动生成多套试卷,各套试卷间的平行性能够得到有效控制,从而保证试卷质量的稳定性,增加考试结果的可比性。

5. 有效支持统计分析　对考试结果的统计分析和利用是科学化卫生健康人才评价工作流程的一个重要环节。通过题库系统可以准确便捷地获得试题和试卷质量等有效的统计学数据,针对这些数据的分析和利用,对于建立更加科学严格的卫生健康人才评价考试质量控制体系,进而开展更加精准的命题工作具有十分重要的指导意义。

基于上述分析,积极开展题库系统建设在提升卫生健康人才评价工作科学性、规范性、安全性方面能够发挥重要作用,是考试工作发展的必然要求。

二、建设思路

1. 题库系统建设原则　卫生健康人才评价题库系统的建设是为卫生健康人才评价工作服务的,因此系统建设要具备前瞻性,既要满足当前人才评价中命题和组卷等工作的实际需要,又要着眼未来,能够不断适应人才评价工作发展的新要求。因此题库系统建设以"安全、先进、标准化、易使用和易扩展"为原则,紧紧围绕卫生健康人才评价工作的性质,从建设之初就作好顶层规划设计。

2. 合理选择题库建设模型　题库建设有多种理论,包括经典测量理论(CTT)、项目反应理论(IRT)、概化理论(GT)等,目前应用最多的是经典测量理论(CTT)和项目反应理论(IRT)。根据卫生健康人才评价考试专业学科数量多(以卫生专业技术资格考试为例,开考专业 119 个)、复杂程度高及考生群体相对稳定的特点,题库系统建设初期可采用经典测量理论(CTT),随着系统应用逐渐成熟,数据信息的不断积累,可以逐渐过渡到采用更为先进的项目反应理论(IRT),以便更好地开展测验等值,实现跨年度、跨地区比较,更好地实现试题更新和参数估计。

三、建设实践及优势

经过十几年的论证和摸索实践,卫生健康人才评价题库系统日臻完善,并于2020—2021 年再次进行全新升级,已经发展成为具有试题命制、试题审校、组卷和统计分析等多功能、全流程的信息化系统,为服务和保障卫生健康人才评价考试命题等各项任务发挥着重要作用,为卫生健康人才评价工作的开展和发展提供了重要的技术支撑。

1. 系统功能设计　通过对卫生健康人才评价考试命题组卷工作中各个流程进行梳理和分析,国家卫生健康委人才交流服务中心利用信息技术手段对题库系统进行了整体规划,研发了以试题命制、试题审校、试题查重、自动组卷、试卷审校、统计分析为主的功能模块(图 3-3-2),实现了命题组卷业务全流程基础上的信息化、数字化重塑。同时,系统通过针对不同用户设计出命题专家、审题专家、学科专业负责人、命题基地负责人、项目负责人等各类角色,实现了以任务为导向的过程控制。

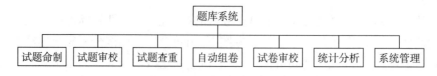

图 3-3-2　卫生健康人才评价题库系统功能模块

2. 试题属性设计、题型设计与创新　试题属性是描述、评定和筛选试题的重要依据和标准,更是题库系统实现自动组卷的重要参数指标。卫生健康人才评价考试题库系统在建设之初,就对试题属性进行了科学合理的设计,并且支持试题属性的扩展与丰富。卫生健康人才评价考试题库系统中的试题属性分为内容属性、性能属性、基本属性三类。其中内容属性主要指试题的题干、答案等信息,性能属性包含题型、难度等信息,是组卷和统计分析中必不可少的参数指标,基本属性指从试题命制开始,系统自动记录的关于试题的来源、版本等基本信息。如图 3-3-3。

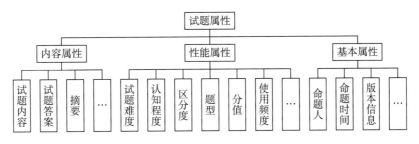

图 3-3-3　试题属性字典

为适应卫生健康人才评价考试的测评要求,题库系统提供丰富的题型种类及对应的试题命制模板,包括单项选择题、多项选择题、共用题干题、共用备选答案题、案例分析题等。2021 年在题库系统全面升级过程中,新增了计算机模拟病例考试(computer-based case simulations, CCS)题型。CCS 题型是以人机交互的方式对患者疾病状况进行动态的模拟,从而实现模拟临床环境下医生对患者动态的、没有暗示的诊断、治疗和监护的全过程。一般在病例开始时,计算机呈现患者的病情简介、就诊时的病例信息,考生通过采集病史、体格检查、制订医嘱来完成对患者的诊断与鉴别诊断、治疗,同时模拟患者的病情随着时间和考生的干预不断展开,直至病例结束。CCS 题型考查考生在实际临床工作中分析问题、处理问题的能力。该题型的加入,为卫生健康人才评价工作引入了更为现代化的测评手段,为提升现代医学临床能力评价的科学性提供了有力的技术支撑。

3. 组卷策略设计　题库系统要实现自动组卷并且确保生成的试卷满足相应考核评价的目标,需要提供能够科学灵活地配置组卷策略的功能。卫生健康人才评价考试题库系统支持在制作试卷时,以简易灵活的方式配置策略规则自动抽取试题,控制试卷的题型分布、知识点覆盖与重点考察内容配比、分值比例、认知程度比例、难易度等,最终高效率地自动生成若干套结构合理、质量高、符合平行性要求的试卷。

4. 统计分析设计　对考试数据的分析和利用是促进卫生健康人才评价考试工作向着更为科学、公平的方向发展的一个重要步骤。卫生健康人才评价考试题库系统支持结合考试结果提供试题试卷难度、效度、信度、区分度、专业分布、题型分布等多种统计分析结果。一方面支撑考试管理机构依据试卷质量分析,不断优化和调整命题组卷工作,并逐步建立起更为科学的卫生健康人才评价质量控制体系;另一方面,可以形成针对卫生健康行业各院校、医院、考生等的多层次评价报告,对院校和医院的教育研究情况以及考生的学习情况和专业能力进行反馈。

5. 安全体系设计　安全性是卫生健康人才评价考试工作的红线和底线,因此卫生健康人才评价考试题库系统在整体设计时就严格遵循相关安全保密法律法规,采用了成熟可靠的技术和安全体系结构。运行安全方面,系统运行在保密室中,保密室按照分级保护(机密级)要求建设,对互联网及其他非涉密信息网络进行物理隔离,严格控制与管理用于访问题库系统的计算机各种外设端口,确保题库系统内数据的安全保密;计算安全方面,系统以最小授权为原则建立了完善的权限管理功能,对数据和功能进行严格的访问控制,系统具备安全的监控审计功能,覆盖所有系统用户,对用户行为及数据存取记录详细的日志,支撑安全事件的回溯与审计;数据安全方面,系统支持对试卷等重要数据进行加密并具备完善的备份方式和灾难恢复方案,充分保证重要数据在存储、传输和使用过程中的安全性、保密性与可靠性。

6. 题库质量控制

(1)统一标准,形成标准规范的试题资源库。试题资源库是题库系统的核心。卫生健康人才评价考试题库系统的建立确保了试题命制工作遵循统一的标准,所有入库试题均需符合统一的存储格式,具备完备的属性信息,这使得标准规范的试题资源库得以形成,并使卫生健康人才评价信息化平台中各个系统间数据的互通和共享成为可能。此外,标准规范的试题资源库使题库不仅仅是试题的简单堆砌,而能够系统地对试题资源进行分类管理,这为卫生健康人才评价考试提供了有效的试题大数据基础,对于卫生健康人才评价业务工作和研究分析工作均具有重要意义。

(2)动态修正,不断提高试题质量。要建立一个科学、规范、高质量的题库系统,必然要根据卫生健康人才评价考试工作的具体要求以及题库的使用情况分析等,对题库系统进行持续的、动态的更新与维护,从而实现题库系统的动态质量控制。以试题资源的动态更新为例,卫生健康人才评价考试题库系统支持根据考后实测数据和试题的预估性能属性等参数进行对比分析,及时进行数据校准,通过多次考试结果不断调整和修正试题难度、区分度等性能属性参数,使试题的属性参数赋值更加科学合理,从而不断提升试题质量和命题工作的精准度。

(3)自动查重,保障组卷质量和效率。卫生健康人才评价考试题库系统支持多种试题查重策略,可以通过灵活地配置试题范围、重复率等参数指标,自动比对入库前的试题和试题资源库内的试题进行查重,为人工审核提供参考,避免重复试题进入题库,从而保障试题资源库的整体质量,也可以有效避免重复试题对自动组卷工作的干扰,进一步提升组卷质量和效率。

(崔文娟)

第三节 卫生健康人才评价人机对话考试系统建设

一、考试系统现状

1. 系统基本情况 卫生行业人机对话考试系统开发于2006年,采用C/S结构(即client-server,服务器 - 客户机,C/S结构通常采取两层结构,服务器负责数据的管理,客户机负责完成与用户的交互任务),使用C语言开发,为确保考试安全,采用Aes128位对称加密技术。

人机对话考试系统共包含三端程序:网关端,用于上传下载考试数据;管理机端,用于考前测试,管理控制考试实施;考试机端,用于考生电脑答题操作。

2. 系统特点和现状　系统网络传输采用三级架构,网关端、管理机端、考试机端逐级设置指向上一级 IP 地址,各端程序间通过局域网链接,进行数据传输。

系统采用的是 C/S 结构,因此需要线下独立安装相应数量的三端程序,即考场安装网关程序,每个机房安装管理机以及若干台考试机程序,以满足考试需要。

系统在数据加密方面采用对称加密技术,进入机考系统的数据都是提前加密的考试数据,数据进入系统后,只有通过各个关键阶段不同角色输入对应密码,才能进行层层解密,用于考试实施。

在考试题型方面,目前系统支持题型主要以客观题(单选、多选、判断、共用题干、案例题等)为主,支持多媒体试题(如图片、音频、视频等)。

基于系统的以上特点,该人机对话考试系统适用于规模大、保密严谨性高的考试项目。

根据考试运行过程中出现的问题,实际考试需要结合新的考试技术,目前系统不断地完善升级,并且针对不同的考试项目需求,衍生出多种版本(如卫生专业技术资格考试人机对话考试系统、护士执业资格考试人机对话考试系统等),更好地为不同考试项目提供客户化服务。

3. 应用实例　系统开发至今已十多年,在这期间系统不断完善,日益成熟,除应用于全国卫生专业技术资格考试、护士执业资格考试、住院医师规范化培训考试等国家级考试项目,还应用于人才中心承接的卫生健康委直属单位卫生高级职称考试、各省级高级职称考试及其他招聘类考试、大型医疗设备上岗考试、重症医学专科资质培训后考核等。2021年人才中心全年人机对话人数约 23 万人,其中单日最大人数达到 36.8 万人,单场次最大人数达到 18.5 万人。系统的应用得到国家卫生健康委以及各省级卫生考试部门的高度好评。

4. 目前存在的困难和问题　目前护士执业资格考试已经全面试行机考,卫生专业技术资格考试除护理学(师)专业使用纸考,其余专业都已经试行机考。目前机考专业范围不断扩大,考试人数不断增加,因此要求机考系统可以应对更大规模的考试,性能更加稳定,在数据安全方面要求更高,为此,目前的机考系统需要投入大的精力和成本,进行算法优化,提高系统性能以应对未来机考的严峻形势。

同时针对各种类型、场景的人机对话考试,以现有机考系统为蓝本,深挖需求,深入分析,进而衍生出更多有客户化特质的机考系统版本,满足不同考试项目的需求。

二、考试系统优势

卫生行业人机对话考试系统,从设计之初就本着安全、稳定、易用的理念,不断地完善系统。由于是针对卫生行业的考试进行设计,因此对于卫生考试有着很高的契合度,系统采用的数据加密技术、部署模式、数据存储方式相比其他考试系统非常适用于大规模、高保密性、多专业的卫生考试项目。系统在安全性、稳定性、易用性三个方面的优势尤为突出。

1. 系统安全性方面　系统采用 Aes128 位对称加密技术,考试数据从考务系统生成,通过加密检查程序与考试试卷进行同步加密,生成加密数据以及相应的考试使用的多类密码(如系统管理员密码、监考人员密码、试卷解密密码等)。

实际操作时,考试数据加载到机考系统后,完成第一层解密,再通过开考密码解开第二层加密,最终实现数据全部解密;考试结束后,考生的答题文件又以整体加密的方式,整体打包通过网络上传到后台数据中心,由数据中心后台监控系统进行解析打开答题文件第一层加密,检查无误后,再进入评分系统中,由评分系统解开答题文件的第二层加密。

整个过程形成一个虚拟的闭环,每层解密操作都由不同解密角色进行操作,这些角色解密或是由人触发或是由系统后台触发,这样在一定程度上,极大地保障了数据传输与使用的安全性,防止数据在各个环节被篡改。

2. 系统稳定性方面 在系统自身防篡改方面,每一端都增加了防篡改机制,一旦发生病毒篡改文件的情况,每端程序都会自动启动该机制,清除篡改文件,并及时进行恢复。

在应对异常情况方面,如遇到断电等突发情况导致系统文件损坏,系统利用三级架构机制,逐级检测各端系统文件是否一致,如发现下端系统文件不一致,会自动启动更新机制,保证系统一致性。

在保证数据完整性方面,系统引入了多点备份机制,考试过程中考生的答题数据会在考试机端、管理机端等进行多点同步实时备份,防止考试数据由于异常突发情况出现损坏或者丢失。同时系统还引入了断点续考机制,保证了考试过程中如遇突发情况(如断电)导致考试中断,在恢复正常后,考生能够继续答题,之前考试数据不丢失。

3. 系统易用性方面 系统部署方面,为了减少人工,系统除网关、管理机端需要单独安装,考试机端实现了批量安装、批量设置座位号、批量控制开关程序、批量删除数据、批量卸载机考程序等操作。同时为了进一步方便检测系统运行情况,系统还设置了测试场,通过测试场系统自动运行,检测系统、网络等方面情况,方便了线下技术人员的工作。

系统操作方面,实现"傻瓜式"操作与流程化操作相结合,去除使用机考系统技术门槛,使绝大部分有计算机基础知识的人员都能进行操作,降低学习成本。通过设定流程化操作,规范操作人员的使用动作,在关键点都进行防错误设置,减少因误操作导致异常情况发生。

在系统界面友好化方面,系统界面颜色、按键、提示说明的设置都充分考虑了用户的体验感和使用习惯,使得用户在使用时能够得到足够的系统支持。

(马志勇)

第四节 数据分析系统

考试数据分析是各项人才评价考试的必备环节之一,通常发生在考试完成后,也有部分数据分析发生在考试前。一般情况下,考试数据分析的主要环节包括评分和统计:评分环节是基于评分规则,对考生的作答数据进行赋分;统计环节包括合格标准判定、统计分析、成绩报告等。考试数据分析需要系统支持。

一、现实意义

人才中心考试项目多,不同考试项目在考试性质、考试形式、考试内容、题型题量、成绩发布等方面存在较大差异,这对考试数据分析提出了非常高的要求。考试数据分析的复杂性体现在考试数据量大、分析时效性强、分析准确性高、保密性严。数据量大不仅仅体现在考试人数较多,还体现在考试数据的维度较多、颗粒度细,试题、题型、知识模块、试卷、专业、合格标准、考试年份、考生、考区等不同维度的数据均需要进行分析;时效性强主要体现在各项考试成绩发布都有时间限制,根据相关规定,护士执业资格考试成绩于考试结束后45个工作日内公布,全国卫生专业技术资格考试成绩于考试结束后45个工作日公布,在考试结束后成绩公布前,需要进行上述各个维度的数据分析;分析准确性高体现在考试数据要能准确反映考生的能力水平高低,这样依据考试成绩作出的相应决策才是科学合理的,公平是考试的灵魂,因此考试评分、合格标准和成绩发布等不能有丝毫的差错;保密性严体现在人才中心承担的大部分考试都是全国统一考试,事关考生切身利益,考试安全无小事,因此成绩公布前的各项考试数据均不能泄露,考试数据分析需要在不接入互联网的保密场所进行。

正是由于考试数据分析的复杂性,必须有一套能够集成多项考试数据分析功能的系统,能支持机考和纸笔等不同考试形式,能支持各种题型的自动化评分,能支持对大量试题、试卷进行质量分析,能支持多个专业的合格标准判定,能支持按照各种维度对考试数据进行统计分析,能根据不同需求方要求生成各类统计分析报告,能支持大数据的并行处理等。

二、系统功能

考试数据分析系统面向人才中心考试管理用户,用于人才中心各项考试的评分管理和统计分析,通过统一的权限管理,实现不同项目考试评分,在不同考试项目中拥有不同权限。各管理用户进入系统后选择可进行操作的考试项目,完成本次考试评分工作以及统计分析工作。该系统要有权限管理功能,并与人才中心考务管理系统、题库系统等相衔接。评分工作主要功能包括考试配置、系统管理、考试数据管理、评分规则管理、考场记录管理等,统计分析工作主要功能包括等值和合格标准、统计分析、成绩报告等模块。该系统需要支持根据考试项目特有属性进行考生报考信息项、考试专业范围及考试方式、项目参数等设置,具有较高的灵活性。

(一)权限管理

考试数据分析系统主要服务对象是专用管理用户,系统直接面向人才中心,系统部署在人才中心内部保密机房。人才中心指派专用管理用户,精通卫生人才考试业务,但只具备普通的计算机应用能力。用户分为系统管理员、评分人员、统计分析人员。系统管理员创建评分活动,并对评分人员进行评分活动权限分配;评分人员根据分配的权限,仅对分配权限的某次考试进行评分操作和查询。系统管理员为统计分析人员分配数据权限,统计分析人员在权限范围内开展统计分析,生成各类报告。系统并发用户要支持不低于100人同时上传和访问。

(二)系统衔接

考试数据分析系统需要有接口与考务管理系统、题库系统等相衔接,支持不同系统数据的导入和导出功能:①考务管理系统需向考试数据分析系统提供考生基本信息、考生报考专业科目信息、座位信息、违纪信息、本次考试参加机构范围、开考专业范围、开考时间、考场、试室、座位等;②题库系统需要提供试卷试题结构以及标准答案;③纸质答题卡扫描系统需向考试数据分析系统提供各纸考考生答题记录信息;④考试数据分析系统向成绩发布系统提供考生成绩信息;⑤考试数据分析系统需向证书管理平台提供合格考生信息。

（三）评分功能

1. 导入考生信息　考生信息由考务管理系统导出。考生信息包括文件列表、机构信息、专业信息、科目信息、考场信息、场次信息、考生信息、试室信息、座位信息、数据字典、违纪考生信息、纸考试卷信息。导入考生数据量较大,系统对 400 万人次的响应时间不超过 2 小时。

2. 导入试卷信息和标准答案　标准答案信息由题库系统导出。标准答案分为机考、纸考两种,除了试题标准答案外,机考标准答案信息还有场次科目关系等,纸考标准答案信息还有纸考异构关系等。导入试卷信息及标准答案要求系统响应时间为 500 套试卷不超过 2 小时。

3. 导入考生答题信息　答题信息分为机考和纸考两种。机考答题信息数据来源为机考系统,纸考答题信息由答题卡扫描系统提供。机考和纸考考生答题数据结构不同,导入后,需要统一成指定的格式,方便后续评分操作。导入考生答题信息数据量较大,系统对 400 万人次的响应时间不超过 2 小时。

4. 维护评分规则　维护试卷总分、试卷模块总分、试题分数、试题得分判定方式。考试涉及几百个专业,500 多套试卷,每套试卷题型搭配、试卷知识模块搭配、试题数量皆不相同,系统要能够快速便捷地对全部试卷进行个性化的评分规则维护。题型搭配包括单项选择题、多项选择题和案例分析题:单项选择题选项数量 4~5 个,只有唯一正确选项;多项选择题选项数量 4~5 个,至少有 2 个正确选项;案例分析题由多个小问组成,每个小问选项数量 6~12 个,支持选项扣分。试卷知识模块是指每一个试题都属于一个考核知识点,多个考核知识点属于同一个知识模块。系统对 500 套试卷评分规则维护的响应时间不超过 30 分钟。

5. 评分　按照上述评分规则,进行评分操作。评分后的数据需要导出到考务管理系统进行成绩发放。另外,有的考试并不向考生报告原始分,而是标准分或者是否合格,此时的评分数据需要进行进一步的统计处理才能导出到考务管理系统。系统对 100 万人、400 万科次、100 题每科次的评分响应时间不超过 10 小时。

（四）统计功能

人才中心内网包含题库系统、考试信息管理系统等,各个系统均有统计需求,大致分为合格标准判定、试题分析、试卷分析、考试结果分析。

1. 合格标准判定　标准参照测验需要进行合格标准判定。合格标准判定分两类,一类是固定 60 分合格,一类是采用国际通行的专家 Angoff 法进行判定。固定 60 分合格并无科学依据,只是传统经验法则,由于不同年度、不同专业试卷难度无法统一,固定 60 分合格会导致不同年度、不同专业通过率差异波动较大。专家 Angoff 法设定的合格标准可以通过等值技术实现跨年稳定,消除不同年度试卷难度差异,使不同年度的试卷可以直接比较,因此推荐采用专家 Angoff 法来设定合格标准。在设定的合格标准基础上,可以对评分后的考生进行合格标准判定。根据考试需求,可以报告考生原始分或标准分或合格与否。

2. 试题分析 试题分析主要是为了统计分析单个试题的各项质量参数,包括单题各选项选择率、试题难度、试题区分度、试题功能差异等。根据不同试题参数,命、审题人员可以把握命题质量,并找出质量较差的试题,分析原因,进行下一步的处理。试题分析可基于经典测量理论,也可基于项目反应理论进行。数据分析系统支持将试题分析结果导入题库系统,为命、审题人员提供试题质量信息。

3. 试卷分析 在试题分析的基础上,可以进行试卷难度、试卷区分度的汇总分析,包括难度和区分度的分布和平均数等指标的分析。对于标准参照测验,试卷难度的另外一个重要参考指标是通过率,可以根据试卷通过率的横向和纵向比较,评估试卷难度。由于考试群体的差异,不同年度和不同专业试卷的通过率并不能比较,只能作为试卷难度的参考。试卷质量的另一个重要指标是信度,通过对试卷的信度进行分析,评估试卷分数的稳定性和一致性,比较不同试卷的信度,并对信度较差的试卷进行进一步分析。另外,还可以进行试卷分数的分布以及平均数、标准差、峰度和偏度等指标的分析,对试卷内容进行因子分析,对试卷各个知识模块进行分析,对同一专业的不同科目进行相关性分析等。

4. 考试结果分析 考试结果分析包括描述统计、雷同统计等。

描述统计指标包括缺考违纪人数、有效人数、平均分、最高分、最低分、通过人数、通过率等。这些描述统计指标可以在不同统计口径上进行,比如报考专业、报考级别、地域、专业类别、学校或培训基地、学历工作年限、人员类型等,并且可以进行人数分析、构成分析、比较分析(平均分比较、通过率比较、排名比较)等。该部分统计指标和口径较多,是考试数据分析的重点,灵活性较强,可为不同对象提供不同口径的统计分析。

雷同分析是查询同考场、同考点、同省份或全国层面的考生答案,按类似百分比进行比较分析,如95%以上雷同考生重点查询,针对雷同答案的考生进一步结合考中作答轨迹或其他考中的现场证据进行甄别筛选,以识别跨考点、跨省乃至全国作弊行为,为衡量考区、考点的考风考纪提供参考。

(五)成绩报告

考试除了具有评价选拔功能外,还具有导向功能和反馈功能。人才评价考试作为指挥棒,对人才培养的方向有一定的指导作用。因此,人才评价考试结果需要反馈给考试的相关利益方,比如考生个人、培养单位(院校或培训基地)、省份、主管部门等。特别是对于医学教育评价,《国务院办公厅关于加快医学教育创新发展的指导意见》(国办发〔2020〕34号)明确规定,要将医师资格和护士执业资格考试通过率作为评价医学人才培养质量的重要内容,对资格考试通过率连续3年低于50%的高校予以减招;将住培结业考核通过率等作为住培基地质量评估的核心指标,对住培结业理论考核通过率连续2年排名全国后5%位次的专业基地予以减招。因此,考试数据分析结果需要以成绩分析报告的形式及时向有关考试的相关利益方反馈。

不同的考试相关利益方对于考试成绩分析报告的内容需求是不同的。考生个人,特别是未通过考试的考生更关注各项考核知识模块的掌握情况,便于查漏补缺进行下一次备考;学校或医院等培养单位更关注本单位考生总体的考试情况、在全省和全国的排名位次以及各项考核知识模块掌握情况,便于了解本单位的培养效果,以改进培养教学方式;省级更关注本省各培养单位的总体情况、在全省和全国的排名位次;业务主管部门更关注考试全国总体情况,从不同维度了解人才分布、结构和能力情况,更关注考试公平性。

因此,面向不同考试相关利益方,需要出具不同使用对象的成绩分析报告。考试数据分析系统要支持报告模板导入,能根据需求查询考生个人维度、学校或医院或培训基地维度、省级维度、全国维度等报告模板并自动生成相应报告。成绩分析报告要简洁易懂,充分使用各类图表进行展示。

(魏华林 刘晓飞)

第四章　卫生健康人才评价展望

我国的考试活动历史悠久,是世界上最早设置医学教育与进行医学考试的国家,医学考试制度从萌芽、产生到发展经历了漫长的过程。当前我国已进入全面建设社会主义现代化国家的新发展阶段,卫生健康人才队伍建设是提供优质卫生健康服务、践行百姓健康"守门人"职责的重要保障。卫生健康人才评价作为一种社会现象,其发生、发展势必受到特定社会、政治、经济文化等因素的制约和影响,这就需要在营造公平、安全的考试环境,树立诚信的考试理念,打击高科技作弊,提高考试内容的科学性和有效性等方面不断优化、与时俱进。卫生健康人才评价工作任重而道远。本章将重点介绍人才中心所承担的人才评价项目和相关工作的未来发展。

一、对入学评价的展望

由于我国各地区经济发展不平衡,各地的教育设施、教学水平和教育资源等仍存在一定差异,因此,公平性仍然是我国教育改革的重大课题之一。另一方面,以高考举例来说,虽然有些地区也引入了学业水平测试和综合素质测试,但决定能否通过的标准依然是高考成绩或相关成绩,考生若想进入好的大学,就必须取得更高的分数,由此带来的分数至上的现状也是未来我国教育改革需要解决的问题。

二、对住院医师规范化培训考核的展望

经过多年探索,我国住院医师规范化培训和考核已经取得了一定的成绩,但因为其起步较晚,在考核评价方面还存在着考核标准未统一、对培训基地和教师的评价欠缺,以及对核心胜任力评价不全面等问题,因此需要从以下三个方面着重完善与发展。

1. 统筹构建以胜任力为导向的住院医师规范化培训一体化考核体系　住院医师规范化培训考核主要评估培训对象是否达到培训标准要求,是科学复杂的医学测量。目前分为过程考核与结业考核两大部分,各自又分为若干组成部分,所有这些评价部分的形式与内容都应一体设计、综合考虑。日常考核、出科考核和年度考核应各有侧重,结业理论考核与临床实践能力考核互为补充,而过程考核与结业考核更应有机结合。因此,各项评价手段统筹一体规划,通过这些不同阶段、不同形式的评价实现对住院医师各项能力的客观全面评价。此外,招收环节的考核也是住院医师规范化培训考核体系的一部分。为筑牢住院医师招收门槛,应积极探索在招收环节开展全国统一的考核,将招收考核、过程考核、结业考核进行一体化设计。

2. 推进考核体系的标准化与同质化　住院医师规范化培训的目标之一是培养全国同质化的合格住院医师,因此推进考核体系的标准化与同质化也是实现这一目标的有效手段。

一方面,结业考核的标准化与同质化是必然要求。目前,结业理论考核已实现全国统一,有利于全国范围内培训标准、考核内容及评价标准的统一。结业临床实践能力考核虽已试行统一的考核指导标准,但在实现全国同质化的道路上还有很长的路要走。另一方面,过程考核也需实现标准化与同质化,尤其是统一过程考核的评价标准,加强考核监督。

3. 加强对培训基地和带教老师的考核评价　住院医师规范化培训工作依托各个培训基地进行,培训基地的软硬件建设与住院医师的培训质量直接相关。因此,必须加强对培训基地和带教老师的考核评价,加强对培训基地的检查与督导,建立带教老师的激励机制,使带教老师的责权利有效匹配,加强带教老师的考核评价,确保住院医师的培训质量。

三、对护士执业资格考试的展望

1. 当前护士执业资格考试内容的设计基于对准入层面(入职三年以内)的护士的工作任务分析,而考试大纲应以护理岗位的胜任力为导向,因此持续地进行任务分析必不可少,根据需要调整大纲,是一个持续的、动态的过程。因此,护士考试应以岗位胜任力为导向,通过工作任务分析,结合行业特点和现实需求,对考试大纲进行及时动态调整。

2. 计算机化考试对硬件的要求不断提高,对信息技术手段的需求日益增加。目前护士考试的视频试题受全国机考硬件条件的约束,均为无音频视频,考生只能看不能听,导致部分更适合采用音视频结合呈现的考核内容暂时无法开发,因此提升考试终端硬件条件和信息技术水平迫在眉睫。应尽快研究采用考试新技术,提高考试信息化水平,拓展评价的新手段。尝试通过模拟仿真以及计算机技术,加强对护理人员临床信息处理、信息交互等方面临床实践的评价。

3. 继续积极开展新题型开发研究,探索研发融合型试题、工作实例型试题,进一步突出对实践能力的考核,并在此基础上开展制订试题编写模板和技术路径以及新型试题测试。

4. 加强考试研究,在强化考试内容专业化要求和岗位精细化要求方面开展应用型研究;开展大数据研究,为卫生人力资源管理提供相关信息。

四、对卫生专业技术资格考试的展望

经过多年的探索与实践,卫生专业技术资格考试在我国的卫生专业技术人员评价方面取得了一定的成绩。卫生专业技术资格考试能够公平、客观、科学地评价卫生专业技术人员的能力和水平,关键在于评价指标体系、评价内容、评价标准和评价手段的不断发展与完善。二十多年的不断探索中,通过修订完善考试大纲、开发案例分析题、采用人机对话的考试形式等方式,持续推动着卫生专业技术资格考试科学化进程,今后将以进一步优化考试设计作为考试改革与发展的重点。

1. 不断完善考试专业设置,更好地服务卫生健康事业发展　卫生专业技术资格考试作为衡量卫生专业技术人员是否具有承担相应职务工作任务所必需的知识能力的一种重要测评方法,其专业设置必须围绕卫生健康事业发展需要和医学学科发展,适应医疗卫生机构的需求,符合卫生人才成长的规律。随着医疗卫生事业的不断发展,医改的不断深入,职称制度改革的不断深化,医疗卫生机构改革逐渐推进,岗位设置不断调整完善。按照《人力资源社会保障部　国家卫生健康委　国家中医药局关于深化卫生专业技术人员职称制度改革的指导意见》(人社部发〔2021〕51号)的要求,动态调整专业设置是健全人才评价体系的重要措施。应有序开展医疗卫生机构岗位设置、卫生健康人才成长规律的研究,结合医学教育学科设置,建立系统的考试专业设置体系。

2. 进一步加强实践技能的考核,体现"以用为本"的考核目标 开展围绕岗位胜任力的研究,基于对实际工作任务的分析,建立评价指标体系,细化考试内容,并积极推进考试试题表现形式仿真化,模拟实际工作场景,使考试更加全面、真实地反映出考生解决实际工作问题的能力和水平,使成绩对实际工作能力的推论更直接、更有效。

五、对高级卫生专业技术资格考试的展望

高级卫生专业技术人员是我国卫生专业技术人才队伍的重要组成部分,是促进卫生健康事业高质量发展的中坚力量。高级卫生专业技术资格考试是卫生健康人才队伍建设的重要环节,是高级卫生健康人才评价与甄选的重要手段。随着健康中国战略及深化卫生专业技术人员职称制度改革的持续推进,高级卫生专业技术资格考试在规范专业管理、创新评价方式、突出实践能力考核等方面面临着更高的要求与挑战。未来应坚持遵循卫生健康行业特点和人才成长规律,坚持科学评价、突出实践,进一步提升高级卫生专业技术资格考试的科学性、有效性,推动高级卫生专业技术人才评价体系不断完善。

1. 优化专业设置,扩展评价内涵范围 根据我国卫生健康事业发展需要和医学学科发展方向,结合初、中级卫生专业技术资格考试专业,制定专业设置标准,建立专业动态调整机制,动态调整高级卫生专业技术资格考试专业。

2. 坚持实践导向,探索多元评价方式 充分运用现代化信息技术手段,丰富与创新评价方式,进一步加强实践能力的考核。尝试探索分类考核方式,体现不同类别高级卫生专业技术人才特点。

3. 加强考试研究,推动完善评价体系 充分利用考试数据资料,对高级卫生健康人才发展情况进行跟踪分析与研究,注重研究成果转化应用,为卫生健康事业高质量发展筑牢人才支撑。

六、对卫生健康行业技能人才评价的展望

2019 年 12 月,国务院常务会议决定分步取消水平评价类技能人员职业资格,推行社会化职业技能等级认定。我国的技能人才评价工作由此进入建立完善新时代技能人才评价体系时期。根据《人力资源社会保障部办公厅关于做好水平评价类技能人员职业资格退出目录有关工作的通知》(人社厅发〔2020〕80 号),在《国家职业资格目录(2021 年版)》发布后,原水平评价类技能人员职业资格不再由政府或其授权的单位认定发证,转为社会化等级认定,由经人力资源社会保障部门备案的用人单位和第三方社会培训评价组织按照职业标准或评价规范开展职业技能等级认定、颁发职业技能等级证书,支持服务技能人才队伍建设。按照文件精神,职业技能等级认定具体的实施部门(单位)有了较大变化,原来卫生健康行业职业技能鉴定的组织实施部门不再参与职业技能等级认定工作。

技能人才评价的最终目的是使用。国家职业资格领域"放管服"改革持续深入,需要进一步降低就业创业门槛、激发市场主体创造活力。行业技能人才评价工作在一定时期内将由人社部门备案的用人单位和第三方社会培训评价组织开展的职业技能等级认定、用人单位根据自身选人用人需要开展的自主评价、行业根据行业内动态更新的职业或技能人才需

求开展的以能力提升为目的的自主评价等多种评价机制并存,三者互为补充,切实发挥市场评价的指挥棒作用、行业的引导作用、用人单位的主体作用,有助于早日建立以创新价值、能力、贡献为导向的技能人才评价体系。卫生健康行业技能人才评价工作依托于行业职业技能鉴定工作的铢积寸累,具备了良好基础和丰富经验。随着健康中国战略和积极应对人口老龄化国家战略的深入推进实施,人民群众健康需求多样化的增加,医改的不断深入,健康服务业的快速发展和新时代老龄工作要求的不断提高,社会对卫生健康技能人才的需求也逐年上升,国家职业资格制度改革对行业技能人员职业资格认定工作产生影响的同时,又为卫生健康行业技能人才评价工作带来了机遇,符合行业职业特点的、契合行业发展需要的、通过自主评价等多元评价方式进行的技能人才评价工作面临着新的发展契机,需要紧贴新时代需求,多维度深层次推进行业技能人才评价工作。

1. 科学严谨完善行业技能人才职业分类研究,体现行业发展对职业分类的客观要求,构建符合行业实际的分类体系,结合新技术、新应用、新业态实现动态管理,发挥职业分类在技能人才评价等人力资源开发与管理工作中的重要作用。

2. 围绕卫生健康工作重点加强急需紧缺人才培育供给,拓宽技能人才培养途径,加强复合型、创新型、应用型、技能型人才培养。

3. 创新技能人才评价模式,引领行业自主水平评价,结合技能人才评价工作特点,强化实操实训。

4. 依托各类智库建设,探索建立技能人才工作相关专家咨询系统,为技能人才评价工作的发展提供专业化支持。

卫生健康行业的职业多与人民群众生命健康息息相关,是专业性强、技术性强的工作,不仅需要理论知识,还需要实操技巧,更需要高度的责任心和过硬的本领。近年来卫生健康行业愈发重视技能人才队伍建设,在技能人才评价工作新的历史节点上,要按照党中央、国务院决策部署,围绕2035年建成人才强国的目标,不断培养壮大高素质的行业技能人才队伍,为健康中国建设夯实人才基础。

七、对卫生事业单位公开招聘考试的展望

公开招聘考试是卫生事业单位公开招聘的主要方式。作为一种有效的约束机制,公开招聘考试既能约束政府在不干预的前提下加强宏观调控,又能让用人单位在遵守规则的前提下自主选人用人。通过公开招聘考试,将优秀的人才选拔到合适的岗位,从岗位的需求出发,从人才的应用出发,改善单位的知识结构,增强单位的活力,提高行业整体素质和水平。公开招聘考试的实施,有效地解决了平衡照顾和选贤任能的矛盾,同时给各类人才特别是高校毕业生,提供了双向选择的机会,通过公平竞争的方式上岗,为这种双向选择的模式提供了简便有效的平台。目前卫生事业单位公开招聘考试项目存在开考频次多、考试对象复杂、运行成本高等问题,为项目的整体推进带来一定困难:一是整合各省、各市招聘考试有难度。目前招聘考试面向各省、各市、各级医疗卫生机构提供考试服务,考试时间安排差异大,考试频次多,增加了题库的压力。二是调研力度不够,未充分挖掘潜在需求。目前招聘考试服务多以满足对方需求为主,对不同地区、不同级别的医疗机构的岗位需求、招考对象和考核要求等情况的调研有限。对于有潜在合作意向的单位,需进一步加大调研力度,深挖对方需求,找到双方都能接受的考核方案。另外,在维护现有合作单位的同时,了解市场上其他机

构考试服务开展情况。三是竞争压力大,未建立品牌效应。目前做人才评价的各类机构不少,各有优势。人才中心尽管有一定优势,但没有形成强有力的竞争力,未形成品牌效应。

目前人才中心在招聘服务中提供的多为阶段性服务,就人才招聘的某个环节开展相应工作,由不同部门单独完成,缺乏整体规划和统筹。建议探讨开展招聘信息发布、考试、面试、人事代理和派遣、员工培训等全流程服务,拓宽服务范围,吸引更多的合作方,具体发展建议如下。

1. 加大宣传力度,延伸服务范畴,增强吸引力　通过分析岗位特点、区分考核对象、细化考核内容提升人才评价的硬实力,利用各部门的优势,整合中心资源,拓宽和延伸不同服务项目的服务范畴,增加业务的广度和深度。借助中心网络平台和公众号发布提供招聘考试服务信息,加大宣传,探讨开展招聘全流程服务,拓宽服务范围,并就目前项目执行现状广泛征求意见,优化服务。

2. 以现有专业为基础,调研潜在需求,完善专业设置,满足更多岗位需求　通过调研,对招聘岗位进行梳理,了解岗位需求、群体特征,优化专业设置的匹配度,针对需求较多的专业开展论证并适时增加专业,满足更多省市需求。

3. 建立特色专业测评,进一步增加社会认可度　对于社会需求量大、考生人数多的专业,探索开展水平能力测评。

八、对考务管理系统建设的展望

随着云计算、大数据、物联网、人工智能、5G 等新技术的不断涌现和逐步推广应用,社会各行业信息化步伐不断加快,信息技术对于卫生健康人才评价考务工作发展的影响日趋明显。在考务管理信息化建设中引进新技术、新方法,不断满足考生和考务工作者的新需求,从而促使卫生健康人才评价向着更加科学、更加公平、更加安全、更加便民的方向发展,是未来考务管理系统建设的发展方向。

1. 提供多种现代化报考手段,为广大考生提供更为便捷的报考服务　随着移动智能终端和 5G 通信技术的应用和普及,在提供基于网页的报考和审核手段的基础上,补充提供适应移动终端的报考和审核 APP、微信小程序等手段,实现通过移动终端进行考试网上报名、信息确认与审核,不但可以拓宽报考渠道,满足考生随时随地进行报考与信息查询的需求,也可以大大提升考试报名与资格审核的效率,真正做到为考生提供更为便捷的报考服务,为考务工作人员提供更为高效的工作模式。

2. 整合数据资源,利用新技术充分开发、利用和发挥卫生健康人才评价数据资源的价值　要逐步整合卫生健康人才评价考务管理过程中产生的各类数据资源,建立数据采集、存储、传输、使用的统一标准和管理规范,建设卫生健康人才评价数据平台,利用大数据和人工智能技术充分挖掘、利用和发挥卫生健康人才评价数据资源的价值,向广大考生、政府机关、各级卫生考试管理机构和卫生健康领域高等院校提供数据信息服务,促进我国卫生健康人才队伍建设与发展。

3. 继续加强考务管理系统和数据安全　随着卫生健康人才评价考务管理信息化发展进程的不断深入,考生信息和考务管理数据的不断积累,在考生报考、资格审核和成绩查询等正变得越来越方便高效的同时,也吸引了非法“助考”团伙和网络黑客目光,他们盗取数据、非法牟取利益的手段也越来越高超。系统和数据安全已成为卫生健康人才评价考务管理工作面临的一项长期而艰巨的任务,因此必须利用符合国家标准的新的加密技术与手段,确保数据在采集、传输和存储中的安全,同时不断更新和加固系统与数据的安全防护体系,做到"魔高一尺、道高一丈",确保系统与数据安全。

九、对题库系统建设的展望

题库系统建设不是一蹴而就的,而是一个动态的、不断完善与积累的过程。需要在应用与研究中不断地探索新技术、创新方法,特别是要注重大数据和人工智能技术在题库建设中的应用,做到更加精准地支撑和辅助考试命题组卷工作,使考查内容和形式可以更好地满足国家和社会对于卫生健康人才的需求,助力卫生健康人才评价工作向着更加科学、公平、安全的方向发展,从而更好地服务于我国卫生健康人才队伍建设,提高人民群众对于卫生健康人才评价工作的满意度。

1. 利用大数据及人工智能技术,实现试题难度自动预估 当前题库系统中试题难度预估主要依据命题专家经验,预估难度受专家主观判断影响较大。利用大数据和人工智能技术,可以通过学习历年历次试题和作答结果的大数据,自动构建试题内容与试题难度等统计参数的对应关系模型,并能随着数据量的增加,不断提高模型准确性。当通过题库系统命制新题时,系统可以利用模型对试题难度进行预估,为命题专家提供经验和主观判断之外的参考。

2. 利用大数据及人工智能技术,实现自动审题 题库系统中的每一道试题都是经过卫生健康领域各专业专家严格判断,并进行相应标注和修正后的结果,当积累到一定程度,这些数据就可以成为大数据和人工智能研究的训练集。人工智能技术可以通过学习,掌握这些试题文本和所考查知识点、认知程度等属性之间的对应关系,当面对一道新命制的试题时,题库系统可以根据以往的学习与训练,自动为试题填充相关属性信息并快速评判试题合格与否,实现自动审题,从而为审题工作提供辅助与参考。

3. 支持更多现代化测评手段,满足卫生健康人才评价业务未来发展需要 随着题库系统的不断完善,系统将支持更多更先进的测评手段。例如,计算机化适应性测验(computerized adaptive test, CAT)。这项技术已在国外医学考试领域中有较为广泛的应用。它能够因人而异地提供测试,根据考生对试题的不同回答,自动选择最适宜的试题让考生作答,最终对考生能力水平作出最为恰当的估计。

十、对人机对话考试系统建设的展望

人机对话考试是人才评价的一种技术手段,是传统测试和信息化技术手段相结合的产物,本身具有传统测评手段(纸质考试)的元素,同时又有信息化的特点,如成本低、管理便捷、操作简便、题型多样、测试数据可分析性等。随着信息化深入,新技术的不断应用,人机对话考试形式会越来越深入应用到人才评价的各个行业,人机对话考试系统也会越来越先进与完善。

卫生行业人机对话考试系统根据卫生测评行业的特点,深度植根,希望从考试防作弊,扩大试题多样化以及便捷门诊化考试三个方面得到进一步发展。

1. 防作弊手段的研发与引入 针对日益发展的新技术手段,人机对话考试不能原地踏步,停滞不前。现今考试作弊手段向着高科技、隐蔽性、多样性、团伙性发展。为了保证考试的公平性,更好地为国家和用人单位选拔出合格的人才,人才中心也在思考在机考中如何引入高科技防作弊手段,并且已经着手开发研究,比如将人脸识别技术应用于防替考,运用电子试题界面水印技术防止拍题、漏题,对答题时长进行分析反查参考人员是否存在作弊行为,使用远程监控技术,随机调取现场考试画面,实现线上电子巡考等。

2. 试题多样化 目前卫生人机对话考试系统仅支持客观题,如何能够真正地测评参考人员实际操作水平,这也是人机对话考试发展面临的一个问题。现今,AR(增强现实)和VR(虚拟现实)技术得到飞速的发展,这让卫生测评中对于参考人员的实操考核有了实现的可能。因此,原来传统的试题形式会有翻天覆地的变化。那么将几种技术与考试测评相结合再通过人机对话考试系统表现出来,就是非常值得研究的一个课题。

3. 门诊化便捷考试 门诊化考试是人才中心一直追求的理念,也是人才中心一直探索的方向,目的就是简化考试流程,实现"随到随考"的理想状态。因此,人机对话考试系统就需要随之改进。随着移动端越来越智能化,也随着5G网络的推广,支持PC、PAD、PHONE等多种设备的考试系统已经实现,通过网络的"不见面"考试也已经逐渐发展起来,"门诊化便捷考试"也有了实现的可能。卫生行业人机对话考试也需要与时俱进,在保证数据安全的前提下,积极地尝试多种考试模式,走出一条有特色的机考之路。

十一、对数据分析的展望

(一)开发数据分析系统等值和合格标准模块

等值和合格标准确定是考试评分和统计分析必不可少的重要环节,现有的等值系统均为开源程序,使用中存在以下问题:一是现有等值程序仅支持其中一种等值设计,不同等值设计的数据输入架构不同;二是现有等值程序仅支持单组别等值,数据输入一次只能是单次的两两配对,不支持多批次、多专业的批量等值;三是现有等值程序仅支持经典测验理论(classical test theory, CTT)等值和项目反应理论(item response theory, IRT)等值中的一种,无法同时支持 CTT 等值和 IRT 等值;四是现有等值程序操作复杂,界面不友好,使用难度较大。

当前的考试数据分析系统还未将等值和合格标准功能整合进去,由于专业较多且时间紧,等值和合格标准工作每年都耗费大量的时间和人力,因此需要开发专门的等值和合格标准模块,支持多种等值设计,支持 CTT 等值和 IRT 等值两种测量理论,支持多种等值方法,并与考试数据分析系统进行衔接。

(二)基于项目反应理论重新构建考试系统

当前考试均基于传统的经典测验理论(CTT),该理论体系存在着先天不足,最大的问题是试题难度和考生能力不在一个量尺上,考生能力使用的是考试卷面分数,参照系是试卷全部试题,而试题难度参数是考生群体的得分率,参照系是考生群体,因此试题难度和考生能力无法匹配。此外,还存在考试结果的有限推广性、参数统计的样本依赖性、信度估计的不精确性等局限。

项目反应理论(IRT)正是为了解决经典测验理论的局限而发展起来的。它通过总结考生能力和作答正确率的关系,建立起相应的数学模型。在项目反应理论中,随着考生能力水平的提高,其答对某题目的概率也相应提高。以最简单的项目反应理论模型 Rasch 模型为例,其函数表达式为:

$$p_{ni}(x_{ni}=1|\beta_n, \delta_i) = \frac{e^{(\beta_n-\delta_i)}}{1+e^{(\beta_n-\delta_i)}}$$

式中,β_n 是考生 n 的能力;δ_i 是试题 i 的难度;p_{ni} 是能力为 β_n 的考生正确回答($x=1$)难度为 δ_i 的试题的概率;e 是自然对数函数的底。

从该表达式可以看出,特定考生个体对某个试题正确作答的概率是由该个体的能力 β 与试题难度 δ 之间的差值($\beta_n-\delta_i$)决定的。($\beta_n-\delta_i$)范围是正无穷大到负无穷大。Rasch 模型引入了胜算比(odd ratio)的概念,odd ratio=$e^{(\beta_n-\delta_i)}$,再将其进行对数转换,ln(odd ratio)= ln($e^{(\beta_n-\delta_i)}$)=($\beta_n-\delta_i$)=$logit_{ni}$,这样个体能力与题目难度差值经过对数转换后范围限定在 0~1 之间且单调递增。当 $\beta_n>\delta_i$ 时,个体答对试题的概率大于 50%;当 $\beta_n<\delta_i$ 时,个体答对试题的概率小于 50%;当 $\beta_n=\delta_i$ 时,个体答对试题的概率为 50%。这样,考生能力和试题难度相互独立并且表达在同一个单维度的量尺连续体上,考生的能力估计就是该考生以 50% 的概率答对的试题难度值。基于各自在此单维度连续体上的位置,考生个体与个体之间、题目与题目之间、考生个体与题目之间可以方便地进行直接比较,这是 Rasch 模型区别于经典测验理论的一个显著特征。

代表着未来考试变革方向的门诊化考试、因人施评的计算机化适应性测验(CAT)等的理论基础均是项目反应理论。比如,基于项目反应理论的计算机化适应性测验已经在美国注册护士执照考试(NCLEX-RN)中平稳运行了近三十年,其间未发生大规模失泄题和质疑事件,科学性、公平性都经历了时间的验证。基于项目反应理论使得美国注册护士执照考试的考生能力估计、试题难度、选题组卷、合格标准等都高度统一在一个量尺上,使考试更加高效、公平。

因此,基于项目反应理论重新建构考试各项系统,包括题库系统、考试系统、评分系统和统计分析系统等,能实现更加公平、更加高效、更加智能、更加个性化的考试。

(三)整合各项考试数据,建立人才评价统一路径

医学是一门活到老、学到老的学科,注定了医师的职业生涯离不开高强度的自我学习与提高。考试评价是学习的重要组成部分,因此,一名医师在其一生的职业进阶成长路径中,要经历大大小小的各项考试。从资格准入,到中、高级专业技术资格获得,每一阶段的专业技术水平都有对应的资格考试;从院校教育,到毕业后教育,再到继续教育,每一阶段的医学教育培训都伴随着结业考核;从招聘入职,到专家选拔,每一场人才竞赛都离不开选拔考试。考试是一名医师各阶段成长过程中必须要跃过的"龙门",各项考试评价是一名医师必经的锤炼。因此,可以通过对一名医师职业进阶中参加的各项考试数据进行分析,描绘出该医师长期的成长路径。

但是,由于不同阶段、不同目的的考试组织者不同,评价内容和评价方式不同,当前的各项考试数据还存在着"数据孤岛",不同的考试还没有整合在一起,因此,有必要通过系统加强考试数据的整合分析。考试数据的整合分为两个方面:一是考试内容上,以胜任力为框架组织不同阶段不同考试的考试大纲,比如美国毕业后医学教育的六大核心胜任力,或者中国住院医师培训精英教学医院联盟住院医师核心胜任力里程碑评价体系等;二是考生信息上,以考生某一特有标识,比如身份证号,医师或护士执业编号,或者人才中心自创一个人才证号,整合其参加的各项考试。整合的考试数据,能从中挖掘出非常多的宝藏,提供非常多的有价值信息。

1. 服务于考试专业动态调整 按照《人力资源社会保障部 国家卫生健康委 国家中医药局关于深化卫生专业技术人员职称制度改革的指导意见》(人社部发〔2021〕51号)的要求,动态调整专业设置是健全人才评价体系的重要措施。《"十四五"卫生健康人才发展规划》提出,要围绕卫生健康事业发展需要和医学学科发展,建立全国卫生系列中初级职称考试专业动态调整机制。考试专业的动态调整,需要从现有考试专业中,梳理出专业规模、地域分布、人员来源分布、就业去向及以上要素的跨年变化情况,结合卫生健康人才发展规划和人才需求情况,提出专业调整的建议。

2. 以考生为本,提高考试便利性 随着政府简政放权,"一站式"服务成为各项政务服务努力的方向,考试服务也应如此。由于一名医师职业成长过程中要参加的考试很多,整合各项考试为"一站式",可以使考生不必在不同阶段的考试、考试的不同阶段重复提交各种报名材料,可以简化考生各阶段考试的报名流程,减少考生为考试报名而提交的材料,提高报名信息的准确性,提高考试资格审核的效率,提高考务工作效率,也为后期统计分析打下基础。

3. 提供更加精准的人力资源服务 胜任力的特征之一是能预测个人绩效,由于考试覆盖了一名医师的职业进阶路径,因此可以通过整合后的考试数据分析,描述其胜任力的强弱变化,并根据其所处的职业阶段,为其提供更加精准的人力资源服务,比如能力描述、职位匹配、培训项目匹配、档案服务推荐等。

4. 更好地发挥考试指挥棒的导向作用 《人力资源社会保障部 国家卫生健康委 国家中医药局关于深化卫生专业技术人员职称制度改革的指导意见》(人社部发〔2021〕51号)指出,充分发挥职称评价的"指挥棒"作用。卫生健康人才需要具备高尚的医德医风和高超的临床能力,因此,对于卫生健康人才的评价也要突出医德医风和实践能力业绩导向。各项考试评价均统一在核心胜任力框架下,不以书本知识为考核内容,而是临床诊断能力和医德医风,能够引导医师重视提升医德医风,重视提升临床诊疗能力,而不是简单地背书应试。

(四)与医疗卫生机构信息系统打通,辅助职称评价

《人力资源社会保障部 国家卫生健康委 国家中医药局关于深化卫生专业技术人员职称制度改革的指导意见》(人社部发〔2021〕51号)要求提升职称工作信息化水平。充分利用医疗卫生机构信息系统,收集卫生专业技术人员工作量、病案、绩效考核、工作时间等数据,作为职称评价的重要依据。中、初级卫生专业技术资格考试和高级职称评审结果纳入医疗机构、医师、护士电子化注册信息系统。

考试只是卫生健康人才评价的一种方式,如果能与卫生健康人才的工作量、病案、绩效考核、工作时间等数据相结合,对于卫生健康人才的评价将会更加突出实践能力业绩导向,引导卫生健康人才更加注重临床实践,有助于破除唯论文、唯学历、唯奖项、唯"帽子"、唯分数倾向。卫生健康人才评价考试应与医疗机构、医师、护士电子化注册信息系统等打通,实现报名信息更准确,考试结果及时反馈,辅助各地和各医疗机构的职称评价。瑞士心理学家、精神分析医师以及分析心理学的创立者卡尔·古斯塔夫·荣格说过:"每一种品质都有其坏的一面,没有一种善能来到世界上,而不直接产生一种相应的恶。这是一个痛苦的事实。"考试是一把双刃剑,如果违背考试规律,也会给社会造成灾难性的后果,如20世纪60年代末法国滥用考试而引发的"五月风暴"。目前,考试仍然存在着一些认识、条件和功能上的局限,如有关考试的大量问题仍然存在不少疑点和难点,同时,考试受到内容长度、测评时间、测评方法、测评环境和评判标准的多种限制,测量误差客观存在等,另外,维护考试公平要求统一评判标准,而评判标准的统一又存在消融个性、影响创新的可能,等等。考试的道路依然路漫漫其修远兮,仍需广大从事卫生健康人才评价的人员集思广益,在不断的实践中探索,在反复的尝试中完善。

（徐　魏　张君君　郭　姣　张迎春　徐春燕

南　瑾　吴满红　崔文娟　马志勇　魏华林）

第四篇

卫生健康人才队伍建设管理实践

第一章　坚持破"四唯"和立"新标"相结合，改革卫生职称制度

　　职称是专业技术人才专业能力和学术技术水平的主要标志。职称制度是专业技术人才评价与管理的基本制度，对于党和政府团结凝聚专业技术人才，激励专业技术人才职业发展，加强专业技术人才队伍建设具有重要意义。卫生专业技术人才是我国专业技术人才的重要组成部分，其职称制度在引导人才专业化、规范化、科学化发展中起着重要作用。长期以来，我国卫生职称制度存在重论文、重科研、轻实践的导向，以及评价标准单一，未体现分层分类的工作特点，体现卫生专业技术人员工作数量和质量的量化指标不足等突出问题，亟须通过深化改革加以解决。

　　在此背景下，2021年人力资源和社会保障部、国家卫生健康委、国家中医药局联合发布《关于深化卫生专业技术人员职称制度改革的指导意见》，明确遵循卫生健康行业特点和人才成长规律，以促进人才发展为目标，以科学评价为核心，以品德能力业绩为导向的职称制度。委直属和联系单位作为国家队，在开展2021年度高级职称评审工作中，始终注重处理好改革创新和稳慎推进的关系，既确保评审工作稳定有序完成，又将改革文件中的创新点落地见效，对全国各地开展职称评审工作发挥了带动示范作用。

一、主要做法

（一）坚决"破四唯"，评价要素更加科学合理

　　深化卫生职称制度改革，关键就是坚持问题导向，着力破除唯论文、唯学历、唯奖项、唯"帽子"等倾向。此次改革文件中，明确提出不把论文、科研项目、获奖情况、出国（出境）学习经历、博士学位等作为申报的必要条件，不得把论文篇数和SCI（科学引文索引）等相关指标作为前置条件和评审的直接依据，不得将人才荣誉性称号与职称评审直接挂钩。委直属和联系单位坚决贯彻落实这一要求，在学历要求上，对不同学历人员一视同仁，将原博士晋升副高级医（护、药、技）师者年限最短需要2年，原硕士晋升副高级医（护、药、技）师者最短需要4年，统一调整为5年，这是破"唯学历"的举措。在论文要求上，明确申报高级医（护、药、技）师者，论文可作为代表作提供，对论文篇数、级别不作硬性要求，这是破"唯论文"的举措。

（二）坚持实践导向，引导医生、护士回归临床工作

　　2021年度委直属和联系单位高级职称评审中，强化病案作为评价载体，采取随机抽取与个人提供相结合的方式，加强对临床执业能力的评价。对申报（副）主任医师者，除延续了提交任职近5年共计50份病案号、系统随机抽取5份病案外，要求申报人提供本人在

任期内 5 份有代表性的抢救、死亡或疑难病案。对申报（副）主任护师者,要求申报人提供 3 份护理案例报告。通过对临床病案和案例报告的评价,评价临床医生、护士的专业技术水平。

除病案外,此次改革的重大突破就是基于病案首页数据,重点从技术能力、质量安全、资源利用、患者管理四个维度,利用诊治病种范围和例数、手术难度和例数、术后并发症发生率、单病种平均住院日、单病种次均费用等指标对临床医生工作数量和质量进行评价。2021 年度委直属和联系单位评审中,利用自行开发的数据提取和处理系统,提取 21 家单位共计 168 万条病案数据,计算 39 个临床专业、454 名参评医生基本 / 疑难疾病 / 手术（或操作）覆盖种数、基本 / 疑难疾病 / 手术（或操作）诊疗人数、疑难疾病 / 手术（或操作）诊疗人数占比、出院患者并发症发生例数、平均住院日、次均费用等指标结果,衡量参评医生的执业能力。采用"临床病案评价 + 病案首页数据量化评价"相结合的方式,突出评价临床医生工作的数量和质量,充分彰显了临床医生实践性强的工作特点,实践导向更加突出。

（三）运用信息化手段,提高临床医生评价科学化水平

基于病案首页数据对临床医生进行评价,需要提取和处理大量病案首页数据,对临床医生工作数量和质量情况进行直观、形象、可视化的呈现。为确保临床医生执业能力评价的顺利执行,按照评审工作流程和应用需求,开发了"临床工作数据提取系统（机构版 / 平台版）"和"卫生人才评价数据平台"。前者主要支持医疗卫生机构用户和省级用户进行数据提取、数据处理、数据规范性检测等操作,从数据的有效性及时间覆盖度上最大限度满足职称评审的需求,保证参评医师有数可评。后者主要将"临床工作数据提取系统"提取计算出的临床工作数据进行多维度可视化呈现,包括本人数据呈现、与参照系参比结果呈现、多人比较呈现等,主要为专家评审提供更为直观、便捷、有效的工具,提高评审效率。

为满足数据安全需求,根据网络安全法、数据安全法等相关规定,在建设卫生人才评价数据平台时,涉及的医疗机构信息、医师信息、疾病诊疗信息等均为敏感保密的内容,按照信息系统安全等保三级进行规划,确保评价的安全性。

（四）突出业绩导向,丰富完善成果代表作形式

实行成果代表作制度是此次职称制度改革的重要内容。卫生职称制度改革文件中,明确临床病案、手术视频、护理案例、流行病学调查报告、应急处置情况报告、论文、卫生标准、技术规范、科普作品、技术专利、科研成果转化等均可作为业绩成果代表作参加评审。委直属和联系单位高级职称评审中,依据不同职称系列、专业特点和工作性质,分别提出不同的成果代表作形式。其中,临床医学专业主要涵盖学术论文、专业论著、科研成果转化、临床指南制订、技术专利、手术视频、科普作品、学术会议发言 8 类成果代表作形式;公共卫生类别医师主要有学术论文、专业论著、科研成果转化、技术专利、制订卫生标准 / 技术规范、承担政策研究并被采用及发布、重大公共卫生事件总结、应急处置报告、流行病学调查报告、科普作品、学术会议发言 11 类成果代表作形式。不同职称系列和专业采取不同的成果代表作形式,有助于引导参评人员更加关注自身实践工作,形成正确的评价导向。

二、改革成效

职称制度是科学评价、用好用活人才的"指挥棒",是激发广大人才创新活力的重要工具。中央人才工作会议上,习近平总书记指出:"要完善人才评价体系,加快建立以创新价值、能力、贡献为导向的人才评价体系。"对人才的评价要做到破"四唯",更需要立"新标"。本次委直属和联系单位卫生职称改革试点工作坚决贯彻落实中央要求,推进平稳有序,回应了多方关切,得到多方认可,取得显著成效。主要体现在以下几个方面。

(一)落实了职称改革文件的各项要求

委直属和联系单位坚决贯彻落实习近平总书记关于加快人才评价改革系列重要指示,打通了人才评价"最后一公里",在全国率先不折不扣落实各项改革措施,率先开展基于病案首页数据评价临床医生执业能力,改革规范有序、平稳推进,形成了可参考、可推广的改革经验。将病案首页数据分析运用于职称评审,不仅大大提高了工作效率,同时使得职称评审的导向更加清晰,有利于引导医师重视临床实践,着力提高医疗服务质量,更好地服务于老百姓。对评审专家开展的问卷调查结果显示,他们对采用临床工作数据评价参评医师执业能力的方法认可度较高,83.8%的专家认为该方法科学性强,可有效解决唯论文、唯学历、唯奖项、唯"帽子"等问题。

(二)选出了满足临床工作需要的优秀人才

此次职称改革的核心内容,就是注重实践导向,突出"早临床、多临床、反复临床",使专业能力强、临床工作经验丰富、将时间精力更多投入一线工作的人才能够脱颖而出。委直属和联系单位高级职称评审中,临床工作表现已经成为是否通过评审的最重要影响因素,疾病诊疗人数、疑难疾病覆盖种数、疑难疾病诊疗人数等临床工作评价指标与评审结果显著相关。

(三)树立了正确的人才评价导向

委直属和联系单位评审充分验证了采用病案首页数据评价临床医生执业能力的可行性和科学性,树立了"重临床"的导向,将"会看病、看好病"作为医生的重要衡量标准,有效扭转部分医生"会发论文不会看病"的情况,引导医生回归临床。职称评价改革的示范引领作用,可为各地各单位开展卫生健康人才岗位聘任、晋升等其他人才评价提供借鉴和参考,加快推动建立以创新价值、能力、贡献等为导向的人才评价体系,激励引导人才职业健康发展,调动人才创新创业积极性。

三、小结

卫生行业专业门类复杂、涉及面广、人才评价难度大,推进职称制度改革需要凝聚共识、稳慎推进。委直属和联系单位职称评审工作做了大量有益探索,尤其是在临床医生执业能力评价指标、评价标准、评价手段等选取方面,取得了明显成效。但目前,护士、药师、技师、公共卫生人才等的评价体系亟须构建,代表作形式尚待完善,开展人才量化评价的数据基础、应用范围、数据质量等方面仍较为薄弱。下一步,将针对各级各类医疗卫生机构,分层分类制定评价标准,细化代表作具体要求,对业绩成果进行可操作、可量化的层级划分。规范病案抽取工作机制,规范病案提交内容,加强系统质控管理,确保数据质量,为评审提供更完整、准确的信息。

(李晓燕　蔡海燕　李淑婷)

第二章　浙江大学医学院附属邵逸夫医院职称评聘体系双轨制改革实践案例

一、背景情况

浙江大学医学院附属邵逸夫医院（简称"邵逸夫医院"）是由香港知名实业家邵逸夫爵士捐资、浙江省人民政府配套建设，集医疗、教学和科研为一体的公立综合性三级甲等医院，1994 年 5 月开业运行，是国内首家"门诊不输液"医院，国内首家"全院不加床"医院，国内首家设置入院准备中心医院，国内首家"无痛医院"，国内首家推行主诊医师负责制（Attending 负责制）的医院。医院在人事管理方面积极借鉴国际先进管理理念和思路，结合中国国情和医院实际，突破传统公立医院管理制度瓶颈，率先试行医生系列的专业技术人员档案职称和院内职称评聘双轨制，打破了职称终身制，在医院内部实行"专业技术职称评聘分开"，形成"RESIDENT-FELLOW-ATTEDNDING"三个阶段的院内考核评聘体系，创立了人力资源管理的"邵医模式"。

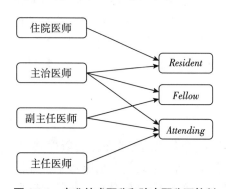

图 4-2-1　专业技术职称和院内职称双轨制

邵逸夫医院能够开展职称评聘体系双轨制（图 4-2-1）探索在于医院具有良好人事管理制度基础。一是邵逸夫医院在浙江省卫生系统率先实施全员聘用制。邵逸夫医院在成立之初制订了一整套完善的人力资源管理制度和流程，其中，精细化的岗位设置是人力资源管理工作的基础，医院在对全院岗位进行科学分析的基础上，制订了 762 个岗位的岗位职责说明书，严格按需设岗、按岗定责、按岗定薪，实施院科两级岗位考核和岗位聘任。单位与个人在平等自愿、协商一致的基础上签订聘用合同，做到按岗定人、人岗匹配。二是薪酬制度上，医院实行档案工资与医院岗位等级工资双轨平行制。将现行的事业单位工资作为员工的档案工资，对于国家出台的事业单位工资制度改革、工资年金等政策，医院仍按规定执行并存入个人干部档案，作为员工病产假、调出、退休时的工资依据。医院将岗位分成医生、护理、医技、行政、后勤五大类，根据岗位职能、责任和风险、技术和学历要求、工作强度等要素共设立了 130 个岗位津贴标准，亦称院内岗位等级工资，院内薪酬发放依据岗位等级工资制度。岗位变动时，需重新签订聘任合同，岗位职责和薪酬也随之发生变化。三是医院具备较成熟的配套的人力资源管理制度。医院制订了涵盖聘用、晋升、考核、奖惩等的 25 项人力资源制度及 9 大流程。这些制度和流程相互关联，相互依赖与统一,共同形成了医院人力资源管理体系。正是有了上述一系列人事机制体制的创新,医院在职称评聘上,得以实行专业技术人员档案职称和院内职称双轨平行制。医院按照浙江大学规定和要求开展医师系列的专业技术职称评定工作,但该职称不作为医院直接聘用的依据,也不与院内岗位和待遇挂钩,只在个人干部人事档案内保留。在医院内部,完全根据人员的实际临床工作能力和医院工作需要,经过严格的临床理论知识和临床专业技术技能考核,以聘任制的方式聘任院内职称。

二、主要做法

(一)加强组织领导,成立职称评聘资格审查委员会

医院成立资格审查委员会,委员会由医院领导、临床科室及医技科室正高级专家组成,具体执行部门包括人事科、教育办公室、科研办公室、医务科、党政办公室、质量管理办公室。资格审查委员会的主要职责包括:审核年度拟晋升 Resident、Fellow、Attending、资深 Attending 的基本条件;审核拟晋升者任现职以来每年度的考核情况及是否有医疗差错、事故、重大纠纷及临床、教学工作量完成情况;确定院内职称考核程序及内容;确认拟晋升者的相应资格;确认降职人员名单;讨论、修改《职称考试、资格认定实施细则》。资格审查委员会在每年 11 月和次年 2 月定期召开会议,保障了职称评聘、岗位聘任、人才培养等相关工作的顺利开展。

(二)制订配套细则,为职称评聘改革的组织实施提供制度保障

制度建设上,医院制订了《职称考试、资格认定实施细则》以及配套的《各级医师技术水平考核细则》,考核细则明确了院内职称考核的程序、内容、准入条件等,是对院内职称实施细则的补充和完善。在实践当中医院根据自身的发展和外部环境的变化,推陈出新,不断创新,在 2007 年出台《资深 attending 制度实施办法》,2015 年引入住院医师规范化培训标准,使得晋升考核体系更加契合临床实际,有利于畅通医院人才发展通道。

(三)参照国际经验,科学设置职称评聘等级架构体系

邵逸夫医院临床医师职称等级分为四类。一是住院医师(Resident),是接受毕业后教育的培训阶段,该阶段一般需毕业后满 5 年才能完成培训计划,分 R1、R3、R5 三个阶段。2015 年开始与住院医师规范化培训年度考核和结业考试相结合。二是高年资住院医师(Fellow,相当于国内中级职称医师),是指完成住院医师培训,并经院内考试、考核,合格后取得资格的医师,该阶段一般需要 5 年时间,分 F1、F3、F5 三个阶段,其临床工作职能主要是与主诊医师一起直接参加临床工作,并可在主诊医师的指导下独立进行一般的临床技术操作,培养其具有独立胜任临床工作的能力,逐步向主诊医师过渡,同时在该阶段将明确今后亚专业的发展方向。三是主诊医师(Attending,相当于国内高级职称医师),要经过医院住院医师培训考核,Fellow 阶段培训及严格考核,同时需完成一定数量的工作量指标才能取得资格,其临床工作职能是完全独立承担临床、教学及科研工作。对于在其他医院从事医师工作应聘来医院工作的人员,同样需通过医院严格的考核,根据考核结果并结合其实际工作能力,医院重新聘任相应的院内职称。四是资深 Attending,需从主任医师满 5 年及以上的人员中推选,同时明确人数不能超过科室 Attending 总数的 20%。

(四)做好流程管理,保证评聘考核科学公正

1. 严格设立标准条件,做好信息初审　医院人事科组织各个执行部门审核拟晋升人

员的相关信息,包括考勤、任职年限(人事科),患者投诉、医疗事件、完成医院要求的核心课程、急诊轮转和培训等(医务科),病历质量(质量管理办公室),医德医风(监察室),心肺复苏(CPR)培训、高级生命支持(ACLS)、大查房(grand round)参加情况(教育办公室)。由人事科汇总上述所有初审信息并形成议题后提交资格审查委员会审议和讨论,审核通过者方能正式进入院内职称考试阶段。

2. 分层分类开展理论知识与实践能力考核 Attending 的考核内容包括理论知识、教学查房和临床决策能力;Fellow(F1)的考核内容包括理论知识、临床决策能力、病历质量、技能操作和会诊能力;Resident(R5)的考核内容是理论知识。理论知识考试中英文试题各占 50%,英文试题参照美国执业医生和专科医生考试的选择题,部分科室(如中医科、核医学科等)为专业英文的文章翻译,中文试题选取自全国卫生专业技术资格考试题库、医疗三基题库以及其他试题。病历质量考核是选取内、外科病历资料各一份,要求各个临床科室拟晋升者当面进行修改和评判,评定标准由质量管理办公室按照评分表复核。技能操作考试的考核范围包括外科(切开缝合、导尿、换药拆线 三选一)、内科(胸膜腔穿刺、腹腔穿刺、骨髓穿刺、腰椎穿刺 四选一)、妇产科(经阴道后穹窿穿刺术、分段诊刮术、放环取环 三选一)等,拟晋升者需要按照抽取到的试题卡进行操作考试。会诊能力的考核方式是进行实际书面会诊或模拟会诊,解读会诊意见,由面试评委直接进行评判,评判参照临床决策、人文关怀、谈话沟通技巧等几方面标准。此外,医院也明确了各级职称考核专家小组的人员构成、专家资格等,保证考核结果具有权威性。2018 年开始,为了建立与各专科更为契合的临床技能考核,医院在 F3、F5 阶段进行试点,调整考核形式和内容,将院内晋升考试自主权下放至临床科室,由各个临床科室从工作量、医疗安全与质量、科研与教学几个维度分解院内职称晋升的指标,予以量化并制订相应认定方案,形成了 37 个临床科室共 38 份 F3/F5 认定方案(其中放射科分放射诊断和放射介入),以求更为科学合理地进行临床量化考核评价。达到工作年限及认定条件的人员经科室考核认定,医务科审核,人事科汇总,提交医院资格审查委员会讨论。

3. 严格聘后管理,保障医疗质量 医院资格审查委员会对所有参加考核的人员进行讨论和表决确定是否聘任。职称晋升结果将运用在岗位聘用、院内岗位等级工资调整、医疗权限申请以及主诊医生负责制的推行等方面。其中,医疗权限的申请分为 Attending 级和 Fellow 级,Fellow 级由本人提出申请,科室权限小组审核,医务科审核备案,Attending 级除上述三个步骤,还需要医疗技术临床管理委员会进行审核,以保证医疗质量。推行主诊医师负责制,具体由 1 名 Attending、1 名 Fellow 和 1~2 名住院医生组成的医疗小组负责患者门诊 - 住院 - 手术 - 出院随访的医疗诊治全过程,在保证医疗质量的同时承担科研、教学、社会服务等任务。主诊医师负责制源于欧美国家,但邵逸夫医院充分结合国情和院情,将其发展成为目前的科主任领导下的主诊医师负责制。同时科室内部形成资深 Attending 与低年资 Attending 的组合,以“大 A”带“小 A”的形式开展诊疗工作。资深 Attending 通过指导和监督,帮助低年资 Attending 成长,保证医疗质量和安全,培养学科人才队伍(图 4-2-1)。

三、成果成效

1. 建立了体现品德、能力、业绩的、“能上能下”的职称评聘制度,调动了人员积极性,促进了人才队伍发展 邵逸夫医院职称评聘体系双轨制改革打破了传统职称终身制,激发了员工的内在潜能,促进了医学人才向临床、科研、教学等多方面分层分类发展。例如,一位院内职称 F5 的高年资主治医师,如果他的临床技术和能力达到或接近 Attending 水平,他可以通过绿色通道,经全面充分的岗位胜任度评估,以及资格审查委员会审慎讨论后被授予 Act-Attending(代理 Attending)资格。Act-Attending 资格期限为 3 年,期间将有条件开放医疗权限,院内待遇和岗位不作调整,3 年内如未晋升 Attending,资格将会被取消。同样,一位已具有 Attending 资格的医师,如果在任职期间出现了不胜任岗位工作的行为甚至发生了重大医疗事件,通过医疗事件委员会和奖惩委员会认定,经资格审查委员会讨论将会降聘至 Act-Attending 或 Fellow。这就是院内职称实施过程中的"低职高聘,高职低聘"机制。另一种情况是,本人已具有副主任医师职务,符合条件可以申请 Attending 资格,但个人倾向基于临床的科学研究,允许特别申请不参加 Attending 考试,不进行临床带组医疗。这种灵活的评聘机制促进了医学人才分类培养,给予员工多样化的发展通道。经过 28 年的发展,医院医师队伍人才数量和质量均得到稳步提升。高质量的医学人才促进了医院学科发展和人才梯队建设。医院现有 Resident 医师 440 人,Fellow 医师 501 人,Attending 医师 420 人,资深 Attending 医师 28 人,其中硕博研究生学历占比 95.68%,高级职称占比 35.93%。目前人才队伍中有国家级人才 9 名,省级人才 65 名,校级人才 38 名,9 人担任国家级医学会副主委及以上,16 人担任省级医学会主委或候任主委。在丁香园联合麦肯锡发布的中国医疗机构最佳雇主榜单中,邵逸夫医院连续六年排名全国前五,浙江省第一,员工晋升发展排名全国第一。

2. 促进了医院服务绩效、医疗质量和患者满意度的提升 医院绩效数据稳步提升,门急诊人次、出院人次、手术总例数以及四类/特类手术例数均呈逐年增长趋势,平均住院日和药占比呈逐年下降趋势(图 4-2-2、图 4-2-3、图 4-2-4)。在 2018 年、2019 年全国三级公立医院绩效考核中,医院连续两年排名居全国综合性医院第 11 名,进入全国参评医院仅有 1% 的 A++ 序列。通过主诊医师负责制的推行,患者诊疗方案的制订和调整更加迅速,主诊组内上下级医师之间的报告指示程序更加明确,各级医师的工作责任心明显增强。全院核心医疗流程得到进一步优化,医院运营效能提升显著。

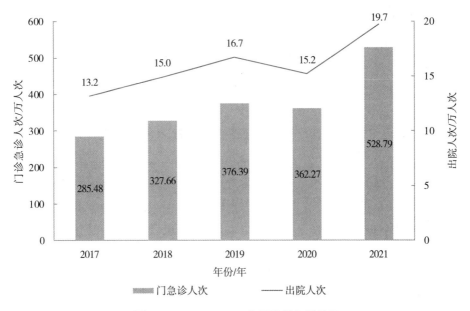

图 4-2-2 2017—2021 年医院服务量情况

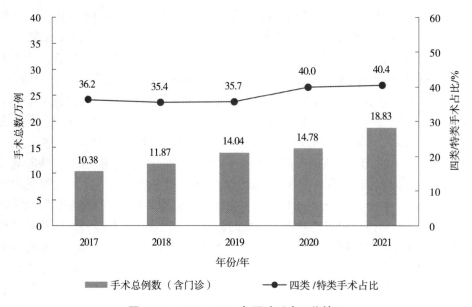

图 4-2-3　2017—2021 年医院手术工作情况

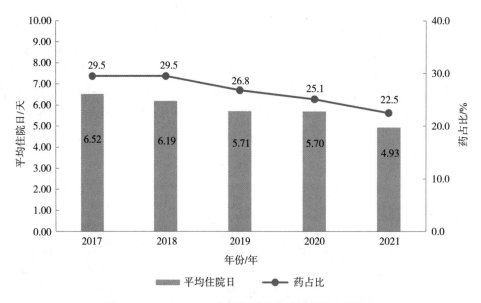

图 4-2-4　2017—2021 年医院平均住院日及药占比情况

　　医疗服务质量进一步改进,患者满意度明显提升。"让患者选择医生"满足患者就医心理需求,体现了"以患者为中心"的服务理念,医疗的连续性、治疗的及时性得到保证,提高了患者的就医安全感、对医务人员的信任感和对医疗服务的满意程度。从 2018—2020 年国家卫健委对邵逸夫医院的调查统计数据可以看出,住院患者满意度和门诊患者满意度都呈现上升趋势(图 4-2-5)。

　　3. 在一定范围内发挥了示范引领作用　随着新医疗卫生体制改革的不断深入,医学模式实现了以"疾病"为中心到以"患者"为中心,从"看病"到"看病人"等一系列的重大突破,医疗管理模式也随之发生相应改变。主诊医师负责制是国外医院管理中普遍运用并取

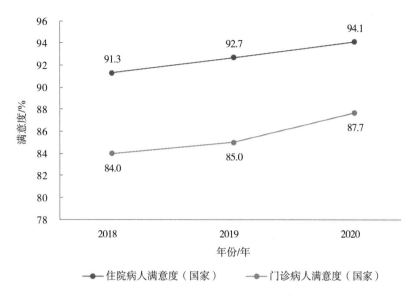

图 4-2-5 2018—2020 年医院住院及门诊患者满意度情况

得成功的医疗管理模式,邵逸夫医院于 2000 年 9 月开始探索中国式的主诊医师负责制,出发点在于具体体现以患者为中心的宗旨,让患者享有其所应具有的知情同意权和自主权。邵逸夫医院的经验也得到了多家医院的关注,在一定范围内起到了示范和引领的作用。目前,绍兴市人民医院、嘉兴市第二医院、第二军医大学第一附属医院、江苏省人民医院、连云港市第三人民医院、新疆维吾尔自治区人民医院、中国人民解放军总医院等相继开展了主诊医师负责制的探索和实践,在完善医院能级管理、精细化管理和人力资源管理等方面都发挥了作用。

四、问题困难

1. 全面、科学地评价临床医师执业能力仍存在较大挑战 尽管医院不断修正和完善院内职称考核办法和考核标准,但是如何通过量化指标来评价医生的临床水平和临床能力仍是难题。不同学科临床指标不相同,即使是相同学科在不同亚专科之间也存在差异,综合性医院如果采用统一的临床评价量化指标应用性不强,"一刀切"的评价方法不利于人才的科学评价和分类发展。在主诊医师负责制的实施过程中,医院已经发现主诊医师的整体素质、责任心和技术水平确实存在一定差异。较高责任心可弥补技术上的不足,也可以最大限度减少医疗上的缺陷。相反,缺乏责任心往往会带来纠纷,成为事故的苗头。也有极少部分主诊医师重面子,不愿将疑难疾病或复杂疾病提交科室或进行 MDT 讨论,对手术过程中的问题也有着意掩盖的情况。这些情况归根到底是安全意识和责任心的问题,忽视这一点,纠纷差错难免出现。

2. 学科人才梯队建设存在不平衡性 医院学科发展的不均衡导致不同学科的人才梯队结构差异较大。按医院现有情况看,部分学科的 Attending、Fellow、Resident 人员结构已呈现倒金字塔形,Attending 医师的占比超过年轻医生的占比,未形成良好的人才梯队,不利于科室的发展和人才的培养。

3. 信息化建设辅助人才评价存在技术壁垒 如何更好地利用信息化技术来提高临床

考核的效率和效果是亟待解决的问题。医院信息化建设速度和医院内部对于信息化管理的需求之间存在差距，更好地将信息技术赋能职称考核体系建设，进行量化指标的提取、分析和运用，打破壁垒，真正实现数据的互联互通，是医院进一步做好职称考核评聘工作的前提和保障。

五、下一步工作思考

《关于深化卫生专业技术人员职称制度改革的指导意见》（人社部发〔2021〕51 号）要求完善评价标准，注重医德医风考核，突出评价业绩水平和实际贡献，破除唯论文、唯学历、唯奖项、唯"帽子"等倾向，实行成果代表作制度；创新评价机制，完善职称评价方式，畅通职称评价渠道，提升职称工作信息化水平；促进评价与使用相结合，合理确定评聘模式。邵逸夫医院将以国家政策要求为导向，结合本地区实际情况和医院现状，不断创新探索，进一步完善临床评价指标体系。近期，邵逸夫医院由院领导牵头，人事科协同医务科、质量管理办公室、教育办公室、IT 中心等职能部门，在深入调研和广泛征求各个临床科室意见建议的基础上，从临床工作量、临床诊治技能考核、临床医疗质量、同行评价、社会影响力几个维度出发，制定出了邵逸夫医院临床评价标准和护理评价标准，以求不断创新和完善医院卫生人才的考核评价与培养体系，最大限度地激发员工积极性，提高医院整体效率，建设一所技术一流、管理一流、设施一流、服务一流的现代化国际化综合性三甲医院。

主诊医师负责制充分调动了医务人员的积极性，然而在深化医疗改革的大环境下，随着医患之间的不断换位，如何坚持和完善制度，更好地服务于患者，是医院始终关注和思考的问题。首先，需进一步加强医德医风和人文素质教育，提高医生的个人修养和医者仁心；其次，需进一步明确 Attending 的岗位比例，竞聘上岗，保证人员梯队的科学合理性；再次，加强对 Attending 队伍的管理和考核，建立更加灵活的聘用机制，以考核进一步提升 Attending 队伍的责任心，促进医疗质量的进一步提升。

在医疗健康信息化快速发展的今天，医院也将进一步发挥互联网技术优势，做好信息互联互通，不断提高相关医疗信息数据提取的效率和准确性，做好数据分析和运用，以信息化赋能医院职称考核体系建设。

（戴立萍　吕汪斌　宋祎玮）

第三章　香港大学深圳医院人事薪酬制度改革的实践与探索

　　香港大学深圳医院是由深圳市政府全额投资、与香港大学合作共管的三级甲等公立医院。医院作为深港医疗合作的重要平台和深化医改的"试验田",将香港公平、公开、公益的专业文化,融合内地高效的经济创新动力,探索现代医院管理制度建设,特别在人事管理和薪酬制度方面大胆改革,激活新动力,推动医院高质量发展。

一、医院基本情况

　　2011年7月27日,深圳市政府与香港大学签署协议,合作举办香港大学深圳医院。医院总投资约40亿元,占地面积19.2万平方米,总建筑面积36.7万平方米。医院现拥有床位2 000张,目前已经启动二期工程建设,未来将增至3 000张病床。医院现有内地职工3 195人,港方专家100余人。2021年,医院门急诊量达173.6万人次,出院量达6.5万人次。

　　自2012年7月投入运营以来,医院逐步引进国际一流的先进医院管理经验和医疗技术,为市民提供优质医疗服务。医院以深港合作为契机,全面引进香港大学具有国际一流水平的优势学科,并优先打造卓越诊疗中心,包括心血管医学中心、神经医学中心、肿瘤医学中心、骨科医学中心、生殖与产前诊断医学中心。同时,医院设立国际医疗中心,提供具有国际先进水平的高端医疗和健康管理服务,设立华为社康中心提供基层医疗服务,满足市民、香港跨境人员和外籍人士多层次、多元化、个性化的医疗服务需求。

　　医院于2015年9月通过澳大利亚医疗服务标准委员会(ACHS)全机构认证,2017年11月正式成为国家三级甲等综合医院。2018年6月,医院成功入选广东省高水平医院建设培育单位,全力打造集"医、教、研、管"于一体的四个粤港澳大湾区国际化中心,包括医疗中心、医学人才培养中心、医学科技创新中心和医院管理创新中心。2021年,医院作为唯一一家地市级医院入选国家卫生健康委公立医院高质量发展试点单位,同时入选国家建立健全现代医院管理制度试点医院。

　　未来,医院的愿景不仅是发展成为"国内一流、国际知名"的现代化医院,更是要成为国际顶尖的教学医院和医学院,为国家培养医疗人才。

二、主要做法

(一)改革管理体制,实现人事自主权

　　建立管办分开的法人治理结构,设立董事会、管理团队和监事会,履行决策、执行、监督职能。董事会行使医院重大事项决策权,医院管理团队执行董事会决策,负责医院运营管

理。设立 12 个专责委员会,辅助管理团队进行决策和管理。监事会负责监督董事会、医院管理团队的职务行为,监督医院运行和管理等。同时,把党的领导融入医院治理结构,党委书记由市委卫生工委选派,进入董事会参与医院发展规划、"三重一大"等重大事项的决策。

实行所有权与经营权分离。深圳市政府作为出资人,履行对医院的举办和监督职责;香港大学作为运营方,负责医院运营管理,委派院长。以院长为首的医院管理团队行使经营管理自主权,集合深港两地医院管理和制度优势,探索创新推动医院改革发展。医院严格按照章程规范有序运行,董事会负责制(修)订医院章程,明确医院性质、办院方向、办医宗旨、功能定位、组织结构、决策机制、管理制度、监督机制、党的建设、患者权利等内容。

院长获董事会授权,负责策划及决定医院的组织架构、岗位设置和员工聘用。成立岗位设置和薪酬审核委员会(简称"岗薪会"),是 12 个专责委员会之一,协助院长处理人力资源体系和政策制定、岗位设置和薪酬福利架构等事项,包括组织架构及岗位设置、人力资源策划和管理、人事制度、职衔和职级架构、聘用条件、薪酬制度、合同管理、员工发展等。借鉴香港医管局人力资源管理经验,结合内地政策法规和管理实践,医院已建立一整套科学完善的人力资源政策和管理制度,致力于为员工提供富挑战性的工作岗位、合理且具有吸引力的薪酬和聘任条件,以吸纳优秀人才。

为确保医院的人力资源规划能满足业务发展需求,按照医院的人力统筹工作程序,部门主管策划本部门每年所需的员工数目及结构,人力资源部负责统筹医院整体的人力资源需求及发展计划,并提交"岗薪会"批准。医院每年制订员额岗位和工资预算,经董事会批准后执行,在核定的预算总额内自主确定薪酬待遇。

(二)实行岗位管理和全员聘用制度

医院对所有员工实行去编制化管理,推行以岗位管理为基础的全员聘用制度,建立以基本养老保险和年金为主要内容的社会养老保障制度,将"单位人"变为"社会人"。按照三级甲等综合医院的功能定位,结合深圳市区域卫生发展规划,医院一期床位规模为 2 000张,经深圳市编办测算确定医院员额 3 936 个。在核定员额范围内,医院实行"自主设岗、自主招聘、自主定薪",建立"人员能进能出、岗位能上能下、薪酬能升能降"的选人用人机制,实现用人自主权。

医院按需设岗、按岗聘用,将岗位分为医生、医技、护理、科研、管理、支援 6 个系列。引入香港和海外经验,在各职系设置不同职级,有别于传统医院。打破传统按职称晋升体系,建立以顾问医生为代表的岗位管理体系,包括医生职系分为高级顾问医生、顾问医生、副顾问医生、高级医生、驻院医生 5 个级别,管理职系分为总经理、高级经理、经理 3 个级别。应业务发展需要,医院可适时增加、删减或调整岗位设置,优化岗位结构和技能组合。增加护理人员数量,使医院床人比达 1∶1.95,医护比达 1∶1.6,均高于全国平均水平,医疗质量和患者满意度明显提升。设立医生辅助岗位,如医生助理、B 超技术员、牙科治疗师、临床助理员等,提高医生工作效率。编制岗位说明书,明确各岗位职责、任职资格和核心能力。建立岗位评估体系,进行日常辅导、恰当管理和年度考核。全面评核员工核心才能,包括职责才能、个人才能、人际及群体才能、机构成效等方面,考核结果作为员工聘任、续聘、解聘、奖惩以及增薪的依据。

医院聘任员工以应聘者的专业、医疗知识和技能,及重视医院规定的工作操守为依据。招聘和聘用的过程遵循"能者居之"的原则,为确保遴选过程公平公正,成立遴选委员会,由

3~5 名成员组成,负责面试及遴选应聘者。实行合同管理,所有岗位人员均依法签订书面聘用合同,明确双方的权利义务。合同期限分为有固定期限和无固定期限 2 种,首两次合同期限一般为 3 年,试用期不超过 6 个月。在医院连续签订 2 次固定期限(全职)合同并服务至期满的人员,原则上应签订无固定期限合同。员工严重违反医院的规章制度、廉政建设的相关规定及员工守则,严重失职或无故旷工,医院可单方面解除聘用合同,实时生效。

(三)建立以固定薪酬为主的分配制度

医院拥有薪酬分配自主权,目标是提供公平、合理及具有吸引力的薪酬,以招聘和维持一支稳定、高效、勤奋的工作队伍。突破事业单位绩效工资水平和结构限制,实行"以岗定薪、人岗相适、同岗同酬、优绩优酬"的岗位薪酬制度,并采取固定为主、绩效为辅的薪酬策略,其中固定薪酬占 70%,绩效薪酬占 30%。

员工的工资按其资历、从事的岗位及工作表现而确定,主要由基本工资、岗位津贴和绩效工资构成,其中基本工资和岗位津贴是固定部分,绩效工资为浮动部分。参考香港和国际公立医院薪酬体系标准,并结合内地薪酬情况,设立了反映医务人员专业价值的岗位薪级表。新聘员工的薪级按其岗位的薪级点幅度,根据其学历、年资等因素决定。合同期内,若员工考核合格并且工资未达该岗位工资幅度的顶点,可考虑每年递增薪点。如有升职,则按晋升后所属岗位的薪级区间支取薪酬。根据人员系列和薪级进行分配,同一系列同一薪级的职工在不同科室的固定薪酬相同。其中医生分为 31 个薪级,护士分为 45 个薪级,每个薪级对应一个固定的薪酬标准。合理拉开医疗、医技、护理、行政人员的工资待遇差距,充分体现医生劳务价值和技术价值。医生税前平均年薪为 66 万,顾问医生最高可达 115 万,高级顾问医生最高可达 200 万,医生人均收入是护士的 2.6 倍(全国平均 1.4 倍)。绩效工资分配主要考虑员工工作表现、科室服务量和成本、质量与安全,兼顾国际医疗中心服务量,科研、教学和年度重点工作情况,根据绩效考核结果发放绩效薪酬。医院薪酬制度与业务收入完全脱钩,让员工有了稳定的、可预期的可观收入,让员工不再为创收所累,而是专心做好临床工作。

医院亦适时根据业务、运营、财政收支及劳动力市场情况作出调整,如增加特殊岗位津贴、住房补贴和通胀津贴,设置绩效 M 系数作为绩效预算额度的调节杠杆。医院为全职聘用的员工设置年金计划,医院缴纳年金(基本工资的 3%),员工亦可自愿参与供款(上线为基本工资的 8%)。医院和员工个人的缴费一并纳入年金账户管理和运营,以补充社会养老保险之不足。成立福利委员会,提供多元化员工福利,包含员工体检项目、员工膳食补助、廉租房、托儿服务、企业年金、节日礼品、医疗福利、员工就医绿色通道等。

(四)拓宽薪酬制度改革经费来源渠道

1. 建立体现公益性的筹资机制　执行深圳市公立医院财政补助政策,实行"以事定费、购买服务、专项补助"的财政补助机制。医院基本建设、设备购置、信息化建设等纳入年度政府固定资产投资计划,经费全额保障。医院开办经费、初期运行经费、基本医疗服务补助经费、重点学科经费、公共卫生经费等纳入医院年度预算由财政安排资金保障。其中,基本医疗服务补助经费实行"以事定费"的补助方式,与人员编制脱钩,按照医院提供的基本医疗卫生服务(包括门诊和住院)的数量、质量、群众满意度等核定,并与医院绩效考核结果挂钩。

截至 2021 年底,深圳市政府共向香港大学深圳医院拨付财政补助资金 24.7 亿元,其中开办费 2.4 亿元,初期运营补助 9.1 亿元(含人员、水电、物业费),基本医疗服务补助 13.2 亿元。2021 年,医院财政补助收入占总收入的比例为 18.1%(大型高水平医院改革目标为 20%~30%)。积极推广医学人文理念和绿色医疗文化,坚持公益初心,获得包括香港周大福慈善基金、香港方树福堂基金、方润华基金等港深两地社会慈善捐赠约 1.5 亿人民币。

2. 改革医疗服务价格和收费制度 一是在实行团队诊疗的基础上,提高专科门诊诊查费至 100 元 / 人次,高于深圳市其他医院门诊收费标准,体现医务人员技术劳务价值。二是探索打包收费改革,调动医院节约成本、控制费用的内生动力。实行全科门诊打包收费,一次全科门诊收费 200 元,包含挂号费、诊查费、一般检验费、非严重伤口处理费和最多 7 天药费。对 67 个手术病种实行按病种打包收费,涵盖并发症治疗。对其他住院患者基本诊疗费用实行打包收费,每床日收费 255 元,包含诊查费、护理费、注射费、吸氧费、换药费、雾化费等。这些改革增加基本医疗服务收入"含金量",更重要的是患者节约医疗费用,政府节约医保基金支出,充分体现医院的公益性,实现医院、患者、政府"三赢"。

发挥深港合作平台的优势,积极发展特需医疗服务,在保障基本医疗服务的前提下,满足深港居民多层次多样化医疗服务需求,并运用市场机制调节特需医疗服务价格。2021 年,特需医疗服务收入占医院医疗收入的比例达到 14.4%,有效提升对基本医疗服务的补偿能力。

3. 以绿色发展促降本提质增效 实施面向绿色发展的增长策略,促进发展方式转型升级,实现降本提质增效。推行"绿色用药",建院初就不设门急诊输液,临床开展与临床药师、微生物医生联合查房,有效遏制药物滥用。2021 年药占比为 19.36%,耗占比为 12.8%,门诊、住院患者抗菌药物使用率分别为 3.97% 和 36.61%,远低于国家 20% 和 60% 的控制标准。倡导"绿色手术"和"绿色耗材",在保证医疗质量安全的前提下,减少一次性高值耗材使用,如 80% 的胸腔镜切除手术不使用一次性高值医用耗材,使费用不到全国平均水平的 1/3。医院百元医疗收入消耗的卫生材料费为 23.6 元。

严格预算管理,坚持"无预算,无支出"原则,有效控制医院总支出。所有服务和物资均实行招标采购,公开透明。严格控制消耗性资源和后勤支出,先行先试合同能源管理模式(EMC),引入第三方专业公司进行节能挖掘,2021 年医院管理费用占总支出的比例为 10.6%。

(五) 优化医务人员职业发展环境

设置病人关系科,建立患者投诉管理机制,倡导公开披露的医疗文化,及时有效处理患者投诉和医疗纠纷,并以投诉为起点持续改善医疗服务质量,构建和谐医患关系。制订医院"十大家规",明确医生在优质医疗实践中的职责,注重培养和提升医护人员的道德操守、专业水准和专业规范。制订《病人约章》,阐明患者的权利与义务。倡导阳光收入和廉洁从业,对收受红包、回扣等"零容忍",一旦违规即开除处理。引导理性就医和文明就医,对医闹和医暴"零容忍",营造尊医重卫的良好氛围。

为所有医生购买医疗责任险,将医疗事故责任交予第三方处理,充分保障患者和医院双方的合法权益。借鉴香港职业安全健康局和香港玛丽医院先进经验,在国内率先全面推行职业安全与健康管理,重点推进 15 个职业安全与健康管理项目,包括员工康复支持、工伤管理、员工心理支援、体力处理操作安全、工作场所暴力等,为员工提供和维持一个安全的工作环境。对标国际认证要求,探索员工支援计划(EAP),包括对患病和工伤员工给予关怀和支持,提供幼儿托管服务,让员工尤其是哺乳期员工安心在院工作等。

加快与国际接轨的医学人才培养,引进香港医学专科学院及对应的分科学院培训体系,并依托香港医学专科学院的平台资源和国际化优势,成立深港医学专科培训中心。构建与住院医师规范化培训紧密衔接的专科医师规范化培训和认证制度,已确定"3+4"年制专科培训体系,启动临床肿瘤科、综合妇产科、急诊科和肾病科4个专科培训试点。建成国际化医学模拟培训中心,在深圳率先使用动物开展手术机器人培训,引进及开发高级创伤生命支持(ATLS)、新生儿复苏工作坊(NRW)等国际化精品认证课程。

医院实行专家领导下的团队诊疗服务,以集体智慧为患者提供优质的服务,并按照"循证医疗"原则制订治疗最佳模式。该模式让专家资源得到合理利用,同时让年轻医生早临床、多临床、反复临床,得到培养锻炼。引入香港及海外经验,根据临床护士职业发展阶梯,将护理岗位设置与护理人员培训、职业发展紧密结合,构建护士"一人一计划"培训体系。借助香港大学对外交流平台,为部分员工提供赴香港及海外学习和参加医学专科训练机会,并协助其考取国内和国际认可的专业资格。

三、成果成效

香港大学深圳医院以患者需求为导向,以绿色医疗引领高质量发展,深化以人事薪酬为核心的综合改革,同步推进诊疗服务模式创新,初步构建了维护公益性、调动积极性、保障可持续的公立医院运行新机制,优化了医院投入和资源配置,提升了群众的满意度,促进了深港医疗文化融合发展。

(一)绿色医疗改革广受赞誉

国务院和广东省深化医药卫生体制改革领导小组发布3期专题简报,推广医院经验。医院改革探索与实践入选《医改蓝皮书:中国医改发展报告(2020)》。2021年7月,与北京协和医院、上海交通大学医学院附属瑞金医院、四川大学华西医院等国内顶尖医院,共同入选14家国家公立医院高质量发展试点医院。2021年12月成为国家建立健全现代医院管理制度试点医院。推广香港大学深圳医院的"绿色医疗"模式,已列入广东省2022年卫生健康重点工作,以及深圳市卫生健康"十四五"规划重点推进工程。

(二)医疗质量持续提升

2017年10月,开业5年即通过三甲评审;2018年6月,医院成为入选广东省第一批高水平医院建设单位最年轻的单位;获深圳市人民政府授予2019年度"深圳市市长质量奖(社会类金奖)",为深圳市首家获此殊荣的医疗机构;2019—2020年,连续两年荣膺"亚洲医院管理奖"(卓越护理奖和患者安全卓越奖);胸痛中心项目荣获澳大利亚医疗服务标准委员会(ACHS)2020年度QI全球质量改进奖;2021年4月,通过第二次ACHS全机构认证,质量改进、患者安全等14个条款获得杰出评级(EA)。

(三)运营管理高效优绩

以循证医学理念为指引开展医疗服务和医院管理工作,使医院管理者专注于内涵发展而不盲目追求规模扩张,使医务人员专注于医疗本身而不需考虑经济效益。医疗资源利用效率较高,平均住院日为6.57天。医院收入结构持续向好,药占比为19.36%,耗占比为12.8%。住院医疗服务收入(不含药品、耗材、检查、化验收入)占比为44.8%,实现收支平衡、略有结余。

（四）可持续发展动力强劲

医务人员积极性被有效调动,医院人员支出占比达到51.5%（国家三级公立医院绩效考核标准为≥34.4%）。医生人均年收入（不含香港大学派出人员）为66万元,是深圳市在岗职工年平均工资的4.24倍。

（五）患者满意度保持高水平

医院新的服务理念和模式改变了传统就医习惯,患者的获得感不断增强。就医费用维持在较低水平,部分主要病种住院费用比市属同级其他医院低30%左右。2014—2018年医院在深圳市医院满意度调查中位列市属医院第一名。2021年,患者投诉率下降至0.03%。

四、经验总结

（一）厘清政府和医院权责,落实用人自主权

创新建立"三权分立"的法人治理结构,明确了政府作为公立医院出资人的举办监督职责和医院作为事业单位的自主经营管理权。一方面,政府落实对公立医院的投入责任,在医疗服务价格、医保支付、人事薪酬等方面创造良好的外部治理环境。另一方面,政府减少对医院的微观管理和直接干预,将机构设置、人事管理、干部任免、人员招聘、人才引进、绩效考核、薪酬分配、预算执行等经营管理自主权下放医院。通过管理体制改革,解决了传统公立医院"管办不分""政事不分"的弊端,为医院推进人事、薪酬及配套改革打下基础。

（二）融合深港两地优势,创新人事薪酬制度

香港的公立医院实行固定薪酬,薪酬水平按医生职级确定,与医生所在专科、工作内容和服务量无直接关系,通过高水平薪酬和固定薪酬的制度,激励并引导医生行为,保障公立医疗机构对人才的吸引,并防止医生的逐利行为。同时,香港医疗服务体系也面临一些挑战,包括政府投入压力大、效率不高、轮候时间长等。香港大学深圳医院融合深港两地的制度优势,推行岗位管理和全员聘用制度,实施"固定为主、绩效为辅"的薪酬策略。医院因事设岗、以岗定薪、同岗同酬、岗变薪变,绩效激励兼顾公平、公益、效率和质量的平衡。

（三）创新绿色发展模式,推动医院转型升级

坚持绿色发展道路,转变发展方式、运行模式和资源配置。优化病种、人员、收支结构,再造业务流程,强化信息科技赋能,提升医院运营质量、安全、效率和效益。推行打包收费,主动控制成本,减轻患者负担,实现"绿色收费"。开展技术创新,减少一次性高值耗材使用,探索以"安全、高效、精准、微创、低耗"为核心的"绿色手术"新范式。坚持循证医学,严格执行临床诊疗规范,杜绝药物滥用,实现"绿色检查""绿色治疗"和"绿色用药"。坚持红包、回扣、医闹、医暴"零容忍",共建行医就医"绿色生态"。

五、问题困难

（一）人才引进和挽留均面临挑战

自2012年开业起,医院率先推行"去编制化"改革,实行自主设岗、自主招聘和自主定薪,实现用人自主权。用人目标清晰,选人聘人流程更专业和严格,合同聘用制打破了编制的"铁饭碗",有利于调动员工积极性。但与此同时,由于"去编制化"后相关配套政策不明朗,"出编"员工退休待遇存在极大差距,加之深圳高昂的生活成本,导致医院引进高层次人才困难、人员流失率高。编制所捆绑的各种福利待遇,对医务人员仍具不容忽视的吸引力,

在全国大部分地区公立医院仍实行编制管理的情况下,以香港大学深圳医院为代表的改革医院难免成为"人才孤岛"和"改革孤岛"。

(二)薪酬制度改革资金来源不足

医院融合国际、香港和内地实践,探索建立符合医疗行业特点的薪酬制度,强化薪酬保障功能,兼顾绩效激励作用。因人员经费预算总量有限,除医生职系外,护理、医技等职系薪酬不具竞争力,也是造成人才流失的重要因素。财政补助收入占医院总收入的比例明显低于深圳市属医院平均水平32.6%,亦未有体现"去编制化"后原编制捆绑福利的货币化。相比传统体制内医院,医院面临更大人力成本压力。在现行医疗服务价格体系中,体现医务人员技术劳务价值的诊查费、手术费、护理费等项目收费标准偏低,医务人员技术劳务价值被严重低估,导致医院技术服务性收入占比仍然不高。

六、策略建议

(一)落实人事自主权,提升人力资源配置效能

推进政事分开,管办分开,加快转变政府职能,厘清政府和医院权责。建立健全公立医院法人治理结构,落实公立医院经营管理自主权,给予医院更大的收入分配自主权和用人自主权。凝聚改革共识与合力,加快编制制度改革的顶层设计,制定自上而下的人事管理衔接办法。当前可考虑设置编制"周转池",采取编制备案制等方式,破解公立医院高层次人才引进中的体制机制障碍。公立医院已进入高质量发展阶段,资源配置应从注重物质要素转向更加注重人才要素,建立动态核增人员总量机制,持续优化人员结构,探索岗位组合和技能组合的适宜路径,提升人力资源配置效能。

(二)推进政府配套改革,优化薪酬和激励机制

落实政府投入政策,维护公立医院公益性,提高财政补助收入占医院总收入比例。加大药品耗材集中采购,动态调整医疗服务价格,提升技术服务性收入占比,为薪酬制度改革提供充足的、合理的经费来源。借鉴发达国家和地区经验,理顺医务人员薪酬与社会平均工资之间比例关系,提升公立医院整体薪酬水平,体现行业特点和知识价值,提升公立医院人员支出占比。优化薪酬结构,提升固定薪酬占比,发挥薪酬保障功能。完善绩效评价和考核机制,兼顾公平、公益、质量和效率。强化长期激励,弱化短期激励,完善非经济激励,切断逐利机制,杜绝过度医疗,遏制灰色收入。

(徐小平　万新华　朱　珠)

第四章 上海市大型公立医院绩效考核管理实践

一、基本情况

2005 年 9 月,上海市委、市政府在全国省市级层面率先探索公立医院"管办分开"改革,成立上海申康医院发展中心(简称"申康中心"),赋予其市级三级医院国有资产投资管理运营和市政府办医两个主体责任。目前,申康中心代表市政府举办管理市级三级医院 25 家(其中,党的关系直属 15 家),合作共建部委、军队等在沪三甲医院 10 家。申康中心自成立以来,针对公立医院改革的关键问题,探索建立以战略规划为统领、以全面预算和绩效管理为抓手、以资产监管和审计监督为保障、以信息化为支撑的出资人管理制度,并逐步发展建立了现代医院管理制度。

申康中心结合上海大型公立医院的特点,在国内率先建立并应用以院长绩效考核为核心和基础的大型公立医院绩效管理体系,并在实践中持续完善。该体系覆盖机构绩效、专科绩效、病种绩效和人员绩效四个层面,兼顾投入、产出等多个维度,主要内容包括:在国内首先建立覆盖上海市级医院的院长绩效考核体系,首次大范围组织实施市级医院内部绩效考核与分配制度改革,创新开展临床诊疗绩效评价和成本绩效分析,利用医疗大数据支持管理决策。这套完整的大型公立医院绩效管理体系,实现了医院外部和内部绩效考核的有机统一,对医院的发展模式和运行机制产生了重要影响,直接撬动了城市公立医院改革。

二、主要做法

(一)围绕关键目标,构建院长绩效考核体系

为科学评价医院院长的管理业绩,引导医院坚持公益性、保持高效率、发展可持续、调动积极性,申康中心自 2006 年起,在国内率先建立了以公益性为核心、兼顾运行绩效的大型三级公立医院院长绩效考核指标体系,将年度考核与任期考核相结合,结果考核与过程评价相统一,考核结果与奖惩相挂钩,连续 17 年应用于上海市级医院。

1. 设置定量与定性相结合的考核指标体系 院长绩效考核包括定量考核和定性考核两个部分。在课题研究基础上,组织专家遴选国内外反映医院运营管理绩效的 300 余项评价指标,聚焦公立医院改革方向与内在运营规律,精选 23 个评价指标,涵盖社会满意、管理有效、资产运营、发展持续、职工满意 5 个目标维度;运用平衡计分卡、关键指标法等科学管理方法,以维度锁定目标,以权重体现导向,将 23 个定量指标在满分 100 分内分别设置权重。定性考核重点对能够综合反映市级医院运行绩效和院长管理业绩的一些难以量化的因素进行综合评议,作为定量考核的补充,主要考察政府指令性任务、医改工作完成情况、平安医院建设、办院方向、行风建设等方面情况,出现重大问题的,直接给予院长考核降等处理。

近年来,在不断深化考核结果应用的同时,申康中心还通过增设附加分、调整完善计分办法等途径,进一步增强绩效考核的科学性与合理性。

2. 发挥考核指标体系的导向作用　院长绩效考核是对公立医院运营效益和经营者业绩的总体评价和分析。指标体系框架设计牢牢把握科学性和全面性、量化指标和定性指标、横向比较和纵向比较、社会效益和运营效率、可操作性和可持续性五大关键点,突出了六方面导向:一是引导医院高度重视办院方向和政府办医宗旨,不得发生有重大社会影响的负面事件;二是引导医院高度重视提高患者满意度、提高医疗护理质量和控制医疗费用,三项指标占考核总分的 50%,直接左右考核结果;三是考核医院去规模化,引导医院控制规模、提高效率;四是考核能耗支出和卫生材料支出,引导医院节能降耗、控制成本,建设节约型医院;五是考核职工满意度,引导医院调动医务人员积极性,促进医院和谐发展;六是书记与院长"捆绑考核",在开展院长绩效考核的同时组织开展党委书记业绩考核,书记考核 85% 的得分与院长考核指标挂钩,从干部考核机制上将院长、书记的工作目标紧紧捆绑在一起,引导党政形成合力,共同推进医院建设发展。

3. 动态调整、持续优化绩效考核方案　在考核过程实施中,申康中心不断完善考核指标体系,并根据医改工作要求和年度工作重点,不断优化完善考核指标体系。2019 年,申康中心立足公立医院高质量发展要求,进一步优化完善了市级医院院长绩效考核方案,重点突出了三个方面的导向:一是引导医院积极落实上海市委、市政府重点推进的医改工作任务;二是引导医院全面加强临床研究,提升医院核心竞争力和科技成果转化能力;三是引导医院加快转型发展,提升内涵发展质量。具体包括四个方面内容:一是增设临床研究的考核内容,包括临床研究中心建设、高水平药物(器械)临床试验项目、纵向临床研究项目等内容,有力引导市级医院加强临床研究体系建设,提高医院临床研究能力和水平,提升医院核心竞争力,鼓励科研成果在沪落地,助力上海市生物医药产业高质量发展;二是增设支持区域性医疗中心建设的考核内容,包括支持方式、支持力度、支持成效等方面内容,鼓励市级医院以郊区为重点,加快推进区域性医疗中心建设和紧密型医联体建设,推动区域医疗服务能级提升;三是增设检验检查结果互认的考核内容,以互认率(即医院对检验检查项目确认互认的比例)为主要指标,引导市级医院进一步落实便民利民举措,减少重复检查,促进卫生资源合理有效利用;四是增设科研成果及转化的考核内容,包括发明专利、成果转化和国际指南等内容,引导市级医院加强自主科研创新,积极推动科研成果转化应用,鼓励市级医院积极在国际医学界发出上海声音,提升医院和学科的国际影响力。

4. 强化考核结果反馈及运用　根据考核得分将考核等级分为 A、B、C、D 四等,直接向市级医院院长反馈、向市级医院公布,并作为院长年度绩效奖惩、选拔任用、评优评先的重要依据,也作为医院年度预算核定的重要依据。获得 A、B 等的医院中先后有 20 位院长、书记被提拔任用,1 家医院院长、书记因考核 D 等被免职,从而发挥对医院强有力的激励、约束和导向作用。

(二)围绕改变行为,实施医院内部绩效考核与分配制度改革

申康中心在实施医院院长绩效考核基础上,进一步在医院内部绩效层面发力,从 2012 年起实施以"两切断、一转变、八要素"为核心的医院内部绩效考核与收入分配制度改革,推动市级医院建立与医院发展战略相匹配、保障医院可持续发展、体现医务人员技术劳务价值的内部绩效考核分配体系。所谓"两切断"是指切断医务人员收入与科室经济收入之间的关系,切断医务人员收入与药品、检查检验、耗材收入之间的关系;"一转变"是指将以科室收支结余为基数的分配模式,转变为以内部绩效考核为依据的收入分配制度;"八要素"则是指根据医生、医技、护士等人员岗位特点,以工作量、服务质量、工作难易度、患者满意度、费用控制、成本控制、医德医风、临床科研教学等要素为核心构建新的内部绩效考核体系,并与收入分配直接挂钩,形成"总量调控、结构优化、多劳多得、优绩优酬"的分配新模式,在调动医务人员积极性的同时将其行为导向公益性目标。

1. 两切断一转变,突出公益导向 科学选择确定考核的核心要素是绩效考核制度的基础,体现了管理部门的原则和导向。申康中心多次听取医院及有关专家意见,确定将岗位工作量、服务质量、患者满意度、医药费用控制、病种手术难易度、成本控制、医德医风、临床科研产出和教学质量八个方面的指标作为核心要素,而科室经济收入、项目收入等被排除在指标体系之外。同时,综合考虑上海经济发展、社会医疗服务需求、市级医院发展规划及人力资源配置等情况,结合年度全面预算管理,核定医院收入、支出,合理控制工资总额增幅,由医院在预算核定范围内根据考核结果进行收入分配。这就从制度设计上切断了科室经济收入与医务人员收入的直接挂钩关系,削弱了医院的创收动机,使按科室收支结余比例提成的分配模式发生了重大转变,重点向临床一线、关键岗位、业务骨干和疑难重症诊治等倾斜。

2. 院科两级分配,发挥激励作用 医院根据绩效考核结果,实行两级分配,即先将可分配工资总额按月核算到科室,科室通过考核分配到具体医务人员。院内一级绩效分配体现向重点学科、风险责任高的学科和岗位倾斜,而科室二级绩效分配向关键岗位、业务骨干和业绩突出的医务人员倾斜。为强化改革导向,还对科室内部二次分配进行了规范,以强化新分配模式的激励引导作用。科主任本人由医院领导班子组织考核,与科室绩效"八要素"考核结果挂钩,与所在科室人员的平均收入水平保持合理比例,由院部直接分配。部分医院还细分考核单元,探索对主诊医生组等关键岗位实施考核,促进关键业务水平和整体绩效的提升。

3. 区分岗位列表,开展分类考核,体现分配公平 医院探索人力资源管理从人员管理向岗位管理的转变,实施了岗位聘任制、岗位薪酬管理制,按岗定酬,薪随岗走,岗变薪变。根据不同岗位责任、种类与特点,开展了覆盖临床、护理、医技等人员的分类考核。临床岗位考核突出临床服务能力,岗位工作数量、质量、医疗安全、患者满意度等指标权重在医生绩效考核体系中占比相对较大;护理岗位的考核强化护理部的垂直管理,强调服务能力与岗位要求的匹配;医技岗位的考核及收入分配与所在岗位的劳动价值直接挂钩,而与医疗服务项目价格无关。部分医院还探索实行科研教学专职人员和行政管理人员的绩效考核,以岗定薪,以考定酬。

改革后,市级医院的科室和医务人员个人的考核指标与药品收入、检验检查收入、耗材收入等经济指标完全脱钩,医务人员收入分配与科室经济收入指标脱钩,收入分配基数与科室收支结余脱钩,内部运行机制逐步转变,并且形成了六个典型做法:一是更加注重社会公益导向,向公共卫生、儿科、急诊等科室及人员倾斜;二是更加注重体现诊疗风险难度,向疑难急危重症诊治倾斜;三是更加注重医院发展战略,以绩效分配撬动学科建设;四是更加注重诊疗模式创新,提高医院运行效率;五是更加注重提升社会满意,合理控制医疗费用;六是更加注重精细化管理,以信息化手段提高绩效管理水平。

由此,上海市级医院的内部绩效考核与分配机制已初步实现"两切断、一转变",初步达到了"坚持公益性、保持高效率、调动积极性"的预期目标,转变运行机制跨出了坚实的第一步,积极推进了医院"转方式、调结构、转机制"。通过医院内外部绩效考核与分配改革的联动,在医院管理者、临床科室、医务人员三个层面上形成有效的激励约束机制,引导三者的行为紧紧围绕坚持公益性、保持高效率、发展可持续、调动积极性的工作目标,推动医院运行机制改革落到实处。医院保持了高效运行,医院管理和医疗行为得到了有效规范。

(三)围绕医院高质量发展,开展病种绩效评价

随着医改的深入,三级医院探索如何进一步专注内涵发展、落实诊治疑难杂症和急危重症的功能定位,对进一步满足人民群众优质医疗服务需求、推进分级诊疗、促进三级医院健康发展都有重要意义。为鼓励医院诊治疑难杂症和急危重症、引导和推动医院落实三级医院功能定位,2013 年以来申康中心开展病种绩效评价,定期向市级医院公布分析结果,并将相关指标纳入院长绩效考核。市级医院病种绩效评价由五部分内容组成。

1. 开展基于按病种付费(DRGs)的病种难度评价　引入国际先进的病例组合方法(case-mix),开展医疗大数据分析,建立了申康版病例分组方法和病种难度评价方法,科学合理评价医院住院病种难度。一是综合考虑了疾病诊断、治疗和处置方式、并发症、患者年龄、新生儿体重等要素,使病种分组更科学合理;二是以难度系数(RW)量化衡量每个病种组合的难度,在计算 RW 时剔除药品和卫生材料的费用,从而更加直接地体现医务人员的技术劳务价值;三是综合分析各市级医院的病种组数、病种难度系数(CMI)、高难度病种例数及比例等,并采用病种结构校正住院均次费用、平均住院天数等指标,以剔除病种结构对绩效指标的影响,更加科学合理地反映绩效指标的真实情况。

2. 开展基于手术分级的手术难度评价　以原国家卫计委发布的《手术分级目录(2011年版)》(征求意见稿)为基础,综合各省、区、市做法,制订了符合上海三级医院临床实际的申康版手术分级目录,根据风险和难易程度,将 ICD-9-CM-3 编码中的 6 500 余项手术分为一到四级。基于手术分级,以手术病例为对象,并将三、四级手术定为高难度手术,分析市级医院住院手术总例数,各级手术例数,三、四级手术例数合计及其占比等指标,成为病种难度的补充,鼓励医院开展高难度手术。

3. 定期公布诊疗难度评价结果,将结果纳入院长绩效考核　定期向 35 家市级医院公布病种难度和手术难度分析结果,鼓励综合性医院立足于"综",注重发展病种广度,兼顾提高病种难度;专科医院在"专"的基础上,着力提高病种难度,以更好地体现医院性质和定位。连续七年将诊疗难度考核作为附加分纳入院长绩效考核,鼓励医院收治疑难杂症和急危重症、开展高难度手术,全面提高综合救治能力,凸显三级医院功能定位,为推进分级诊疗打好基础。

4. 开展重点病种绩效分析　以恶性肿瘤、急症急救、微创介入和重大手术为主,选择严重危害人民群众生命健康,并能反映三级医院业务能力和技术水平的 54 个重点监测分析病种(覆盖 19 个临床专科,占当期出院总人数的 20.8%、出院总费用的 37.8%),每季度向三级医院公布每一病种的收治量、均次费用、均次药费、药占比、均次耗材费、材占比、平均住院天数、术前等待天数等绩效指标,综合反映医院服务能力、资源消耗、服务效率和质量管理情况,引导医院加强疑难杂症、急危重症诊治和临床新技术应用,进一步规范临床路径、提高效率、提高质量、合理控费,凸显三级公立医院功能定位。

5. 在病种分析基础上,开展专科绩效分析　一是构建以服务、公益、效率、手术四个维度为核心的专科综合绩效分析体系,优选四个维度核心指标开展临床专科综合绩效分析,以多种可视化形式表达指标优劣。二是建立以病种为核心的亚专业分析体系,确定专科疑难病种、重点病种。其中,疑难病种体现专科发展前沿,重点病种体现亚专业发展程度和临床服务能力。三是建立可视化展示平台,基于疾病分类学原理,借助地理信息系统和其他分析工具,以骨骼图、器官图等人体结构图,可视化展示专科的服务范围和服务产出,展示和比较不同医院间同一专科的特点和优势,引导市级医院提升临床专科的诊治水平和临床专科能力。

(四)围绕加强内部控制和风险管理,开展成本绩效管理

为科学合理控制医疗费用增长、补强医院内部管理薄弱环节,从医院绩效管理需求出发,充分利用"医联"平台数据采集的广度与深度,以规范医疗行为、强化医院内部控制为立足点,通过成本数据的院际对标比较,结合审计监督协同管理,初步建立多层次、多维度的内部运行监管体系,实现信息化实时动态监管,逐步将医院成本管理和内部控制向精细化、规范化推进。

1. 紧紧围绕医疗行为和医院管理的特点,建立成本分析体系 明确市级医院运营成本结构,依据成本和医疗业务的关联程度,将全部成本分为医疗成本、资产折旧、管理成本三类,根据不同成本的特点分别设置管理目标和管理方式。一是在医疗成本管控方面,以有效规范医疗行为为目标,以严控药品和耗材不合理使用为重点,通过医疗大数据挖掘,细化分析粒度,实现成本绩效分析从整体拓展到专项、从医院拓展到专科和病种,精准刻画医务人员的医疗行为。二是在设备折旧成本管控方面,以优化医疗资源配置效率为目标,以提升财政投入资源使用效率为重点,开展同种医疗设备的服务效率、手术室资源的使用效率等院际比较分析,为医疗设备配置决策提供依据。三是在管理成本管控方面,以提升医院后勤、采购等管理的规范性和科学性为目标,针对医院后勤运维保障成本,尤其是物资采购和后勤服务成本等管理薄弱环节,开展院际比较分析,并将成本管控指标纳入院长绩效考核,推动医院内部控制规范化和内部管理精细化。

2. 结合专项审计调查工作,构建提升内部控制管理长效机制 一是建立价值增加型"业审融合"协同机制,实现对医院内部运行的过程监管。以价值提升为目标,围绕医院核心业务流程,开展专项审计调查,发现医疗业务或管理中存在的问题,针对问题提出整改建议,并由专项审计力量指导和监督问题整改工作。二是深度挖掘关键业务和薄弱环节,为医院管理提供更精细的学习标杆和行业基准。目前,申康中心已经对上海所有市级医院的部分经营性收益、重点病种的卫生耗材、服务外包、特定设备使用情况和运维成本、物业成本等内控关键点开展了专项审计评价,以海量数据为支撑,形成了一系列对医院管理有重要意义的参考值和标杆值,为市级医院强化和巩固在医院管理中的先进地位提供了重要支撑。三是建立"重反馈、强落实"的工作机制。通过定期向所有市级医院发布"审计问题通报",梳理重点问题、共性问题,逐一跟踪反馈医院对于各项问题的整改情况。将"问题整改率"等指标纳入市级医院总会计师绩效考核,建立起"发现问题→责任确定→整改实施→评价考核"的管理闭环机制,持续引导医院规范内部运营行为,有效防控风险。

三、成果成效

在申康中心绩效考核的引导下,上海市级医院始终将公益性质放在首要位置,医院发展质量和效益进一步提升,社会认可度不断提高。

1. 业务量保持良性增长,功能定位更加凸显 2010—2020 年,市级医院门急诊人次数、出院人次数、住院手术人次数年均增幅分别达 4.0%、8.1%、15.5%,手术量年均增幅 > 出院患者量年均增幅 > 门急诊量年均增幅。2013 年以来,高难度病例数增加 95.5%,疑难杂症和急危重症诊治能力不断提升。上海已成为全国最大的外地患者跨省就医目的地。

2. 运营效率不断增强 医生人力效率居全国前列,远高于全国三级医院平均水平;平均住院日从 2015 年的 16.09 天降至 2021 年上半年的 5.58 天,远低于全国三级医院平均水平(2020 年 8.6 天),有限医疗资源得到充分利用。

3. 资源消耗得到有效控制 在手术量大幅增长、手术难度不断提升的情况下,2006—2020 年万元医疗收入卫生材料支出年均增长仅 0.7%,单位建筑面积能耗量年均下降 0.03%。

4. 医疗费用增长得到有效控制 2006—2020 年,市级医院门急诊和住院次均费用年均增长 5.3%、4.1%,低于全国三级医院平均水平(6.2%、4.6%)。

5. 国家三级公立医院考核成绩位居全国前列 在 2018、2019 两个年度全国三级公立医院绩效考核中,上海获得西医类医院省份排名全国第二、中医类医院省份排名全国第一的优秀成绩,疾病复杂程度(CMI)位列全国第二,手术患者并发症发生率、I 类切口手术部位感染率、低风险组病例死亡率等质量指标均居全国前列,充分体现了上海市级医院的能力和水平。

6. 学科人才优势进一步增强 上海儿童医学中心、复旦大学附属儿科医院、上海市第九人民医院、华山医院分别成为国家儿童医学中心、国家口腔医学中心、国家神经疾病医学中心和国家传染病医学中心建设单位;瑞金医院、长海医院、上海市第九人民医院、华山医院、上海市第一人民医院、中山医院分别获批成为代谢性疾病、消化系统疾病、口腔疾病、老年疾病、眼部疾病、放射与治疗(介入治疗)6 个国家临床医学研究中心;龙华医院、曙光医院、岳阳中西医结合医院成为国家中医临床研究基地建设单位。目前市级医院共有两院院士 24 名,国医大师 4 名。

7. 高水平科技创新成果不断涌现 2006 年以来,市级医院每百名卫技人员获得的国家级项目数量和纵向科研经费年均分别增长 10.2% 和 11.2%,每百名卫技人员发表 SCI 论文数量年均增长 19.1%。"十三五"期间,市级医院牵头获得国家科学技术奖 28 项、高等学校科学研究优秀成果奖(科学技术)56 项、上海科学技术奖 120 项。牵头和参与制订国际国内临床诊疗指南及规范 645 项,形成了一批疾病诊治的"上海方案";医院在全球顶级临床医学期刊(*NEJM*、*Lancet*、*JAMA*、*BMJ*)主刊上发表论文 18 篇,均有望改写全球疾病诊治策略;获得专利授权 1 869 项,实现科技成果转化 84 项。

8. 高水平文明单位建设结出硕果 中山医院、瑞金医院、仁济医院、上海市第六人民医院、龙华医院、复旦大学附属妇产科医院、复旦大学附属儿科医院、上海市公共卫生临床中心、上海中医药大学附属曙光医院、上海儿童医学中心、上海市第一人民医院、上海市第十人民医院、上海市第九人民医院、岳阳中西医结合医院、上海市第一妇婴保健院、复旦大学附属眼耳鼻喉科医院 16 家医院为全国文明单位。

四、经验总结

申康中心在推进和实施以院长绩效考核为核心的大型公立医院绩效管理体系建设的过

程中,形成了一系列长效机制和有效做法,总结形成以下六个方面经验。

1. 坚持遵循医院绩效内在规律,保持考核指标体系稳定性,努力平衡核心指标与阶段工作重点 绩效考核对医院和广大医务人员的行为引导作用是一个循序渐进的过程,申康中心对院长绩效考核的 23 项核心指标 17 年来保持了相对稳定。同时,为推进年度重点工作,又以附加分指标的形式来加大考核力度,包括纵向资源整合、全面预算管理、医保费用控制、诊疗难度评价等都曾先后被纳入考核。这在实践中较好平衡了指标稳定与突出重点,避免了反复叠加指标影响整个体系的运行。

2. 坚持依据客观量化的指标科学评价绩效,注重考核反馈和结果应用 在指标设计上,按照公立医院改革方向与内在运营规律,选取 23 项定量指标,涵盖社会满意、管理有效、资产运营、发展持续、职工满意 5 个维度,构建起以公益性为核心、注重运行绩效的院长绩效考核指标体系。2019 年,进一步丰富了科研成果指标和临床研究指标,旨在进一步引导医院全面加强临床研究、提升医院核心竞争力和科技成果转化能力。在结果运用上,绩效考核等级向市级医院公布、反馈,直接作为院长年度绩效奖惩、选拔任用、评优评先的重要依据,也是医院年度预算核定的重要依据,从而建立起了有效的激励约束机制。

3. 坚持依托大数据,不搞填表检查 申康中心建设的“医联”信息系统全面覆盖了全市市级医院,实时采集医院业务数据和运营数据,这为开展科学评价提供了坚实基础。开展院长绩效考核的定量指标大多从“医联”平台自动抓取,病种结构和有关难度评价直接基于平台数据测算,医院内部绩效考核的“八要素”指标也大多来自医院实时信息系统。考核数据来源客观,记录实时确保了考核权威、结果公正,避免人为影响且有效提升考核工作的效率。

4. 坚持去规模化,实现同一平台比较 院长绩效考核的相关指标大多采用相对数,剔除了医院规模大小对绩效表现的影响,将不同规模、不同特色的医院放在同一平台上比较,引导市级医院不追求规模扩张而是专注于内涵发展和绩效提升。

5. 坚持绩效引导,推动市级医院深化临床绩效管理 申康中心在不断完善疾病诊断分组和手术分级方法、持续优化重点病种分析的基础上,积极推动市级医院建立健全本院重点病种和重点手术目录,定期开展院内重点病种绩效分析,并逐步将其纳入医疗质量关键核心指标,将病种管理作为加强医疗管理、合理控制费用、优化业务流程、提高运行效率和医疗质量的重要抓手。

6. 坚持上下同向而行、谐振共鸣,充分发挥市级医院作为改革主体的主动性和积极性 申康中心将实施内部绩效考核与人事分配制度改革作为履行政府举办公立医院职责的重要内容,根据三级医院功能定位和医改要求,明确价值导向,优化顶层设计,加强绩效考核,同时下放医院经营管理权,由医院具体设计和操作,推动医院将改革导向落实到各科室、各岗位。

五、问题与困难

申康中心在市级医院院长绩效考核管理实践推进过程中也遇到了一些问题。一是如何精准引导市级医院更好地平衡效率效益和质量安全。公立医院的成本效益管理与运行机制的改革休戚相关,而医院人力效率、床位效率、资产效率不断提升,带来医务人员工作负荷增加,也给医疗质量及患者安全带来了更多的风险和挑战。二是如何更好地平衡申康中心与所举办医院之间"管理"与"服务"的关系,以及更好地对接行业主管部门对绩效管理的新要求;如何解决好医院内部绩效分配的效率与公平性问题;如何平衡好医院经济运行与控制医疗费用不合理增长之间的矛盾;在市级医院优质医疗资源有序下沉的同时,如何更好地推进区域医联体建设,促进分级诊疗体系的建立;如何促进三级医院临床医疗和科技创新的共同发展;如何平衡医院规模有序扩张与多院区集约化高效管理的关系。三是在当前疫情常态化防控新形势下,如何平衡好日常医疗运行与院感防控要求,提升应急救治能力与检验检测能力;如何处置好院区内突发疫情的应急闭环管理;以及在城市重大疫情情况下,如何迅速响应、将院区迅速腾空转换为应急救治病房。这些都是在管理实践过程中遇到的挑战和难题。

六、策略建议

随着新医改方案的出台和绩效管理理念的不断深入,国家三级公立医院绩效考核、二级公立医院绩效考核办法相继推出,我国各地各级、各类公立医院的绩效管理工作迅速拓展和深化,多地开始建立健全院长绩效考评体系,并与公立医院绩效考核相衔接,考核结果与院长薪酬及奖惩、医院评审评价、工资总额、财政补助、医保支付等挂钩。各地医院普遍实施内部绩效管理与考核的实践,并已经开始探索建立适应医疗行业特点且与绩效考核相结合的公立医院薪酬分配体系。

健全公立医院绩效考核制度是现代医院管理制度建设的重要内容,也是推动医院转方式、调结构的重要抓手。通过17年来市级医院院长绩效考核管理的工作实践,申康中心认为我国公立医院改革必须兼顾多方面的目标:一是坚持公益性,这是公立医院的根本任务;二是保持高效率,这是满足人民群众需求的关键,没有效率就没有公益性;三是调动积极性,这主要指医务人员的积极性,因为公立医院的功能和质量主要依靠医务人员来实现;四是发展可持续,公立医院的科学、健康发展是实现所有目标的基础。申康中心在绩效考核体系的设计中始终坚持从这些目标出发来谋划和考虑,并由内而外、由浅及深,逐步引导医院建立完善内部运行机制,提高管理和发展水平。

1. 建议考核体系坚持遵循医院绩效内在规律,尽量使用客观量化的指标对绩效进行评价　公立医院有其自身特点和发展规律,绩效考核体系的确定应该遵循医学和医疗管理发展规律,体现临床医疗工作特点。考核评价应该以客观量化结果性的指标为主,尽量通过信息系统、按照统一口径实时采集数据,确保考核数据的客观性、及时性、准确性。

2. 建议考核体系应坚持公益性原则,体现三级医院功能定位　为体现公益性,在申康中心的院长绩效考核体系中患者满意维度权重占50%,直接左右考核结果。申康中心在不断完善疾病诊断分组和手术分级方法、持续优化重点病种分析的基础上,积极推动市级医院建立健全本院重点病种和重点手术目录,定期开展院内重点病种绩效分析,并逐步将其纳入医疗质量关键核心指标,将病种管理作为加强医疗管理、合理控制费用、优化业务流程、提高运行效率和医疗质量的重要抓手。

3. 建议医务人员薪酬水平要与社会平均工资同步增长,同时结合功能定位和战略规划布局人员结构,注重向高层次人才倾斜　在薪酬改革中,合理确定医务人员薪酬分配水平是重要内容,可以用"薪酬水平与社会平均工资增长率同步"这个指标,来反映医务人员薪酬水平与经济社会发展水平的关系。分级诊疗和按病种付费制度的深化推进,对公立医院的运行会产生深远的影响,医院内部绩效考核和分配机制也应该进行相应调整。各类公立医院应该根据功能定位和自身情况确定自身发展战略,并据此明确医院学科和人才发展规划,在考核机制的设计中要引导业务方向符合战略规划和功能定位,在分配机制设计中要向高层次人才倾斜。

4. 建议在实施院长绩效考核的基础上,探索建立公立医院绩效工资总量与目标管理、考核结果相挂钩的核定办法　着力体现医务人员的技术劳务价值,合理提高医务人员收入水平,公立医院院长薪酬要能体现其贡献和经营成果。在人均工作负荷不断增大的情况下,合理适度增加绩效工资总量可以起到有效的激励作用。我们也希望在下一步的公立医院改革中,包括财政投入机制、医保支付方式、价格体系调整等外部配套支撑机制能够做到统筹兼顾、内外联动,形成科学、合理的政策导向,为破解公立医院改革这一世界性难题创造中国经验。

5. 建议加快医院信息化建设和互联互通数据平台建设,为绩效管理提供有力支撑　申康中心"医联"信息系统全面覆盖了全市市级医院,成为绩效管理工作的坚实保障。各地医院要积极推进医院管理数字化转型,建立融合医院信息系统(HIS)、(实验室信息系统)LIS、影像存储与传输系统(PACS)、电子病历(EMR)等业务系统实时数据指标的数据集成平台或数据中台,以此为基础,构建涵盖医院业务运行、经济运行、成本控制、质量管理、绩效考核、内部分配等数据信息的统一的绩效管理综合信息平台。同时,各地可结合当地实际,建立与各医院之间互联互通、协同联动的大数据平台,从而实现与医院端医疗质量、财务运营分析、后勤运维、医用设备管理、临床研究等数据的有序交互,从而为绩效管理提供有力支撑。

（王兴鹏　鲁　冰　崔文彬）

第五章　宁夏回族自治区人民医院创新符合行业特点的人事薪酬体系,推进建立健全现代医院管理制度

2016 年下半年以来,宁夏回族自治区人民医院深入学习贯彻习近平总书记"两个允许"重要指示精神,以建立现代医院管理制度为目标,以深化改革为主题,以全面预算管理为手段,以创新人事薪酬制度为突破口,以激活医师资源和床位资源为切入点,探索建立符合医疗行业特点的人事薪酬制度,实行以岗定责、以岗定薪、责薪相适、考核兑现,寻找公立医院回归公益性的实现路径,调动医务人员积极性,不断提升医疗服务质量和水平,切实减轻了人民群众看病就医负担。

一、医院基本情况

宁夏回族自治区人民医院始建于 1934 年,是一所集医疗、教学、科研、预防、保健、康复、急救于一体的综合性三级甲等医院,包括院本部、西夏分院、医疗急救中心、眼科医院和宁南医院 5 个院区,占地面积近 600 亩,建筑面积近 29 万平方米,编制床位数 2 630 张,现有职工 3 605 人,设置管理科室 34 个、业务科室 90 个、87 个护理病区。医院是西北民族大学第一附属医院暨第一临床医学院、宁夏医科大学附属自治区人民医院暨第三临床医学院、北方民族大学联合办学单位,同时也是宁夏人民医院医疗集团核心单位,2019 年获批互联网医院和心脏联盟(北京)心血管病互联网医院。医院是国家开展建立健全现代医院管理制度试点医院、宁夏综合改革试点医院、宁夏全面试行 DRGs(按病种付费)医保支付试点医院、宁夏卫生系列高级职称自主评审改革试点单位,承担着全区基础医疗、疑难危重症诊疗以及社会医疗救助、公共卫生突发事件救治等公益性服务,服务范围涉及陕、甘、宁、蒙等省份 1 300 多万人口。

二、改革背景

(一)深化改革政策要求

广大医务人员既是为人民群众提供卫生健康服务的主力军,也是深化医改的主力军;既是医改的践行者,也应当是医改的受益者。同时,分级诊疗制度逐步推行、药品加成全面取消、药品耗材带量采购、医保支付方式改革等医改政策要求大型公立医院必须转变服务理念和模式,创新体制机制,着力破解发展瓶颈问题。

(二)适应群众健康需求

《国务院办公厅关于城市公立医院综合改革试点的指导意见》提出"破除公立医院逐利

机制,建立起维护公益性、调动积极性、保障可持续的运行新机制,有效缓解群众看病难、看病贵问题"的基本目标,使医院清醒地认识到唯有主动承担改革责任、主动认领改革任务,才能满足人民群众多层次、多元化的健康需求,进而提供公平可及、系统连续的健康服务,有效减轻群众就医负担,切实缓解群众"看病难、看病贵"问题,实现"共建共享、全民健康"的健康中国目标。

（三）医院发展战略要求

医院五个院区的分散式布局,导致资源配置重复、学科优势分散、管理模式粗放、人力资源僵化,未形成合力,制约医院发展的矛盾突出,医务人员多种需求和从业模式凸显,专业人才队伍的稳定性遇到前所未有的挑战。作为医院核心资源的医务人员对体现技术劳务价值的愿望越发迫切,医院改革迫在眉睫。在这样的背景和压力之下,医院充分认识到,唯有通过变革才能有效解决制约公立医院发展的突出问题。

三、主要思路

（一）健全完善决策新机制

制定医院章程,健全和完善医院管理机构、管理制度、议事规则和办事程序;切实落实党委领导下的院长负责制,健全医院职工代表大会、党委会议和院长办公会议决策机制。

（二）建立保障运行新举措

推行全面预算管理和成本核算控制机制,重新分类核定核算单元和核算模式,在医院层面将所有学科、科室、病区划分为效益中心和成本中心两大类,分别实行全成本核算和管控举措,规范医院经济运行,合理控制医院运行成本,提高公共资源利用效益。

（三）自主设置岗位新体系

突破国家现行事业单位岗位设置标准,按照"核心层、骨干层、基本层"的岗位层级标准,自主设置医疗、医技、护理、管理和保障3岗8级（或4岗10级）五大序列岗位体系。

（四）创新岗位薪酬制度

在现行岗位工资制度的基础上,优化整合事业单位岗位工资项目,建立符合医院特点的以岗位工资为主、档案工资与实际工资相分离、体现以知识价值为导向的岗位薪酬制度。

（五）探索绩效考核新模式

打破院、科两级管理,核算模式和以经济指标为主的考核机制,探索以公益性为导向,以服务效率、服务质量、成本管控、群众满意度、科研教学质量等指标为主的绩效考核新模式。

（六）打造医疗服务新方式

打破现行科室医师配置模式,建立"患者随着床位走、诊疗组随着患者走"的医疗团队式诊疗服务方式,全面推行以疾病为主的专科病区向护理病区转变,充分激活医师资源和床位资源。

四、主要做法

（一）制定医院章程,健全符合医院发展实际的议事决策和权力运行机制

一是以章程为统领完善医院管理机构、管理制度、议事规则和办事程序,切实落实党委领导下的院长负责制,健全医院职工代表大会、党委会和院长办公会三级决策机制。二是根据医院发展目标、战略、规模、环境和相关政策规定,打破现行五个院区分散式管理模式,

按照全院一体化管理模式和运行机制，优化设置 10 个职能处（科）室、34 个管理科室，核定职能处（科）室管理组 90 个和保障班组 16 个，健全职能处（科）室 - 科（组）室 - 班组管理架构和管理组、保障班组团队工作模式；核定临床科室 57 个，医技医辅科室 33 个、诊疗组 305 个、医技医辅科室管理组 26 个，健全临床医技学科院 - 科 - 诊疗组三级管理体系。三是在医院质量与安全管理委员会组织架构下，制定《医院委员会管理办法（试行）》，建立健全医疗质量与安全管理委员会、护理质量与安全管理委员会、医院感染管理委员会和运营管理委员会等 24 个专业委员会，明确各委员会人员组成、岗位职责、运行模式和监督管理等，充分发挥专家治院作用，为医院重要行政、业务和专业性、技术性较强的事项提供决策前技术咨询或可行性论证。

（二）实施全面预算管理和全成本核算控制，规范收支运行，提高经济运行效益

1. 推行全面预算管理，规范医院经济运行　按照全口径、全成本、全过程原则，采取"自上而下"和"自下而上"相结合的方式，科学编制年度预算，强化预算刚性作用，有效控制医院收支不合理预期。

2. 全面建立医院成本核算控制机制　按照国家、自治区有关加强公立医院成本控制的政策要求，重新分类核定核算单元和核算模式，在医院层面将所有学科、科室、病区划分为效益中心和成本中心两大类，制订不同核算方式和核算内容。

3. 优化医院收支结构　坚持按照"总量控制、结构调整、以收定支"和"保、压、控"的原则，自 2021 年 4 月启动优化医疗收入结构试点工作，调整比价关系，医疗收入结构中服务收入、药耗收入、检查检验收入比价关系为 23.36%∶48.55%∶28.09%，医疗服务收入较上年增长 4.10%，药耗占比和检查检验收入占比分别较上年下降 2.88% 和 1.22%。通过医用耗材采购和使用专项行动，联合区内其他三甲医院采取药品耗材招标、新标药品遴选和药品竞价议价等措施，2018—2020 年节约资金 2.4 亿元。

（三）突破现行事业单位岗位标准，自主创新设置新岗位体系和分级评价标准

1. 自主设置新的岗位体系　遵循"因事设岗"原则，突破现行事业单位岗位设置标准，结合公立医院公益性定位和工作特点，按照"核心层、骨干层、基本层"岗位标准，自主设置医疗、医技、护理、管理和保障五个序列岗位体系，其中，医疗、医技、管理和保障设置 3 岗 8 级，护理设置 4 岗 10 级。结合医院人才队伍实际，明确各岗位名称、任职年限和任职资格条件。

2. 科学编制岗位说明书　根据岗位设置情况，对各序列工作岗位基本情况、任职资格、关键职责、绩效考核要点等进行梳理，编制各序列岗位说明书。同时，根据医院岗位的调整情况对岗位说明书进行动态管理。

3. 实行人员总量管理，科学定岗定编　按照自治区编办有关规定，结合年度病床使用率，核定医院人员总量为 3 744 人，其中专业技术人员占比不低于 85%，管理人员占比不高于 10%，工勤人员占比不高于 5%。

4. 科学实施岗位分级评价　根据五个序列岗位设置体系，从技能要素、责任要素、工作性质和管理幅度 4 个一级要素，知识能力、手术能力、专业风险、工作负荷、培养周期等 16 个二级要素，对各序列各岗位进行分级评价。分级评价专家评价占 60%，同行评价占 30%，自我评价占 10%。依据个人得分按能、岗、价匹配的原则对照岗位聘任基本条件和资格，将全院 3 605 人聘任到相应岗级。通过全员竞聘，97 人高职低聘、51 人低职高聘、180 人岗移薪变。

5. 推行"公开竞聘、择优上岗"的岗位竞聘机制 公开竞聘临床医技学科主任41人、副主任61人,34人落聘;公开竞聘诊疗组长303人,管理组长104人以及保障班组长16人;2020年全院重新竞聘护士长87人,19人落聘。实现因事设岗、以岗定薪、岗移薪变和人员由身份管理向岗位管理的转变,形成了"岗位能上能下,待遇能高能低"的灵活用人机制。

(四)打破现行岗位工资、奖金分配办法,构建符合医院特点的岗位薪酬制度

1. 优化薪酬结构,构建符合医院特点的岗位薪酬制度 在现行岗位工资制度的基础上,优化整合事业单位岗位工资项目,自主建立符合行业特点的以岗位工资为主、档案工资与实际工资相分离、体现以知识价值为导向的岗位薪酬制度,充分发挥各工资项目的保障和激励作用。其中,岗位薪酬属于保障性固定薪酬,占比70%,月初固定发放;绩效薪酬属于激励性浮动薪酬,占比30%,次月考核后发放。

2. 合理确定各岗位薪酬水平,并建立动态调整机制 建立总额控制、结构调整、动态管理的人员岗位薪酬总额核定机制,按照医院上年度薪酬水平调整薪酬总量,核定各岗位年度薪酬总额,并合理确定医疗、医技医辅、护理、管理和保障岗位薪酬分配权重系数为1.45∶1.00∶1.05∶1.10∶0.85,向关键和紧缺岗位、高风险和高强度岗位、业务骨干倾斜,使各岗级之间保持合理级差。随着各序列岗位等级上升,薪酬总额和基本薪酬标准呈递增趋势。2018年、2019年和2020年、2021年度分别按照人员经费占医院支出35%和36%的比例进行总额预算。

3. 推行编制内外人员同岗同薪同待遇 医院对编外人员在岗位设置、岗位聘任、干部竞聘、进修培训、薪酬待遇等方面与在编人员同等对待,按照国家和自治区规定参缴养老、医疗等各项社会保险,缴纳住房公积金,实行编制内外人员同岗同薪同待遇。

4. 设置特殊岗位薪酬项目 项目包括医院首席专家,学科带头人,学术带头人以及国家级、省部级、地厅级部门授予的各类高层次人才岗位薪酬和带教老师(住院医师规范化培训和专科医师培训等)指令性培训项目工资。其中各类高层次人才项目人员薪酬中基础薪酬占比50%,按月直接发放,奖励薪酬占比50%,根据年度考核结果一次性发放;带教老师通过公开遴选被授予带教资格,授予带教资格的带教老师基础项目工资30%,按月直接发放,奖励项目工资70%,依据培训对象考核结果一次性发放。合理体现高层次人才岗位价值。

(五)创新医师诊疗组织模式、护理病区模式,充分激活医师资源和床位资源

1. 合理设置各学科诊疗组 依据临床学科床位数设置诊疗组,内科系统15张床设置1个诊疗组,外科系统12张床设置1个诊疗组;医技学科按学科功能、专业和亚专业并结合实际情况设置诊疗组。

2. 构建学科-诊疗组-岗位三级管理体系 在岗位分类分级评价的基础上,按照"核心层、骨干层、基本层"任职资格条件,医院现有全部医师(技师)通过自愿双向选择组建诊疗组。

3. 推行诊疗组服务模式 制定《医院临床医技学科诊疗组管理办法》,探索各学科诊疗组基本运行规则,建立"患者随着床位走、诊疗组随着患者走"的诊疗服务模式,为患者提供全生命周期的连续性、同质化服务。

4. 推行护理病区模式　全面推行以疾病为主的专科病区向护理病区转变，对全院护理资源实施护理病区管理模式，除儿科、妇产科、ICU 等特殊学科外，全院床位向所有学科、诊疗组开放。

（六）建立新的绩效考核体系和分配机制，充分体现公立医院公益性价值导向

1. 动态调整绩效总额　采用"预算比例法"，根据实际核算收入的提取比例核定绩效总额。

2. 创新绩效考核机制　打破院、科两级管理、核算模式和以经济指标考核为主的奖金激励机制，全面转向以公益性为导向，以服务效率、服务质量、成本管控、满意度、科研教学质量、党建、医德医风建设等关键指标为主的绩效考核分配新机制，考核结果与医务人员薪酬挂钩。

3. 实施绩效核算新模式　推行综合绩效、单项绩效和项目工资制相结合，月度绩效和年度绩效相互补，并结合诊疗组、护理病区管理模式，医疗、医技、护理、管理、保障五大序列分开独立核算的绩效考核新模式。

4. 健全绩效考核新体系　以国家三级公立医院绩效考核目标为导向，出台《医院绩效考核管理办法（试行）》，制订医院 - 院区 - 学科 - 诊疗组综合目标任务书，开展月度、季度（平时考核）、半年度和年度综合目标考核。

5. 实行学科主任、副主任、亚学科带头人和诊疗组长岗位年度考核　依据年度考核结果，诊疗组长考核学科排名末位和每三年考核学科排名后 50% 的诊疗组长重新竞聘，2019—2021 年度重新竞聘诊疗组长 135 人，取消诊疗组长资格 29 人。

五、主要成效

（一）医疗服务质量和效率进一步提高

2021 年医院诊疗 261.07 万人次，出院患者 104.3 万人次，手术 5.04 万台次，较改革前 2016 年同期分别增长 55.4%、21.25% 和 72.08%；平均住院日 8.08 天，较改革前 2016 年同期下降 23.12%；核算收入 11.09 亿元，较改革前 2016 年同期增长 74.65%。医疗服务质量和效率明显提升。

（二）群众看病就医负担明显减轻

2021 年医院门诊次均费用 254.4 元，较改革前 2016 年同期下降 14.48%；门诊次均药品费用 85.7 元，较改革前 2016 年同期下降 41.1%；住院次均药品费用 2 790.35 元，较改革前 2016 年同期下降 48.35%；药品耗材（含中药饮片收入）收入占比 48.55%，较改革前 2016 年同期下降 13.65%。药品、耗材费用明显下降，群众就医费用逐步降低，实现公立医院回归公益属性、医生回归看病本职、药品回归治病功能。

（三）医务人员工作积极性得到全面调动

建立体现医务人员技术劳务价值的岗位薪酬制度，职工人均薪酬较改革前稳步提升，2021 年人员支出占业务支出比例为 36.21%，较改革前 2016 年的 28% 增加 8.21 个百分点，职工对岗位薪酬制度的满意度由改革前的 10% 提高到 86%。新的薪酬标准和薪酬分配管理办法打破原有工资制度，编制内外人员薪酬待遇按统一标准发放，实现编制内外人员同岗同薪同待遇，体现了医务人员技术劳务价值，充分调动了医务人员的工作积极性。

（四）岗位设置管理逐步趋于合理

按照科学合理、精简效能的原则，充分考虑各类人员职称、学历和工作年限等因素，自主设置岗位体系,建立实施周期性(三年)岗位分级评价及聘任机制,职能部门管理岗位无职称人员或已转岗至职能部门的专业技术人员不挤占临床岗位职数;医技科室持有医师证人员统一划入医疗岗位序列;护理岗位区分病房护士、手术室护士和门诊护士的重要性,聘任同等岗位时岗级有所差异。以上用人机制实现了人员由身份管理向岗位管理转变,使职工明确自己的职业发展和晋升路径,实现了岗位名称、等级和资格条件的规范化和系统化。

(五)广大患者的综合满意度进一步提升

通过创新符合行业特点的岗位薪酬制度,切断了医务人员收入与药品、卫生材料、检查、检验收入之间的联系,极大地调动了医务人员服务患者、与患者沟通的主动性,拒绝了红包、回扣等灰色收入,实现了医务人员收入阳光化,构建了和谐医患关系,患者就医感受得到明显提升,2019—2021年患者综合满意度均在90%以上。

六、社会反响

(一)改革做法和经验得到国家、自治区有关部门充分肯定和高度评价

近几年,医院综合改革经验和做法通过《国务院深化医药卫生体制改革领导小组简报》分3期向全国推广,被自治区党委、政府列入综合改革政策文件10次向全区推广应用;中央全面深化改革委员会办公室,国家卫生健康委人事司、体制改革司、卫生发展研究中心,人力资源社会保障部工资福利司等部门领导和专家30余次来院调研指导;自治区主要领导,自治区全面深化改革领导小组办公室、人社厅、财政厅、卫健委等厅局领导40余次来院调研指导。2020年12月10日,国务院医改领导小组秘书处组织24家国家和区内媒体来院采访报道医院创新岗位薪酬体系,建立健全现代医院管理制度的综合改革典型经验。各级领导和专家对医院改革做法和经验给予充分肯定和高度评价。

(二)改革做法和经验多次在全国医疗健康大会上交流,引起巨大反响

2019年12月5—6日,医院受邀参加国务院深化医药卫生体制改革领导小组秘书处关于进一步推广福建省和三明市医改经验现场会,并作题为"创新符合行业特点的岗位薪酬体系 推进建立健全现代医院管理制度"的经验交流发言。2020年12月8日,国家卫生健康委员会专题新闻发布会介绍"十三五"期间综合医改试点省份医改典型经验,其间专题介绍宁夏回族自治区人民医院创建符合行业特点的人事薪酬制度。医院先后应邀在2018中国医改经验交流会、2019年中国医院院长年会、2019中国现代医院管理制度大会、2017—2021年中国医院大会等80余场管理和学术会议上作创新岗位薪酬体系,建立健全现代医院管理制度的主题交流发言,引起国内医疗健康界的巨大反响。

(三)改革做法和经验使区内、外多家来院考察学习单位产生强烈共鸣

近几年,陕西、青海、新疆等地卫生健康主管部门,四川、山东、河北、陕西、青海、新疆、湖北等省份30余家三级公立医院,宁夏医科大学总医院、宁夏第五人民医院和宁夏儿童医院等自治区内40余家医院,全区现代医院管理制度专题培训班87名医院主要负责人先后来院考察交流,医院创新的岗位管理体系和薪酬制度改革使考察学习者产生强烈共鸣。

七、经验总结

(一)主动担当作为是推进公立医院综合改革的重要前提

公立医院综合改革的各项政策能否让群众得到实惠已到了"最后一公里"落实阶段,公立医院是推动政策落地的直接责任人和任务完成者，主动承担改革责任、主动认领改革任务是公立医院的责任，是推进改革的重要前提。

（二）建立全面预算管理、成本控制机制是综合改革的保障

公立医院岗位薪酬制度改革的保障是要推行全面预算管理和全成本控制体系建立，以严格预算管理和成本有效控制来刚性约束医院规模化发展的旧思路，建立提质增效和精细化管理新理念，实现真正意义上"总量控制、结构调整、腾笼换鸟、科学管理"的目标。

（三）推行新岗位薪酬制度是推进公立医院改革的切入点

医务人员是推进公立医院改革的内生动力和重要力量。必须先从提高医务人员积极性和改革参与度着手，重构公立医院岗位设置体系和岗位分级评价标准，并建立真正意义上的岗位薪酬制度，落实好习近平总书记"两个允许"要求，实现医务人员受鼓舞的改革目标。

（四）动态调整医疗服务价格是推进薪酬制度改革的动力

在落实药品耗材加成取消和集中采购、医保支付方式改革等措施的同时，公立医院通过规范药品使用和医疗行为等腾出了"空间"，政府部门要落实对公立医院的补偿政策，建立医疗服务价格动态调整机制，持续优化医疗服务比价关系，支持公立医院深化运行机制和薪酬制度改革。

八、问题困难

（一）能上能下用人机制存在压力

在医院岗位设置、薪酬制度等改革中，人员由身份管理转向岗位管理，高职低聘、岗移薪变等诸多问题触及职工的切身利益。尽管医院出台相应保障措施，但缺乏国家、自治区层面刚性政策支撑，少数职工对改革有抵触现象和消极情绪。

（二）医疗服务价格调整尚未到位

2021年医院被确定为自治区调整优化医疗收入结构试点单位，于4月正式启动试点工作，通过"一升二降五控"举措，协同推进医改相关任务，逐步优化医疗收入结构，理顺医疗服务比价关系，控制医疗费用不合理增长，医疗服务价格调整工作正在推进中。

（三）综合改革岗位体系与事业单位岗位体系未实现衔接

医院自主建立医疗、医技、护理、管理、保障五大序列岗位体系和3岗8级或4岗10级的岗级，并实施全员岗位竞聘，与事业单位岗位体系、岗级和岗位聘任未实现衔接，医院仍执行事业单位职称评审和岗位聘任。目前，医院运行两套岗位设置管理体系，工作量大，程序烦琐，而且职工易混淆，不利于推进综合改革岗位设置管理工作。

九、策略建议

（一）全面推进调整优化医疗收入结构

政府有关部门要抓住开展药品耗材集中采购、取消医用耗材加成等窗口期，按照腾空间、调结构、保衔接的路径，建立医疗服务价格动态调整机制，持续优化医疗服务比价关系，力争公立医院医疗服务收入占医疗收入的比例达到35%以上，支持公立医院薪酬制度改革。

（二）深化公立医院人事薪酬制度改革

政府有关部门和公立医院要学习福建三明市坚持人民至上、敢为人先的改革精神，结合医疗行业特点,合理设置医、技、护、管、保等不同类别岗位,实行全员竞聘上岗;自主设立体现劳动特点和岗位价值的薪酬项目,合理确定内部薪酬结构,进一步提高公立医院人员支出占业务支出比例。

（三）实现改革岗位体系与事业单位岗位体系衔接

医院于 2022 年实施综合改革第二轮管理组长竞聘、全院全员第二轮岗位分级评价和岗位竞聘工作,在实施过程中将自主建立的岗位体系、岗位等级、岗位聘任与事业单位岗位体系、岗位等级和职称评审、职称聘任衔接。

（吕金捍　张彦杰　李福军）

第六章 四川大学华西医院医师绩效薪酬制度改革实践

为实现医院高质量发展,医院启动了以精细化管理为抓手,以提升核心竞争力为目标,从学科发展、人才培养、医疗服务、教学改革、科研体制创新、人事与薪酬制度改革等方面开展了一系列管理改革实践,为可持续发展提供了不竭动力。在人事与薪酬制度改革方面,探索和制定了分系列学科发展规划以及人员配置、职业生涯和人才梯队建设规划,根据学科发展情况、人才梯队培养、工作规律、管理特点,进行定岗定责定考核的差别目标管理,探索和试行岗位绩效考核新模式,遵循"收入不与分配直接挂钩",按照优劳优得、优绩优酬、兼顾公平、导向公益性的原则,构建激发个人活力和体现公平的绩效分配制度。

一、医院基本情况

四川大学华西医院是中国西部疑难危急重症诊疗的国家级中心,占地500余亩,业务用房60余万平方米,编制床位4 300张,在职员工14 000余人。医院围绕长期发展战略规划,从人才队伍、科研平台、学科建设、医疗质量、教学效果、区域引领等方面持续加大投入,保障重点,兼顾均衡,助力医院高质量发展建设。医院现设成都国学巷本部院区、温江院区,国家区域医疗中心重点建设项目华西厦门医院,全托管四川大学华西天府医院、成都上锦南府医院(简称"上锦分院");有25个省级医疗质控中心,46个临床科室,9个医技科室;门诊设专科、专病门诊200余种,最高日门急诊量20 000余人次;有标准手术室99间,日均外科手术500余台。医院持续加强抗菌药物管理、单病种质量管理、医院感染管理等工作,不断开拓医疗新技术,各项年末医疗质量效率指标取得明显提升,患者医疗安全保障得到进一步加强。近年来不断创新优化门诊预约体系、多学科联合门诊、通科门诊、日间手术流程等医疗服务模式,患者就医体验和满意度持续提升;成人活体肝脏移植、肺癌外科和微创治疗、心脏介入治疗、脑神经外科及功能神经外科、中西医结合治疗重症胰腺炎、胃肠微创手术、临床麻醉、功能磁共振、核医学等多个领域处于国内乃至世界领先水平。

二、改革背景

为了实现医院学科发展战略,医院启动了人事制度分配制度改革。从2007年到2012年,花了5年的时间,建立了基于岗位管理的新型人事制度,完成了不同类别、不同系列、不同层级人员的绩效薪酬制度改革,将员工成长与事业发展相融合,构建分系列员工人才导向型人事薪酬制度。医师是医院生产力的源泉,医师绩效薪酬制度是医院最核心的绩效薪酬制度。医院的运营,开源节流非常关键,而医生就是开源的关键;医院的学科要发展,医院的质量要做上去,医生是关键。所以,医生是整个医院业务发展的火车头,如何通过绩效制度鼓励医生愿意多做、愿意做好,是医疗质量安全以及医院发展、学科发展的关键所在。科学的医师绩效薪酬制度能引导医师在医院战略目标指导下,结合职业生涯规划,实现个人价值,引导学科发展。对于医师这种高度专业人员的绩效薪酬制度的设计,核心在于创造医师认同医院文化、专业持续发展的空间,鼓励其创新并营造能让其终身学习及薪酬合理的环境。

三、改革思路

(一)科学规划和构建分系列的员工职业生涯发展通道

根据各职系的工作规律和特点,结合职业生涯期限、发展规律、学习成长、风险负荷、价值贡献等因素,量身制订各职系 12 层级的职业生涯成长通道,同时科学规划各职系事业发展平台,设置岗位,并将岗位与 12 级相匹配,构成各职系的职业生涯发展完整规划,使各职系明确自己的职业发展和上升途径,也更清晰知道各个岗位的价值标准和方向,引导各职系朝更高的专业职级层次发展,从而建立了各职系职业发展的上升通道。

(二)基于员工职业生涯发展规划,科学配置资源,制订目标和评价机制

遵循医师职业生涯发展和成长规律制订各岗位层级的学科建设和工作质效目标,构建聘期目标绩效考核指标体系,建立包括医德医风、风险、效率、技术难度、质量等要素的医院一级考核体系。根据医师职系自身学科发展情况、人才梯队培养情况、工作规律、岗位胜任力等管理特点,实行定岗定责定考核的差别目标管理,通过构建科学合理的绩效考核体系,对医师的工作情况进行有效的评价,同时结合岗位胜任力和目标动态合理配置资源,将医师成长与医院事业发展有机结合,达到医院高质量发展目标。

(三)构建基于医师职业生涯发展和事业目标的富有激励作用的薪酬制度

建立基于岗位类别、岗位价值、风险级别、员工职业生涯四位一体,同工同酬同福利的薪酬体系,将岗位目标考核的指标和个人职业生涯发展结合起来,不同岗位层级和目标对应相应的薪酬体系,引导医师在自我发展的同时,实现医院发展目标。

四、主要做法

(一)人事制度改革

1. 建立了基于岗位管理的新型人事制度　根据医师个人的学习成长规律结合医教研目标为医师规划了三条基本的职业生涯通道:助手→医疗组长→指导教授→学科主任;助手→医疗组长→教学 PI →教学名师;助手→医疗组长→临床研究 PI →临床首席 PI。

2. 建立分层、分级的体系　根据学科发展贡献的不同分为三层:学科发展的决定力量是核心层,中间决定质量和效益的是骨干层,最后一层是基本层,包括所有参加住院医师规范化培训的学员等。根据职业生涯期限结合层级将岗位细分为 12 级:骨干层为 12~9 级,设置为助手岗位;8~4 级为医疗组长岗位,属于核心层;4~2 级为指导教师岗位,属于核心 B 层;2~1 级为学科主任,属于核心 A 层。每一级按照职称和任职年限,设置准入条件,体现了医师个人的成长情况。根据学科发展规划以及亚专业的设置、亚专业前三年的业务情况以及今后五年的规划,结合现有的人力资源的年龄和职称的情况科学设置岗位数量。

3. 编制岗位说明书　这是整个人事制度改革的关键。岗位管理除了准入条件、职责以外,最重要的是聘期考核目标,这个目标包括医疗、科研和教学量化的考核指标。不同层级

目标不同,助手主要考核学习成长,医疗组长主要考核医疗质效、学科建设,指导教授主要考核学科建设、人才培养。每3年为一聘期进行考核,根据目标达标情况,进行岗级调整,有升有降。

(二)基于医疗组长负责制的岗位管理

医师的医疗组长负责制改革,是整个医师人事制度改革的关键。根据医师成长所具备的能力,能承担起医院学科建设、运营效率相应责任,并取得医疗授权管理委员会授权,才能成为医疗组长。同时,为了保障医疗组长能够完成目标,也为了保障医疗资源的合理利用,所有的资源按照医疗组进行配置,所有的质量指标、效率指标、费用指标全部按照医疗组进行考核。目标考核结果可以决定医师层级的调整,使医师的层级有晋升也有下降。医疗组长也有退出机制,完不成目标或者出现重大质量差错、医德医风问题,就可能被取消授权,被别人顶替。对于工作完成不佳的组长,医院可以终止授权。根据考核结果,终止授权的内容既可能是撤销组长,也可能是不许其承担大型手术或者使用三线抗菌药品。

在人力资源配置方面,每个组至少有1个组长,根据医疗组长的年资情况配备或不配备副组长。每个组根据床位数量等配置指标进行住院医师配置,住院医师由参加住院医师规范化培训的医师、进入临床的研究生和进修生来担任。

医疗资源的配置方面,根据每个医疗组的学科发展水平、人员配置、亚专业患者资源、主要病种资源占有等综合因素形成参数,把这些参数全部统一到床位上,外科8~10床设立1个医疗组长,内科12~15床设立1个医疗组长,慢病科15~20床设立1个医疗组长,这样可以保证医技资源、医生资源和床位资源的协同,既能支撑医疗组的学科发展,又能满足资源利用的精细化运营。

最重要的是做好人力资源的中长期发展规划,一般要做每个科5年的人力资源发展规划。通过5年的发展规划,来确定这个科到底需要多少不同层次的人员,保障人才梯队建设。

(三)绩效薪酬改革

根据医师的职业生涯发展,结合岗位目标和资源配置制订绩效薪酬,不同的成长阶段目标、资源,绩效薪酬就不同。建立医师基于岗位目标管理和资源配置的"岗位 + 绩效"的薪酬制度,绩效薪酬通过优化以资源为基础的相对价值比率(RBRVS)系数导向鼓励开展四级手术和微创手术,优化以疾病诊断相关分组(DRG)考核评价机制,鼓励收治疑难病种和临床科研患者,探索多学科会诊(MDT)模式的激励政策,鼓励诊疗模式创新和学科发展。

1. 外科医师绩效薪酬改革 基于资源消耗的外科医师绩效改革设计。首先引入RBRVS系数,结合医院的学科建设目标进行消化吸收和本土化,形成以鼓励开展疑难危重手术为导向的RBRVS手术难度系数,同时根据12级岗位,每一级设置一个岗位系数,体现了医师的历史贡献和学习成长,岗位系数乘以手术难度系数形成外科医师手术价值系数,给每个系数赋值就形成分配结果。鼓励提升资源利用和多做疑难危重手术,设置目标基准,超过基准采用了超额分段累进制。为充分体现医师的责权利以及贡献,分配对象以医疗组长为核心,把二次分配变成一次分配,真正实现多劳多得、优劳优得、优绩优酬。

这一制度客观解决了医生劳动风险价值的问题。现行的医疗项目收费价格很难体现医生的劳动价值,真正疑难复杂的手术不如常见病、多发病的手术性价比高。通过RBRVS系数,淡化收费影响,这样的一个评价体系就非常好地体现了复杂、疑难手术医生的价值,鼓励医生做大手术、难手术。

2. 基于病种难度的内科医师绩效薪酬改革　基于出院患者平均权重(CMI)值的内科医师绩效改革设计。与外科医师绩效改革设计思路一样,首先引入 DRG 中的病种权重(RW)用于评价疾病严重程度,能够很好地体现患者的资源消耗和疾病严重程度。每个出院患者形成一个 RW 值,医疗组当月所有出院患者 RW 值加起来乘以岗位系数,就得出当月该医疗组长的绩效系数,给每个系数赋值就形成分配结果。鼓励收治疑难病种患者。

绩效薪酬设计的关键是绩效考核,绩效考核对于质量的保证,对于学科和医院的发展至关重要。内科的科室和内科的医疗组长最重要的考核指标是 DRG 的 CMI,外科科室和外科的医疗组长最重要的考核指标是 RBRVS,指标一多,就没有区分度了。对于质量安全的核心的指标,一定要给予最大的权重,突出重点。医院每年的考核指标体系不一样,所以每月考核、每年考核,着眼点不一样,指标体系和权重也应该有所侧重。但是,应始终坚持把医疗质量的核心指标作为绩效考核的重心来对待。

五、成果成效

(一)学科建设与人才培养成效显著

医院现有国家卫生健康委国家临床重点专科 32 个,数量名列全国医院第一;在复旦大学中国最佳专科声誉和最佳医院排行榜上,连续 11 年名列全国第二;2018、2019 年公立医院绩效考核等级为 A++,排名全国第二。领军人才方面,有两院院士 1 人、973 首席科学家 3 人、高端引进人才 43 人、省级学术技术带头人 121 人,52 人担任国家级学会/协会主任委员、副主任委员,268 人担任省级学会/协会主任委员、副主任委员。在国内率先建立人才培养专项基金制度,根据学科发展和人才建设规划选拔中青年骨干出国(境)留学,留学期间除留学资助金外,绩效酬金同步配套发放。

(二)医疗水平处于全国先进行列

出院患者 CMI 达 1.47,排名全国第二;四级手术占比 38.79%,总量位列全国第三。开展前沿医学科技创新研究和成果转化,建设 12 个国家级研究平台,实现了从基础到临床到转化再到产业化的全链条创新,在中国医科院科技量值排行榜连续 10 年全国第一。患者就医全过程体验进一步改善。门诊"一站式"服务实现 18 类业务"一柜通办",1 085 个检查项目线上集中预约、100% 分时段预约挂号。急诊急救实现"上车即入院"和危重症院间预约转诊。智慧化协同慢病全程管理,服务 4 万多重大慢性病患者。公立医院绩效考核住院患者满意度连续 4 年满分。医疗服务模式创新进一步深化。日间手术术种达 500 余种,占全院择期手术总量的 25%,极大地提高了医疗效率,减轻了患者负担。发展互联网诊疗拓宽医疗资源供给,年服务患者 190 余万人次,满足了各类复诊、慢性病患者的就医需求。组建 7 个专病中心,诊疗模式从"患者围着科室转"转变为"按病择医"。

(三)精细化运营管理的倡导者和推动者

率先取消收支结余分配模式,推动全院精细化管理,提升运营效益,将绩效导向从财务指标转向学科建设。率先在国内实施医疗组长负责制,绩效考核核算到医疗组,医疗组长责权利统一,优劳优得,引导学科发展。率先在国内将 RBRVS、DRG 等国际通行评价指标用于医师绩效评价中,以岗位性质、技术难度、风险程度、质量、效率、费用、成本控制等客观量化业绩指标为主要依据,大大提升了医师的劳动积极性,探索在绩效分配中对 MDT 诊疗模式进行激励政策,鼓励学科融合与发展。

（四）社会责任方面,医院承担起"国家队"的光荣使命

在重大突发公共卫生事件中医院始终冲锋在前,出色完成多项应急救援任务;同时充分发挥社会公益性区域辐射及引领作用,通过对口援建、管理与技术输出、进修学习等形式,特别是借助华西远程医学网络平台,主动将优质资源下沉基层,充分带动了基层卫生人才的培养及医疗服务水平的提升。

六、经验总结

（一）清晰的顶层构架

绩效薪酬制度需要完善和具有前瞻性的顶层设计,需要有明确的绩效改革目标,制订工作框架,细化实施流程,保证其在运行的全过程不会发生目标偏移,是医院进行绩效考核和薪酬制度设计的重要内容。

（二）完善的内部组织运行

薪酬制度涉及面广,管理难度大,是医院的"核心工程"。在内部组织建设中,如果不能确立核心价值导向,医院薪酬制度对医院战略的引导和传递,医院内部其他体系的协调沟通,医院绩效系统运行权威性与效率将会受到一定程度的影响,无法充分体现绩效管理在医院薪酬制度中的重要作用与定位。

（三）绩效考核和薪酬分配匹配

绩效考核和薪酬分配要求过程管理与结果管理同步,不仅要从形式和流程上对绩效考核与薪酬分配的后效进行追踪,也要从实质上实施绩效管理和薪酬分配的监督指导职能。后效评估及指导监督,是实施精细化绩效管理和薪酬分配的必要条件。

（四）资源配置与岗位目标结合

资源配置与优化,绩效方案设计总体上要对资源配置进行动态干预与协调,不能只注重结果考核,不重视资源配置条件下的目标设置与调整。医院不能以成本消耗代替资源配置,在目标管理或关键绩效指标（KPI）管理上要体现主要资源（人力资源）的关联性与随动性。医院要有专业机构或专业人员对资源投入产出的效率进行精细化管理,从而实现资源配置和绩效管理同步,避免出现影响绩效考核与薪酬分配的公正性。

（五）岗位价值定位与职业生涯发展一致

制订绩效薪酬方案中基本薪酬或岗位系数应进行科学测定,差距不宜太小,既体现激励,又要体现成长与岗位差异,防止出现未能体现同年资同职称的不同岗位职级差异（即不同岗位职级应对应不同的工作要求、目标细项和原则）。低年资医师薪酬定位根据其职业成长初期需要医院统筹投入学习成长资源。从方案设计上,不同岗位间价值定位要体现客观性,过程公平兼顾结果公平。

七、问题困难

（一）思维观念的转变

绩效薪酬制度设计需打破以财务导向的院科二级核算模式,转向以精细化运营注重质量、效率提升,将成本核算后效评价转向资源全过程管理的成本管理,以达到提高资源利用率,降低运营风险,从而发挥资源利用新效能。

（二）传统诊疗模式的改变

推行医疗组长负责制的核心就是一次对传统诊疗模式的改革,打破了传统院科两级的管理模式,建立起院 - 科 - 医疗组的管理模式。如何确定内、外、医技(放射、病理)、平台(急诊、麻醉、ICU)的医疗组数和岗位数,科室资源如何分配人力资源(组长资源、主治医师、住院医师)、病种资源(常见病、多发病)、床位资源,如何确定医疗组长的亚专业方向(热门专业、冷门专业),如何明确医疗组长责任(医、教、研、管),如何建立完善医疗组长考核指标,兼顾公平、重点倾斜质量、安全、效率、效益、公益、学科发展,如何通过科学适宜的绩效考核与薪酬分配有效激发组织和个人潜力,有效控制质量安全风险等,都值得深入研究。

（三）职业生涯发展如何与学科发展融合

如何科学规划将专科医师培养为亚专科的带头人,实现个人发展与事业发展融合;医疗组团队构建的核心是人才梯队的建设,如何防止"教会了徒弟、踢走了师父";医师是医疗服务的核心提供者,如何将传统医师医疗行为——以个人有限知识经验为基础,变成临床相对独立思考与医疗循证科学决策的医师成长培养体系等也值得深入探讨。

（四）科室管理团队领导作用的发挥

科主任是科室运营、质量安全、学科发展第一责任人,科室管理的主导者,医院战略执行的核心之一,医院管理结构中的中间环节,集业务工作与管理工作于一身。科主任领导下的医疗组长负责制,需要科主任职责的改变:从管理到服务,从运营到学科,从资源管理到授权管理,从绩效分配到人事管理,都面临重大挑战,需要科学设计与实施。

（五）绩效考核精确性与可操作性

精确性指绩效考核对应考核对象与事项,颗粒度较细,能够精细化实施绩效管理。目前的绩效考核还存在以下问题:未按职系进行精细化考核;科间工作量或成本考核差异较小,没有考虑到学科间工作方式及成本管控的差异;医疗风险系数设定粗放,没有考虑内科及外科三级学科间的风险、难度差异;以手术等级代替手术难度与风险,设定较为粗放的手术系数。可操作性指绩效考核各类项目应有可操作性,能够落实执行。在各医院中,还存在绩效考核操作性较差的情况。

（六）原则性与公平性

原则性是指绩效考核与薪酬分配要与国家相关政策法规一致。对于多劳多得、优劳优得的原则性指引易产生偏差,同时,岗位系数设计差异较小,也无法体现岗位价值和个人成长付出与回报的对等性。可靠性是指绩效考核与分配能够体现工作成果与个人付出,同时具备程序合规与过程公平。将临床科室管理岗位纳入二级分配总额,易造成管理职权影响分配结果;科室二级分配由主任及护士长执行而非科室绩效管理小组,易造成考核与分配权力过于集中,影响绩效管理中的民主集中决策。

八、策略建议

实现公立医院高质量发展,需调整医疗服务性收入价格,提升医疗服务性收入占比,确保医疗机构良性运行,体现医务人员技术劳务价值的同时还能涵盖人才培养、职业风险、技术难度、临床研究、临床教学、管理的成本。统筹兼顾医疗发展需要和各方承受能力,调控医疗服务价格总体水平。探索建立医疗服务价格动态调整机制,科学确立启动条件、调价空间、调整方法,定期开展调价评估,达到启动条件的稳妥有序调整医疗服务价格,支持公立医院优化收入结构。优化新增医疗服务价格项目准入制度,常态化开展新增医疗服务价格立项评审,对疑难病例讨论、MDT 讨论等建立医疗服务收费的机制,体现医疗服务应有的回报,给予医疗机构实现薪酬改革足够的空间。

落实"两个允许",需完善公立医院收入中可用于工作人员收入分配的资金管理政策,实行全面预算管理,以医院战略发展规划和年度计划目标为依据,实行全口径、全过程、全员性、全方位预算管理,结合医院定位、资源配置、服务能力和质效、人员规模、人员结构、学科发展规划和区域健康需求来进行全面预算管理。强化公立医院运营管理,提高运营效率,更加注重内涵发展,保障员工薪酬水平与事业发展同步。上级主管部门在核定薪酬总量或占比时,应考虑医务人员劳动负荷,对于超负荷工作应增加薪酬总量,还应考虑医疗机构规模和服务业务量,对医疗业务人员数量进行动态核定。

根据医院学科发展水平,动态、科学地设置岗位,推动岗位管理代替编制管理。加大对公立医院的财政支持力度,用于体现医疗机构社会公益性,给公立医院松绑和更多的授权,减少行政干预,授予医疗机构薪酬分配自主权,指导医院对各类人员进行定岗、定责、定酬,体现风险、强度和贡献的差异,体现技术劳务价值,建立科学的薪酬制度。

(杨 翠 王 军 文黎敏)

第七章 重庆市深入推进公立医院薪酬制度改革实践

一、基本情况

2016年8月19日,习近平总书记在全国卫生与健康大会上提出"允许医疗卫生机构突破现行事业单位工资调控水平,允许医疗服务收入扣除成本并按规定提取各项基金后主要用于人员奖励"的要求,为全国公立医院薪酬制度改革指明了方向、明确了目标。2017年1月,人社部、财政部、国家卫生计生委、国家中医药管理局印发《关于开展公立医院薪酬制度改革试点工作的指导意见》(人社部发〔2017〕10号),标志着全国公立医院薪酬制度改革试点工作正式启动。

按照国家统一部署要求,2017年6月,重庆市人力资源和社会保障局、重庆市财政局、重庆市卫生健康委印发《重庆市开展公立医院薪酬制度改革试点工作的实施方案》,重庆市卫生健康委印发了《重庆市公立医院及工作人员绩效考核指导意见》《重庆市公立医院院长绩效考核指导意见》,在3个区县6家医院启动第一批改革试点。按照"成熟一批、带动一批、主动申报、稳妥扩面"的原则,分别于2018年2月、2019年7月,扩大改革试点范围。截至2021年底,重庆市共有公立医院223家,其中67家公立医院开展薪酬制度改革试点,包括市属公立医院11家,区县公立医院56家。

二、主要做法

(一)落实"两个允许",突破"三个限制",优化薪酬结构

按照习近平总书记"两个允许"重要指示精神,推行"基础绩效+超额绩效"的绩效工资模式。基础绩效按照与当地公务员"规范性津补贴+年终一次性奖金"大体持平的原则核定,体现"保基本";超额绩效是指医疗服务收入在扣除成本,并按规定提取不低于15%的事业基金后,可全部用于人员奖励,体现医务人员"超量劳动价值",超额绩效占总工资水平的68%。突破"三个限制",一是突破绩效封顶限制。超额绩效水平不受封顶限制,不受当地事业单位收入水平倍数限制,主要依据医院业务发展、质量水平、技术创新、成本控制和绩效考核结果,充分体现医务人员知识技术劳务价值。二是突破绩效核定限制。不以上年度的绩效考核作为核定本年度绩效总量的依据,以当年绩效考核情况,核定当年总量,做到一年一核,动态调整。当年实际发放的超额绩效总量,根据考核结果优秀、良好、合格、基本合格、不合格5个等次,分别对应超额绩效经费基数的100%、90%、80%、70%、50%。三是突破超额绩效提取比例限制。对于改革试点前超额绩效提取比例已超过85%

的公立医院,实行 3 年过渡期政策,按职工上一年度绩效工资水平据实核定当年超额绩效提取比例,3 年以后超额绩效提取比例须降至 85% 以内,确保职工收入水平不因改革政策而降低。

(二)建立"三项机制",强化科学评价,完善按要素分配

1. 建立科学的考核评价机制 出台《重庆市公立医院及工作人员绩效考核指导意见》,以公益性为导向,设置两级考核指标,其中,一级指标 4 项,二级指标 18 项,指标涵盖患者满意度、预约挂号、分级诊疗、次均费用等,实行分层逐级考核,卫生健康行政部门负责对所属公立医院及主要负责人进行绩效考核,公立医院负责对本单位科室进行考核,科室负责对科室内工作人员进行绩效考核,日常考核和集中考核相结合,主管部门和第三方考核相结合,考核结果与单位绩效工资总量、个人薪酬挂钩。

2. 建立公立医院主要负责人激励约束机制 加强对公立医院负责人的职业化管理,激励引导公立医院主要负责人严格坚持公益性办院方向,提升服务水平,提高运行效率,推动公立医院健康持续发展,为人民群众提供安全、有效、方便、价廉的医疗服务。公立医院主要负责人的绩效工资水平控制在本院在编在职人员绩效工资人均水平的 3 倍以内,67 家试点医院主要负责人绩效工资确定的倍数在 2~3 倍。

3. 建立医院自主分配机制 公立医院在核定的绩效工资总量内,采取灵活多样的方式自主分配,比如设立超工作量奖励、加班(值班)补贴等项目,坚持劳动、知识、技术、管理等要素按贡献参与分配,着力体现医务人员超量劳动价值。部分试点医院制定"1+N"的绩效管理构架,包括 1 个总的绩效管理方案,以及运营绩效等 N 个具体项目,并根据医院发展、收支结余等调整分配比例。

(三)加强"三个保障",保障政策落地

1. 加强政策配套保障

(1)取消征收调节基金。明确试点医院不缴纳绩效工资调节基金,为试点医院"松绑",让医院在薪酬制度改革中轻装前行,每家试点医院每年减轻负担 200 万 ~400 万元。

(2)强化"三医联动"。在推进薪酬制度改革的同时,同步推进医疗服务价格、医保支付方式、财政投入等配套改革。在 2017 年、2019 年两次调整部分医疗服务价格共 2 281 项,把体现医务人员技术的项目大幅度提升。

2. 加强财政投入保障 优化财政投入政策,为改革所需经费提供保障。医疗服务价格调整同时改革财政投入方式,对取消药品加成后通过医疗服务价格调整补偿不足的单位,由财政补偿到 90%,保障了医院改革的积极性,为薪酬制度改革增强了动力。忠县实行院长目标年薪制,全额由财政保障。巴南区财政投资 12 亿元用于建设"三甲医院",同时承担 2 家试点公立医院养老保险单位缴纳部分的 50%,每个单位每年 500 余万元。

3. 加强人才激励保障 明确科技成果转化收益奖励、高层次人才激励性报酬、医务人员多点执业收入等 25 项不纳入单位绩效工资总量,并要求试点医院每年提取不低于 5‰ 的业务收入,作为高层次人才专项资金,用于向高层次人才发放奖励。

三、成果成效

(一)公立医院得到明显发展

1. 公立医院服务能力进一步提升 改革以来,67 家试点医院每年提取事业基金约 5 亿元,用于医院学科建设、人才培养引进等,为医院可持续发展奠定了基础。2017—2019年引进高层次人才430余名,开展新技术60余项。2019年医院门急诊和住院人次数较上年度增长3%~5%,整体服务能力不断提升。

2. 人力成本占比进一步优化　统计数据显示,试点医院人力成本占比均呈现增长趋势,第一批次2017年(6家公立医院)开始改革试点后,人力成本占比平均较试点前增长11.42%,平均达到37.23%;第二批次2018年(52家公立医院)开始改革试点后,人力成本占比平均较试点前增长5.89%,平均达到40.45%;第三批次2019年(9家公立医院)开始改革试点后,人力成本占比平均较试点前增长4%,平均达到38.65%。

人力成本占比的优化,主要得益于薪酬绩效制度的改革,医务人员因此获得了更多超额绩效奖励,这更好地体现了医务人员的服务价值和培养时间长、专业技能水平高的人力资本特征。

3. 医院可持续发展能力进一步增强　统计数据显示,第一批次6家试点医院事业基金提取比例平均为24.12%,第二批次52家试点医院事业基金提取比例平均为21.39%,第三批次9家试点医院事业基金提取比例平均为37.39%,积累医院发展资金,促进医院发展,如临床重点学(专)科数量较改革前增长12.36%、国家/市级人才数量较改革前增长16.52%,医院可持续发展能力得到增强。

同时,重庆市公立医院薪酬制度改革健全了试点医院绩效考核制度,促进了单位内部绩效考核。以精细化的科学绩效考核制度,科学设置重点考核指标,实行"三考核三挂钩"的绩效考核机制,提升了医院的内部自主分配权,促进了医院建立科学合理的内部考核机制和现代运营管理体系,增强了公立医院的可持续发展能力。

(二)医务人员获得感明显增强

调查数据显示,试点医院的医务人员人均年收入整体呈上升趋势。58家试点医院2018年人均年收入较2017年增长9.7%,非改革试点医院同期仅增长4.5%;其中4家市属试点医院人均年收入增长18.9%,非改革试点医院同期仅增长6.8%;54家区县试点医院人均年收入增长8.6%,非改革试点区县医院同期仅增长4.1%。以第一批加入薪酬改革试点的重庆市永川区中医院为例,改革前(2015—2017年)医务人员人均年收入增长额度平均为0.68万元;薪酬绩效改革(2017年)后,医务人员人均年收入增长速度加快,上升趋势明显,增长额达到2.3万元,增速达35.29%,且在2019年保持高额稳定增长。2015—2018年,重庆市渝北区人民医院医务人员人均收入增长额度呈下降趋势,在经过人事薪酬制度改革调整后(2018—2019年),该院人均年收入增长额度大幅上升,达到1.9万元。

(三)患者满意度明显提升

由于医改后科室的二次分配方案不再将绩效直接和个人业务创收金额挂钩,医生的行医行为更加规范,患者就诊费用有所降低,人民群众得到了实惠。对试点医院改革前后的次均住院费用、次均门急诊住院费用进行分析,发现改革前后相关费用没有出现大幅的波动。

各试点医院的次均住院费用增长率不断放缓。重庆市永川区中医院2017年人均住院费用增长率由22.93%降至−1.58%,后呈现波动下降趋势,2019年降至−4.73%;重庆市肿瘤医院从2017年的7.08%下降到2020年的−6.7%。到2020年,大部分试点医院人均住院费用的增长率低于重庆市公立医院平均增长率。

重庆市永川区中医院 2017 年改革后,次均门诊费用增长率由 16.48% 下降至 0.8%,并在 2018、2019、2020 年保持低速增长的稳定状态,平均增长率保持在 1.41%;重庆市肿瘤医院在 2018 年改革后增长率由 11.19% 下降至 5.9%,下降幅度较大。试点医院次均门诊费用增长率大多低于重庆市公立医院平均增长率,最优水平低于全市公立医院平均增长率 15.51 个百分点。

实施公立医院薪酬绩效改革的同时,医院积极开展了患者满意度和优质服务的考核工作,将考核结果与绩效挂钩,使医务人员从只关注个人工作内容,转变为更加关注患者感受,着力提高患者满意度。数据显示,患者满意度在人事薪酬制度改革后有上升趋势。酉阳土家族苗族自治县人民医院自 2017 年改革以来,患者满意度提高了 8.5%,重庆市公共卫生医疗救助中心患者满意度逐年稳步提升,到 2020 年末达到了 98.3%。其他各试点医院的患者满意度在改革后也呈现高位平稳上升的趋势。改革得到了患者的认可,也充分体现了公益性,促进了公立医院公益性回归。

综上所述,经过薪酬制度改革,医务人员收入水平提高,患者体验优化,社会效益明显,医院人才队伍建设增强,试点医院达到了患者满意、医者满意、医院满意的三方满意效果,改革成效显著。

四、经验总结

国家卫生健康委主管、国家卫生健康委人才交流中心主办的《中国卫生人才》杂志 2021 年第 4 期刊登了《创新"基础绩效"+ 超额绩效的分配模式分析》,《中国卫生》2021 年第 10 期刊载题为《用薪酬制度改革释放医院活力》的文章,推广重庆市公立医院薪酬制度改革实践经验。中共重庆市委全面深化改革委员会办公室《改革要情》第 11 期刊载《国家卫生健康委肯定重庆市公立医院薪酬制度改革做法》。新华社、《健康报》《重庆日报》等多家媒体报道先进经验。

(一)领导重视、部门配合是改革推进的重要保障

市委、市政府高度重视公立医院薪酬制度改革,市长亲自审定薪酬制度改革政策,成立了以重庆市人社局局长为组长的试点工作领导小组。部门协调联动至关重要,人社、财政、卫生健康三部门密切配合,通力合作。重庆市人社局把制定核心政策的权利交给卫生健康部门,并主动沟通协调政策。

(二)深入调研、充分论证是科学决策的根本前提

为精准制定公立医院薪酬制度改革试点政策,重庆市认真思考、广泛调研,2010 年开始就对医务人员的劳动时间、培养周期、职业风险以及医院的收入支出结构、人力成本占比、财政保障进行调查研究,撰写调研报告 20 余稿,全面对公立医院超额绩效占比作了较为精确的测算。调研测算市属和区县公立医院超额绩效占比在 50%~70% 之间,为制定试点政策提供了科学的依据和支撑。

(三)密切监测、分析研判是试点推进的关键环节

为确保试点政策落地,检验政策效果,重庆市卫生健康委建立了试点工作报告制度,实行月报。试点区县每月向市卫生健康委报送公立医院调查表、医院人员收入分配情况表、改革前后绩效工资情况分析表等监测数据,以便掌握试点情况,及时发现问题,及时纠正,给予预警,有效促进公立医院薪酬制度改革试点政策落地和完善。通过监测也发现了一些问题：如部分试点医院基础建设贴息,机关事业单位养老保险改革新增养老保险单位缴纳费用和提取高层次人才基金等,使单位收支结余缩水,降低了职工薪酬水平。监测发现的新情况、新问题为完善试点政策提出了新思考。

（四）结合实际、创新设计是改革落地的坚实基础

重庆市结合不同层级医院的不同情况,面上把握平衡、点上重点突破,注重整体受益原则,发挥示范带动作用,抓好几个创新点设计。一是突破"三个限制"优化薪酬结构,突破绩效封顶限制,推行"基础绩效＋超额绩效"的绩效工资模式,超额绩效水平不受当地事业单位收入水平倍数限制,主要依据医院业务发展、技术创新等核算绩效;突破绩效核定限制,5种考核结果等次分别对应不同超额绩效经费基数,以当年绩效考核情况核定当年总量,实行动态调整;突破超额绩效提取比例限制,对于改革试点前超额绩效提取比例已超过85%的公立医院,实行3年过渡期政策,确保职工收入水平不因改革政策而降低。二是建立"三项机制"强化公平可及。建立科学的考核评价机制,出台《重庆市公立医院及工作人员绩效考核指导意见》,设置两级考核指标并分层逐级考核,考核结果与单位绩效工资总量或个人薪酬挂钩;建立公立医院主要负责人激励约束机制,公立医院主要负责人绩效工资水平控制在本院在编在职人员绩效工资人均水平的3倍以内;建立医院自主分配机制,如设立超工作量奖励等项目,部分试点医院制定"1+N"的绩效管理构架。三是加强"三个保障"确保政策落地。加强政策配套保障,取消征收调节基金,同步推进医疗服务价格等配套改革;加强财政投入保障,对取消药品加成后通过医疗服务价格调整补偿不足的单位,由财政补偿到90%;加强人才激励保障,明确科技成果转化收益奖励等25项不纳入单位绩效工资总量,并要求试点医院每年提取不低于5‰的业务收入,作为高层次人才专项资金。

五、问题困难

2017年6月重庆市启动新一轮公立医院人事薪酬制度改革试点工作以来,在解决改革前存在的问题上取得了一定成效。但是,在全面深化公立医院人事薪酬制度改革进程中,仍然存在不少问题值得高度重视和有的放矢地加以解决。

（一）政策层面有待优化

1. 财政投入的力度与持续性不足　国家尚未出台"六项投入"的细化政策,地方财政的投入保障政策也未能对此进行探索细化。根据相关测算,在"六项投入"完全到位的情况下,政府财政补助应占公立医院总收入的28%左右,但目前我国公立医院政府财政投入占医院的总收入约为9%,上海市约为12%,而重庆市仅为8%左右,政府财政投入力度远远不足。各级财政部门在政策执行过程中确有实际困难,对公立医院基本建设、大型设备、学科发展、政策性亏损等方面的投入力度和持续性不足,给医院在改革发展、运营管理和公益性回归等方面带来了较大压力,亟待各方协调落实解决方案。

2. 改革推进的协调性与一致性不够　"三医联动"改革涉及的各部门沟通及协作力度不够,存在联而不动的情况。在医疗服务价格调整的部分,重庆市在2017年9月和2019年12月两次调整了医疗服务价格共2 281项,尚需调整的还有6 000余项,较其他省份相对滞后,对医院的医疗收入有所影响,间接影响了薪酬制度改革的效果;在医保支付改革部分的医保总额控费制度,当到达总额后,医院和医务人员的积极性下降,出现"推诿病人"的情况。医疗服务价格和医保制度方式改革需加强联动力度,积极出台配套措施,科学核定医疗服务定价,不断优化公立医院薪酬结构,为人事薪酬制度改革进一步腾出空间。

（二）运营层面有待完善

1. 医院经营自主造血能力参差不齐　重庆市的各级公立医院受资金投入、临床水平、运营效率等诸多方面的影响,实际经营状况具有较大的差距。目前重庆市公立医院改革之所以能取得较好的效果,最重要的原因是试点改革选取的单位都是经营较好的公立医院,它们有收支节余向员工发放超额绩效,并有能力担负15%的事业基金提取比例。部分经营状况和造血能力不佳的医院面对收不抵支的困境,难以享受薪酬改革的政策优势,缺乏主动改革的积极性。

2. 医院运营管理模式有待完善　一是公立医院管理体制存在"政事不分""管办不分"的问题,公立医院自治能力弱,决策权、人事权等受到上级行政管理部门的限制。由于权责不清,公立医院国有资产的完整与安全的保护职责主体划分不明确,难以实现国有资产的保值增值。二是探索构建现代医院管理制度和运营模式的改革进度缓慢,管理专业化、精细化、信息化建设有所欠缺,在战略规划管理、全面预算管理、绩效考核管理、市场监管管理、审计监督管理方面,东西部地区存在较大差距。

3. 医院管理能力和水平有待加强　一是公立医院管理者的管理能力和水平问题。公立医院管理者主要为一线转岗的临床医护人员,在管理知识结构和管理能力上有所欠缺。缺乏针对医院管理人员专门的标准或资质制度,针对医院管理人员的培养和培训不足,这都对公立医院的绩效管理水平提升造成了一定影响。二是公立医院公益性与运营效率难以兼顾的问题。公立医院改革和运营对医院核心管理团队而言是一系列多目标决策,其中的核心问题是如何权衡及兼顾医院公益性、运营效率及员工积极性,这对医院领导班子的政治素养和管理能力提出了较高的要求。三是医院管理粗放、运营成本较高的问题。在医院经营过程中,没有处理好增收与节支之间关系的问题,在医疗物资采购、运输、仓储、消耗方面缺乏对费用控制的有效办法,大多数医院仅停留在产出成本报表层次上,缺乏成本结果的细致分析应用。

4. 信息化建设和应用水平有待提升　一些公立医院的信息化建设水平较低,现有的软硬件设备建设情况无法支撑医院发展能级与水平。具体来说,一是大量数据输入依赖人工,必然存在数据延迟长、错误率高的问题,且大量重复和无效统计带来较大的人员压力;二是数据可视化水平低,医院经营核心指标无法实现实时反馈,重要数据的挖掘及利用率低,阻碍了医院运营效率的进一步提升;三是主管部门缺乏实时监测的大数据平台,亟须建设相关平台以提高对公立医院的重要指标和信息的监管水平。

（三）绩效管理有待加强

1. 对绩效管理认知不到位　公立医院虽已开展了绩效管理工作,但医院管理者和工作人员对绩效管理的认知过于片面,将绩效管理与考核相混淆,存在将强化绩效管理片面执行为强化考核的现象,缺乏动态过程。这种错误认知会影响医院内部形成良好的绩效管理氛围,形成错误的绩效管理认知。举例来说,绩效反馈需要消耗大量的管理资源并要求相当高的沟通技巧,因此在现阶段公立医院的绩效管理过程中,管理者往往忽视动态绩效评价和反馈计划。绩效动态评价体系的缺失导致管理者无法准确了解医院现阶段的发展出现的状况和自身优劣势,难以据此挖掘医院进一步发展的潜力;而绩效反馈的缺失则导致一线的科室和医务人员无法明确医院的战略目标和管理者期望,难以按照管理者期望和要求提升个人绩效。

2. 绩效管理指标的导向问题 一是在医院内部绩效考核指标中,公益性的考核指标较少,有的医院对人民群众急需且专业人才短缺的科室缺乏政策倾斜,无法体现公立医院回归公益性的核心目标;二是存在未将医院的战略规划目标和绩效管理相结合的情况,未对病种类型、病种难度、手术难度设置不同的考核指标和分配权重,对提高疑难杂症、急危重症诊治能力和新技术应用能力并在此基础上形成医院差异化特色、强化市场竞争能力的导向性较弱。

3. 绩效管理指标的科学性问题 一是公立医院绩效管理实践中,针对医务人员个人的绩效评价开展较少,医院绩效评价的多数指标与科室绩效挂钩,少数对医务人员的评价指标往往较为笼统,难以反映不同岗位不同人员的业绩贡献,也不能准确衡量工作质量、工作效率和工作效益;二是医院的部分科室存在大量非绩效类工作,现有分配方案无法全面体现这类必要工作中的劳动价值;三是绩效考核指标侧重于对结果的考核而忽视了过程要素,部分评价方式存在较大的主观性,对绩效管理质量有一定负面影响。

六、策略建议

(一)加强顶层设计,分级分类推进公立医院人事薪酬改革

为落实"两个允许",科学有序推进公立医院综合改革,需加强顶层设计,通过细化公立医院分类标准、制定针对性人事薪酬改革方案、探索精准化财政支持、建设循环型事业基金"蓄水池"等举措,分级分类推进公立医院人事薪酬制度改革。

1. 分级分类核定公立医院薪酬标准 我国现行公立医院分类标准众多。按照经营性质划分,公立医院是非营利性医疗机构;按医疗机构的规模等级划分,可分为三级医院、二级医院等;按公立医院所在地域层级划分,可分为城市公立医院和县级公立医院。这些分类方式很粗略,为进一步细化改革举措,建议根据公立医院自身发展方向与功能定位对其进行分类,如:综合性医院、专科医院、中医医院、公共卫生医院等。通过细化公立医院的分级分类,制订更加科学细化的人事薪酬制度改革措施,进而设计有针对性的人事薪酬改革指导意见及财政支持政策,对于保障各级各类公立医院的长期发展具有重要意义。从全省(市)公立医院人均薪酬水平与全省(市)基层医疗卫生机构人均收入水平的关系来看,横向对比,2020年,四川为1.63倍,重庆市为1.71倍;纵向对比,重庆市2016年是1.44倍,2020年为1.71倍。建议进一步配套推进综合医改有关分级诊疗、医疗资源均衡化等的改革,缓解医疗行业内部差距较大的现实问题,按照"限高托低"原则分级分类:低于基层医疗卫生机构绩效工资水平1.5倍(区县1.2倍)的增幅不受限制,1.5~3倍(区县1.2~2.5倍)之间的分类分档确定控制增幅,高于3倍(区县2.5倍)的暂不增核。

2. 制定针对性人事薪酬改革实施方案 按照习近平总书记"两个允许"的指示精神,公立医院收支结余资金的使用主要包括"事业发展"和"人员奖励"两大部分。重庆市公立医院改革试点期间的政策设计为:公立医院收支结余按不低于15%提取事业基金,积累医院发展资金,用于医院发展和防范风险;按不超过85%分配超额绩效,使医务人员酬劳体现其工作价值、超量劳动价值。在未来全面推进公立医院人事薪酬改革的过程中,建议不搞

"一刀切",而是按照细化后的公立医院分类标准,出台相应的人事薪酬改革指导意见,根据医院规模和服务性质的实际情况,结合试点改革的实际,创新设计"2+2"薪酬结构和水平确定方法,即:薪酬总量由基本薪酬和绩效薪酬构成;在此基础上,根据各公立医院实际,设立追加薪酬和奖励薪酬,不纳入薪酬总量基数。基本薪酬,主要体现基本保障,包括基本工资(岗位工资、薪级工资)、国家统一规定津贴补贴。绩效薪酬,主要体现工作业绩、实际贡献,包括基础绩效和超额绩效。基础绩效按照当地事业单位的统一水平核定;超额绩效综合考虑当地经济发展,医疗行业特点,医院财务状况、功能定位、工作量、服务质量、公益目标完成情况、成本控制、职业风险、绩效考核结果等综合因素动态核定。追加薪酬,主要体现对高层次人才、科技创新,以及应对重大突发公共卫生事件等特定对象、特定事项的激励,按照薪酬总量(基本薪酬 + 绩效薪酬)的 8%~15% 核定。奖励薪酬,主要体现落实"两个允许"要求的人员奖励,按照公立医院"医疗服务收入扣除成本并按规定提取各项基金后主要用于人员奖励"的要求,在控制幅度以内核定。

3. 探索精准化财政投入政策　《关于印发公立医院改革试点指导意见的通知》(卫医管发〔2010〕20 号)明确公立医院改革要"加大政府投入"。然而在实践过程中,一方面由于地方财政紧张,一方面由于公立医院自身具有"造血能力","六项投入"难以完全落实到位。全国 11 930 家(数据来源《2019 年我国卫生健康事业发展统计公报》)公立医院真实运营状况参差不齐,有的公立医院运营良好,有的公立医院举步维艰,难以满足人民群众看病就医的需求。因此,建议综合考虑地方财政状况与公立医院运营现状,对公立医院给予精准化财政支持。精准化财政投入在于对不同级别、不同分类的公立医院,综合考虑其整体收支情况、发展规划及功能定位、公益性等因素,适时适量、规范及时给予不同程度的财政补助,为推进公立医院改革提供保障。具体而言,对三级、二级公共卫生医院及二级中医院,应采取高档位财政支持,利用财政兜底,保障经营发展,保证公益性的可持续性,实现公立医院的社会功能,保障居民基本医疗卫生服务的公平可及;对三级、二级综合性医院及三级专科医院,在考虑其发展阶段与战略规划的基础上,进行精细化、差异化财政支持。

4. 建设循环型事业基金"蓄水池"　根据各级医院的隶属关系,由其地方主管卫生健康委主管牵头建立公立医院事业基金"蓄水池",通过设立重大突发事件专款专用、战略发展支持资金以及经营结余丰年补欠等管理办法,充分运用各级公立医院事业基金来解决自身发展过程中的个性化紧急问题。同时,进一步建立各级事业基金"蓄水池"间的应急流动机制,以实现各级事业基金"蓄水池"间的联动,最终建立起有出有进、各级联动的循环型事业基金"蓄水池",进一步提高公立医院可持续发展的能力。

(二)以公益性为导向,科学合理核定公立医院薪酬绩效总量

公立医院人事薪酬制度设计应坚持公益性原则,维护公立医院公益性质,以引导医院正确发展方向为重点,把追求社会效益、保障医疗服务质量和服务作为主要内容,努力实现公益性和积极性的统一。

1. 全面推进以公益性为导向的公立医院绩效考核　《中共中央 国务院关于深化医药卫生体制改革的意见》明确指出公立医院要体现社会公益性,以患者为中心,规范医疗服务行为,建立以医疗质量和服务工作量为核心的科学绩效管理体系。2019 年以来,以《国务院办公厅关于加强三级公立医院绩效考核工作的意见》(国办发〔2019〕4 号)和《关于加强二级公立医院绩效考核工作的通知》(国卫办医发〔2019〕23号)为指导,我国公立医院绩效考核工作逐步推进。建议主管部门在推进绩效考核时,高度重视对公立医院公益性指标的考核,如门诊患者平均预约诊疗率、门诊患者预约后平均等待时间、门诊次均费用增幅、住院次均费用增幅、公共信用综合评价等级、门诊患者满意度、住院患者满意度等指标,运用科学有效的考核方式,保证考核结果的真实性、可比性,健全以公益性为导向的绩效考核机制。

2. 进行公立医院公益性评级,结果作为核定医院薪酬绩效总量的依据　建议运用公立医院公益性考核结果和指标分析,对公立医院进行一年一次的公益性动态评级,并且将公益性指标考核结果与医院绩效总量发放比例核定直接挂钩。即在考虑医院类别、规模等基本情况差异的基础上,按照公益性指标考核结果将公立医院的公益性评级为优秀、良好、合格、不合格5个等级,按照层层递减的比例来核定发放医院绩效总量。对于公益性达到优秀级别的公立医院以高比例核定发放,对于公益性不合格的公立医院则以较低比例核定发放或不予发放。以公立医院公益性考核机制来引导医院员工努力提高医疗服务质量,达到满足人民群众基本医疗服务要求的效果,进一步凸显公立医院的社会职责。

(三)深耕信息化建设,推进公立医院人事薪酬精细化管理

随着我国经济社会的快速发展和科技的进步,行业主管部门和公立医院投入信息化建设已经具备了良好的基础,为实现人事薪酬精细化管理提供了有利条件。然而,公立医院信息化建设也存在着一些"不好用""不会用""不敢用"的问题。

1. 整合多层次多渠道信息系统,解决大数据"不好用"的问题　各公立医院应及时总结当前信息化建设现状,积极整合已建成的信息系统,如主管部门信息系统、医保信息系统、医院信息系统,着力解决信息孤岛的问题,实现各医疗板块信息交互、资源共享。新建系统要设定好建设标准,避免重复建设,降低开发成本,提高管理运行效率和科学决策水平。

2. 实现信息化向数字化转型,解决大数据"不会用"的问题　信息化建设人才不可或缺,各公立医院应建立和完善信息系统人才招聘和考核体系,吸引专业人员加入医院信息化建设队伍。医院运营人员及高层管理人员应积极重视信息化形成的大数据成果,深入挖掘大数据的隐藏价值,提炼有效信息反哺医院发展,实现信息化建设成果的有效转化。

3. 破除传统观念创新评价机制,解决大数据"不敢用"的问题　运用信息化管理手段,进行精细化的客观定量考核评价,是对传统主观定性考核评价的重大变革。考核评价方式的重大变革,势必对考核评价结果产生重大影响,在推进过程中也会遭遇人为的阻力。深耕信息化建设,不仅仅要解决技术的问题,也要解决思想认识的问题。因此,行政主管部门要加强对公立医院信息化建设的政策引导和结果运用,将医院信息化建设与医院绩效考核直接挂钩,增强激励效果。

(四)坚持可持续发展,建立公立医院领导班子激励约束机制

公立医院是由政府举办的医院,其根本性质是公益性,建立公立医院领导班子长期激励约束机制,是保障所有者利益和公益性,促进公立医院可持续发展的重要举措。建议公立医院领导班子的薪酬由基本薪酬、绩效薪酬、长期激励三部分组成。基本薪酬由国家规定的基本工资和津补贴组成,公立医院领导班子成员按月足额发放。绩效薪酬分为基础绩效和超额绩效两部分,基础绩效标准由当地人社部门制定,超额绩效在卫生健康主管部门核定的范围内根据医院绩效考核办法核算。公立医院领导班子超额绩效核算理论值的70%按月发放,30%纳入考核发放,作为公立医院领导班子长期激励。长期激励即公立医院领导班子超额绩效核算理论值的30%部分,按照先考核后兑现原则,采用延期支付方法,在年度考核结束后分三年平均支付,账户动态调整,任期结束、调离、退休后领导班子可申请账户全额发放。由上级主管部门制订公立医院领导班子长期激励发放"负面清单",对于违反相关规定的公立医院领导班子,依据"负面清单"核减或取消相关责任人的长期激励。

（王 玲 唐远航 张思国）

第八章 深圳市罗湖区创新紧密型医联体下人力资源管理体系与运行机制

2015年,深圳市以罗湖区作为试点进行医疗卫生服务体系改革,于8月20日成立深圳市罗湖医院集团(简称"集团"),整合罗湖区医疗资源,组建紧密型医联体,以推动医疗服务高质量发展,助力分级诊疗制度。为了实现区域内人力资源有序流动,提升基层服务能力,集团对医联体内人力资源管理体系进行改革,逐步构建适应紧密型医联体发展的人力资源管理体系。

一、深圳市罗湖医院集团基本情况

深圳市罗湖医院集团是由区人民医院、区中医院、区妇幼保健院、区慢性病防治院、区医养融合老年病医院5家区属医院,36家院办院管社康中心以及1个研究院共同组成一体化紧密型统一法定代表人的医院集团。集团创新现代医院管理制度,建立法人治理结构,实行理事会领导下的院长负责制,由区政府委托理事会对集团进行管理,理事会由外部理事和内部理事构成,负责重大决策,设置监事会负责对集团运营和理事会成员、集团管理团队履职的监督,区卫生健康局负责行业监管,集团负责管理运作,做到各司其职、管办分开。

集团下设医学检验、放射影像等14个资源中心和人力资源、财务等6个管理中心。集团现有床位1 941张,职工总人数达到5 270人。经过7年发展,医疗改革经验获得国家、省、市领导,卫生行政部门和国外知名专家的肯定,国家卫健委将深圳市罗湖医院集团作为紧密型城市医联体建设典范向全国推广。2018年世界卫生组织通报刊发"People-centered integrated care in urban China",详细描述了罗湖医改的核心行动领域及相应的实施策略,文章摘要被6种语言翻译,向全球展示,罗湖医改正式走入世界视野,成为国际上整合型卫生服务体系建设典范。

二、紧密型医联体人事改革的背景

(一)国家政策要求

为深化医改,推动医疗联合体改革模式,2017年4月国务院办公厅发布《关于推进医疗联合体建设和发展的指导意见》(国办发〔2017〕32号)指导各地进行医联体建设与发展;2017年7月,国务院办公厅印发《关于建立现代医院管理制度的指导意见》(国办发〔2017〕67号);2020年7月,国家卫生健康委、国家中医药管理局发布《关于印发医疗联合体管理办法(试行)的通知》(国卫医发〔2020〕13号)。三份文件均强调,医联体建设要健全人力资源管理制度,完善人员保障和激励制度,建立与医联体相适应的绩效考核机制,以实现医联体有效促进人力资源有序流动,提升基层医疗服务能力的改革目标。

（二）落实国家医疗改革目标的手段需要

国家卫生健康委员会、国家中医药管理局发布的《关于坚持以人民健康为中心推动医疗服务高质量发展的意见》(国卫医发〔2018〕29 号)从六个方面提出对医疗服务高质量发展的意见,明确调动医务人员积极性对推动高质量医疗服务的重要意义。医疗机构的人力资源管理建设是服务高质量发展建设工作的关键抓手。从宏观层面而言,医疗服务体系需要通过医联体建设和家庭医生工作,对区域医疗资源进行合理配置,推动分级诊疗,实现医疗模式的转变;从微观层面而言,需要从医疗体系各方面管理着手,对人力资源管理这一关键抓手进行制度改革,保证医联体区域内医疗人力资源实现整合、有序流动、有效下沉。

（三）实现紧密型医联体健康持续发展的关键

区域医疗资源分布不均是制约医联体发展的一大阻碍,其中人力资源配置的不平衡、不协调是最关键因素。因此,人力资源的整合在医联体发展过程中至关重要,盘活医联体内不同医疗机构间的人力资源,构建一个人员平稳、有序、高效流动的资源平台,是实现医联体健康持续发展的关键所在。集团成立后,在整合区域内人力资源过程中发现,影响人员流动的重要因素是现行公立医院的人力资源制度缺乏公平性,三级医院或公立大医院的待遇福利、工作环境及各项资源普遍优于基层医院,所以医务人才渴望往公立大医院流动,患者也一味寻求三甲医院的就诊机会,进一步拉大三级甲等医院与基层医院之间的差距,区域内医务人才无法得到合理利用,分层次就医的目标越来越难实现。因此,亟须建设符合紧密型医联体运行特点的人力资源管理体系,对人力资源体系进行改革创新,通过优化集团人力资源体系公平性和激励性,促进区域内人才资源有序流动。

三、主要做法

从组织架构上,集团建立人力资源中心,保证集团人力资源统一调配、自由流动。在人力资源管理具体举措上,集团主要从统一人才招聘、劳动关系、基本薪酬福利待遇结构、编制管理,建立人员流动机制,薪酬管理,人力共享,文化建设五个方面对人力资源管理体系进行了优化与创新,实现"同等"与"差异"有机结合。"同等"在于集团员工身份同等、基本待遇同等、学习与发展机会同等,为人员有序流动提供保障。"差异"在于集团人力资源体系向基层医疗、公共卫生和中医药等弱势方面倾斜,为提升基层服务能力和弱势学科建设给予支持。

（一）成立集团人力资源中心,构建集团人力资源管理体系

《医疗联合体管理办法（试行）》中明确要求医联体应按照精简、高效的原则,整合设置公共卫生、财务、人力资源、信息和后勤等管理中心。2015 年,为统筹人力资源调配、使用、共享,提高人力资源效能,深圳市罗湖医院集团成立时即组建了集团人力资源中心,开启紧密型医联体下人力资源管理改革的探索和实践。在组织架构设计方面,由集团人力资源中心负责统一管理集团员工招聘、人才引进、员工培训、职称聘任、人才认定、绩效考核、薪酬管理、人员调配等,从组织架构上保证集团人力资源统一调配、人员自由流动。在运行模式方面,集团人力资源中心具体功能包括五大模块,包括人才服务、工资福利、职称管理、绩效考核和综合服务,中心实行"垂直型"运行模式,由集团人力资源中心派驻工作人员到集团各成员单位开展具体工作,派驻的工作人员根据工作需要实行轮岗制。在职责分工方面,厘清集团人力资源中心与成员单位派驻人员职责：集团人力资源中心负责相关管理的顶层设计和建章立制，派驻工作人员负责落实集团人力资源系列管理制度，制订单位内具体实施细则，并且向集团人力资源中心给予用人反馈等。

（二）统一人员招聘

人才与医院发展规划的匹配性在很大程度上影响着医院的发展，努力提升人才选拔效果是集团人力资源中心努力的方向之一。在集团改革顶层设计方面提高医疗机构用人自主权，建立现代医院管理制度，实行理事会领导下的院长负责制，委托理事会行使重大事项决策权和管理权，理事会赋予集团较大的运营管理自主权，包括用人自主权。在具体的招聘工作方面打破传统、优化流程，中心成立后，打破原有由政府部门主导的招聘方式，由中心主导医联体内人员招聘工作，集团成员单位向中心提交岗位需求，中心完成后续系列招聘工作。以非在编人员招聘为例，首先由人力资源中心统一发布招聘信息、初筛、面试考核，进入试工环节时，由提出岗位需求的成员单位进行试工考核并将试工考核结果上报集团人力资源中心。与传统公立医院招聘流程相比，集团人力资源中心在统一人员招聘上简化流程，同时医疗机构的参与度显著提高，拟聘人员的岗位匹配度提升，医疗机构的用人自主权得到了保障。

（三）统一劳动关系

集团成立初期，员工继续与其在职的集团成员单位订立劳动关系，导致部分员工在集团内部调岗的意愿不高，这种"单位人"的身份一定程度阻碍了员工在集团内各医疗机构间的流动。为打破这种集团各医疗机构员工身份归属的壁垒，集团再次深化改革：集团所有员工均直接与集团订立劳动关系，员工在集团内部调岗时不需要重新签订劳动合同，从人事关系上实现"单位人"到"集团人"的转变，有效促进员工在集团各单位间自由流动。

（四）统一基本薪酬福利待遇结构

众多学者的研究表明员工对薪酬福利是否公平的感知与其工作绩效、积极性有着更为密切的关系。集团成员单位等级（三级、二级、一级）、性质（综合医院、妇幼保健院、中医院、老年病院）、运营状况等不同，集团成立初期虽然有集团层面的统筹，但各单位员工的基本薪酬和福利待遇依然存在差距，这种差距让员工感受到了不公平性，降低了人力资源在各医疗机构间有序流动的积极性。为破解上述难题，集团对员工的薪资结构进行了统一，所有员工的薪资由固定薪资与可变薪资两部分构成，对于固定薪资部分，集团按以岗定薪、岗变薪变、公平公正的原则，统一岗位标准，以此降低员工在集团内对比时产生的不公平感，在一定程度上打破人员流动壁垒。

（五）事业编制划归集团统一使用

根据《中共深圳市罗湖区委机构编制委员会关于区卫生健康局下属事业单位机构编制事项调整的通知》，罗湖区委机构编制委员会将集团所属医疗机构事业编制划归集团统一使用，实现了在编人员可以在集团自由流动，工资奖金福利纳入集团池管理，淡化单位身份，集团一体化管理，统一入职办理、档案管理。

（六）建立人员流动机制

分级诊疗是新时期我国医疗卫生体系改革的五项基本医疗卫生制度的重要内容，而要实现分级诊疗，患者、医疗资源的下沉是重点，努力实现医联体内优质人力资源下沉是紧密型医联体下人事制度改革的要点，也是医联体发展的关键。为实现这一目标，集团秉持岗位需要、结构优化、发挥专长的原则，建立人员流动机制，明确人员调动流程。集团人力资源中心制订了员工内部调岗管理办法,凡符合调岗条件的员工填写《罗湖医院集团内部员工调岗申请表》,提交人力资源中心审批通过后即可进行调岗,最大程度实现集团内人力资源的自由流动。

(七) 建立"差异的公平"人员薪酬管理制度

在人力资源合理共享、流动的背景下,努力提升员工的积极性是提高人力资源效能的关键,为此,集团提出实现员工薪酬体系"差异的公平"的改革目标,即在实现薪酬相对值公平的前提下,通过差异化组成部分向集团各阶段发展目标倾斜,服务、助力于集团可持续发展。这项改革主要针对"可变薪资"部分展开,即在统一员工薪资结构的基础上,建立差异化可变薪资。可变薪资主要体现为月绩效,根据集团发展目标和战略,除传统的考核指标(药占比、诊疗费等)外,还加入体现健康效果改善的考核指标(签约居民健康素养、重大疾病早筛和慢性病管理等),以此适应医疗工作由"治疗"转向"健康"为目标的改革趋势。

(八) 文化建设工作

习近平总书记在党的十九大报告中指出:"文化是一个国家、一个民族的灵魂。文化兴国运兴,文化强民族强。"文化建设对于医疗机构来说不仅是医院的精神内核与价值传承,在医院发展道路上还具有指向性作用。集团成立之初便确立了以"让居民少生病,少住院,少负担,看好病"为目标的核心文化价值观,并通过多项举措促进原本各自独立的成员单位对集团文化的认同和融合。人才招聘工作结束后,集团人力资源中心第一时间对新入职员工进行统一培训,培训内容包括集团文化的宣教,明确改革目标在集团员工从业过程中的指向性地位,增加集团员工对改革目标及模式的认同感,实现集团内人员文化整合与发展。除此之外,集团始终将健康文化的宣教放在十分重要的位置,对外坚持"以居民健康为中心",树立以人为本的医疗服务价值观,明确提出"做人、做医生、做良医"以及"做人、做护士、做天使"的价值理念,为患者提供高质量、有温度的医疗服务。对内开展多种形式活动,持续关注员工的身心健康,开展户外徒步、趣味运动会、篮球赛、心理健康咨询等活动关爱员工身心健康;举办医师节活动、护士节活动、三八活动月系列活动、传统节日活动等丰富员工精神生活;慰问关怀抗疫前线人员及其家属,切实解决医护工作者的后顾之忧。同时,集团针对强基层的战略目标,提出"我们都有家庭医生"的年度口号,开展向基层倾斜的"重基层"文化建设工作。集团在年度表彰中创新性设立"优秀全科医生"奖项,开展"罗湖区十佳家庭医生"评选活动等举措,既可以通过先进榜样将抽象的集团文化具象化,又有利于提高全科医生在集团内的地位,增强家庭医生的职业荣誉感和社会影响力,有效激发集团员工参与基层服务的能动性。

(九) 统一、高效调配人力资源,有效应对突发公共卫生事件

在新冠疫情防控特殊时期,为保障防控工作人员根据工作需要及时流动,人力资源中心建立特殊时期集团内人员调动流程,中心根据集团疫情防控工作领导小组决策意见制订人员调配方案并直接进行人员调配,压缩审批流程一步到位。为打好疫情防控持久战,中心提前建立一线医务人员后备库,做好后备力量储备,建立一线医务人员轮休制度,及时排查轮换因身体、心理等原因不适合继续在一线的医务人员,确保防控一线工作的质量和安全。

四、成效成果

(一) 人力资源结构优化

在七年改革历程中,经过有方向性的招聘、引进人才,集团人力资源结构不断发生变化。

经统计学分析,集团人力资源分布在年龄、学历和岗位构成上与改革初期相比差异具有统计学意义($P<0.001$),2019年集团人才队伍更为年轻化、学历层次更高、岗位构成更为合理(表4-8-1)。

表4-8-1　2015年和2019年集团人力资源构成分析

分类		2015年	2019年	统计值	
		构成比	构成比	χ^2值	P值
集团员工总数		100.00	100.00	—	—
学历构成	博士研究生	1.07	2.33	333.424	<0.001
	硕士研究生	7.37	12.76		
	本科	42.02	49.63		
	大专	29.39	27.90		
	中专	20.15	7.38		
年龄构成	25岁以下	7.16	11.98	104.321	<0.001
	25~34岁	41.31	45.13		
	35~50岁	37.23	34.10		
	50岁以上	14.30	8.79		
岗位构成	医生	31.30	30.19	81.427	<0.001
	护士	35.62	36.41		
	医技人员	11.75	13.39		
	行政人员	7.97	8.77		
	后勤人员	9.44	5.32		
	医辅人员	3.68	4.50		
	科研人员	0.23	1.43		

（二）人力效率提升

从集团层面分析,集团年度人均经济产出由2015年32.74万元增长至2019年44.12万元,提高了34.76%,而集团管理费用占比由2015年12.09%下降至2019年7.93%,下降了4.16个百分点;从医疗机构层面分析,集团内区属综合医院病床使用率由2015年79.53%上升至2019年87.95%,平均住院日由2015年8.72天下降至2019年7.29天;从集团独立资源中心层面分析,医学检验中心人均月工作量由2015年7 764件上升至2019年13 818件,人均每月经济产出由2015年12.16万元增长至2019年23.73万元。

（三）基层医疗服务能力显著提高

基层全科医生配置方面,2019年集团办社康中心拥有全科医生301名,与改革前相比数量增加了3.18倍,每万人口全科医生配置数增加了2.76名。基层诊疗量数据显示,2019年集团办社康中心诊疗量达199万人次,占集团总诊疗量的49.18%。与改革前相比,集团办社康中心诊疗量提升了 2.75 倍,其诊疗量占比上升了 29.92 个百分点。

(四)分级诊疗水到渠成

自 2017 年 8 月集团开始系统记录区域内医疗机构上下转诊情况,截至 2019 年,集团内累计上转 67 819 例,下转 68 179 例,下转多于上转。2017—2019 年月同比下转人次呈现逐年增加的趋势。

(五)集团专业综合实力得到稳步提升

2017 年 11 月,医联体牵头医院成功晋升为三级甲等综合医院;2021 年,集团中医院晋升为三级甲等中医院;2018 年,妇幼保健院晋级三级医院。集团牵头医院获批国家住院医师规范化培训全科专业基地、国家药物临床试验机构资格等国家级资质;获批深圳市 3 个重点学科(深圳市区属医院中获批数量最多)。经过快速发展,获得 1 项国家重点研发计划项目,41 项国家自然科学基金项目,国家自然科学基金项目数量位居深圳市所有医院前三名;现已成为同时具备辅助生殖、产前诊断、伽马刀、直线加速器、发射型计算机断层扫描仪(ECT)、达芬奇手术机器人的综合性医疗服务主体。

五、问题与困难

(一)缺乏医联体建设的配套政策

国家层面尽快出台促进医联体建设的配套政策,在医疗卫生领域的评审、考核等工作中认可集团模式和资源共享中心建设形式,包括各种检查(国家三级公立医院绩效考核、医院等级评审等)需承认成员单位与集团的关系,认可集团对成员单位的管理和管理文件等。除此之外,我国公立医院一直以来都是多委托人,基本建设和固定资产投资决策权由发改委负责,经费补助由财政部门负责,院长的任免由党的组织部门负责,医疗执业、技术的准入和监管由卫生部门负责,因此,除卫生行政管理部门外,上述相关政府部门对公立医院的管理也要兼顾紧密型医联体的特点。

(二)紧密型医联体下的人力资源管理缺乏指导,依赖探索前进

作为紧密型医联体探索的先进案例,集团人力资源管理既缺乏相关参考文件,更没有确定性的指导方案,需要自己去结合医联体的实际情况一步步摸索,也依赖于政府部门统筹政策规划和文件指引。

(三)多点执业制度不够完善

国家卫健委提出通过鼓励医生多点执业带动基层服务能力,推进分级诊疗制度,这本身可以促进医疗资源的下沉,而多点执业配套制度不够完善,这对医联体人力资源管理体系提出了新的挑战。

(四)互联网发展所带来的人力资源管理挑战

现代科技飞跃式的发展为人们信息沟通提供了巨大的便利,智慧医疗在新冠疫情期间也充分展现了"互联网 + 医疗"的优势,可以预见在未来的医疗工作中将会呈现更多的科技元素,将现代科技或信息化融入人力资源管理体系势在必行。

六、经验与建议

(一)明确医联体建设以人民健康为中心的终极目标

近年来医联体改革的实践表明医联体是整合资源、分级诊疗、解决多种矛盾的有效途

径,对提高医疗资源的可及性、公平性和利用率具有重要意义。各地区在进行医联体建设时,无论是采取横向整合,抑或是纵向整合,最重要的是要明确整合的目标,避免盲目整合和为完成行政指令而整合。《国家卫生计生委关于开展医疗联合体建设试点工作的指导意见》明确指出"开展医疗联合体建设,是整合区域内医疗资源,促进优质医疗资源下沉,提升基层医疗服务能力,完善医疗服务体系的重要举措。"在国家鼓励医联体建设的大背景下,各地在实践过程中尤其要明确资源整合是为了破解医疗供给侧的结构性错位难题,优化医疗资源配置,最终目标是实现人民健康,要坚决避免通过资源整合或医联体建设来打造"医疗航空母舰",避免大医院"虹吸""跑马圈地"。

(二)紧密型医联体人力资源管理的核心要点是实现"同等"与"差异"有机结合

"同等"即实现医务人员身份同等、基本待遇同等、学习与发展机会同等。如统一招聘,均与医联体建立劳动关系,成员单位间的流动由帮扶、合作转变为本职工作;统一医联体内基本工资、社保、工会福利等标准,保障职工在成员单位间的正常流动基本薪酬、福利待遇一致;统一医联体内培训、进修、职称评聘等标准,保障职工在不同成员单位内相同岗位的学习与发展机会基本相同。"差异"即建立向基本医疗、公共卫生和中医中药倾斜,符合医联体发展特色的激励政策。如建立与工作绩效、职称评定挂钩的绩效薪酬考核制度,实现"能者多得、多劳多得";提高基层全科医生和公共卫生医师的绩效待遇,鼓励专科医生转岗培训,推动优秀人力资源向基层医疗卫生机构下沉。

(三)为促进紧密型医联体真正落地,需制定适应其特点、与之配套的人事管理制度

重点改革内容应包括:一是建立扁平组织架构,整合原有资源成立人力资源管理中心,由中心派驻人员负责集团成员单位日常人事管理工作,明确集团人力资源管理中心和集团成员单位人事管理权限;二是分阶段统一集团各成员单位薪酬待遇标准;三是建立适合紧密型医联体的人员流动机制,充分发挥紧密型医联体优势;四是进行编制改革,编制统归集团调配使用;五是落实"允许医疗卫生机构突破现行事业单位工资调控水平,允许医疗服务收入扣除成本并按规定提取各项基金后主要用于人员奖励"要求,确保改革工作不影响医务人员薪酬水平;六是同步加强紧密型医联体文化建设,助力新制度落地实施。

(宫芳芳 林汉群 何栩如)

第九章　雄安新区卫生人才管理实践探索

一、基本情况

雄安新区是疏解北京非首都功能的集中承载地,是京津冀协同发展的关键节点,雄安新区医疗卫生领域的战略目标是打造全国医疗卫生服务模式创新发展示范区、"健康中国"战略实践样板区和临床医学科技研发创新高地。

雄安新区规划总面积 1 770 平方千米,现有人口 126 万人,雄县、容城县和安新县三县下辖 33 个乡镇,640 个行政村。新区共有医疗卫生机构 1 666 家:公立二级医疗机构 9 家,卫生机构 6 家,乡镇卫生院 33 家,村卫生室 1 043 所(其中 588 所纳入一体化管理),民营医疗机构 575 家(其中民营二级医院 3 家,一级及以下医疗机构 572 家)。共有医务人员 5 923 人,其中执业(助理)医师 2 904 人,注册护士 1 654 人,乡村医生 1 365 人,每千人口医师(助理)数为 2.3 人。医疗机构总床位数 3 762 张,其中公立二级医疗机构床位数 2 029 张,乡镇卫生院床位数 624 张,民营医疗机构床位数 1 109 张,每千人口床位数 2.9 张。雄安新区县级综合医院共有 3 家(不包括民营医院):容城县人民医院、安新县医院、雄县医院,均为二级甲等医院。3 家县级综合医院均为城镇职工、城乡居民医疗保险定点机构。

同时,雄安宣武医院作为北京援建新区"交钥匙"项目的重点工程,是新区优先建设的第一家综合医院。雄安宣武医院北京援建部分主体工程已封顶,规划建设 600 张床位,计划于 2023 年 9 月交付使用。新区投资部分主体结构已封顶,正在进行二次结构施工,规划建设 600 张床位,计划于 2024 年 9 月交付使用。容西片区 1 个社区卫生服务中心,容东片区 7 个、雄东片区 4 个社区卫生服务站已正式投入运营,启动区、容东片区、容西片区、雄东片区还有多个社区卫生服务站(中心)正在抓紧筹建中。

目前,新区医疗卫生工作仍然存在一定问题。一是机构设置不健全导致力量不足。新区在探索大部制的道路上,不断摸索前行,大部分地方设立的疾控中心、急救中心、卫生健康监督所等机构在新区尚未建立,新区管理力量不足;同时受限于新区建设时间,目前新区新建医院均未完工,只有原有三县医院(均为二级医院)作为新区医疗主力,医疗力量不足。二是卫生经费投入不足,配置相对匮乏,分配不均衡,与新区人民需求差距较大。2021 年新区每千人口医疗卫生机构床位数为 2.89 张,2020 年全国为 6.46 张,河北省为 5.92 张,北京为 6.03 张;北京市城镇职工平均每年每人医保基金是 7 000 元,而新区三县是 850 元,卫生资源配置水平差距明显。三是卫生技术人员相对缺乏,结构不合理,与群众期望差距较大。2021 年新区每千人口执业医师数为 2.43 人,2020 年全国为 2.9 人,北京为 4.92 人;2021 年新区每万人口全科医生数为 0.5 人,2020 年全国为 2.9 人,北京为 4.53 人。新区执业医师本科学历人数最多,其次为大专学历,研究生学历占比最低;中、初级人数居多;执业护士以大专学历为主,绝大多数为初级职称。公共卫生服务机构人员在学历、职称等方面亦呈现同样趋势,距国家标准尚有距离。

当前,新区已进入承接北京非首都功能疏解和建设同步推进的重要阶段,疏解单位陆续落户新区,征迁群众由村民转为市民,数十万雄安建设者奋战在建设一线,对医疗卫生机构和医务人员的需求日益增长,对医疗卫生服务提出了更高的要求。相关人才管理面临着由原有"县医院 - 乡镇卫生院 - 村卫生室"三级体系向"综合医院 - 社区卫生服务中心 - 社区卫生服务站"三级体系转变的局面。同时,新冠疫情自 2019 年底暴发后,如何做到医防融合,有效应对突发公共卫生事件,新区开始探索具有新区特色的卫生人员管理体系。

二、规划情况

为做好新区规划工作,先后有 60 多位院士、国内外 200 多个团队、3 500 多名专家和技术人员参与新区规划体系编制;以《河北雄安新区规划纲要》为统领,形成了以雄安新区总体规划、起步区控制性规划、启动区控制性详细规划及白洋淀生态环境治理和保护规划 4 个综合性规划为重点,26 个专项规划为基础支撑的"1+4+26"规划体系,为稳步承接北京非首都功能疏解,建设新区医疗卫生高地奠定坚实的基础。

2018 年 4 月 14 日,中共中央、国务院批准的《河北雄安新区规划纲要》为新区医疗卫生事业发展指明了方向。高标准配置医疗卫生资源。引进京津及国内外优质医疗资源,建设集临床服务、医疗教育、医学科研和成果转化于一体的医疗综合体;加快应急救援、全科、儿科、妇产科等领域建设,建设国际一流、国内领先的区域卫生应急体系和专科医院;全面打造 15 分钟基层医疗服务圈,基层医疗卫生机构标准化达标率 100%;加快新区全民健康信息平台建设,大力发展智能医疗,建设健康医疗大数据应用中心,构建体系完整、分工明确、功能互补、密切协作的医疗卫生服务体系。在医疗健康机构方面,重点承接高端医疗机构在雄安新区设立分院和研究中心,加强与国内知名医学研究机构合作。

《中共中央 国务院关于支持河北雄安新区全面深化改革和扩大开放的指导意见》提出赋予雄安新区更大的改革自主权,构建有利于增强对优质北京非首都功能吸引力、符合高质量发展要求和未来发展方向的制度体系。其中明确提出围绕建设"健康雄安",优化医疗卫生服务组织和供应模式,建立健全现代医院管理制度,探索建立高度共享、优质高效的整合型医疗卫生服务体系。

26 个专项规划中的《河北雄安新区起步区医疗卫生服务体系专项规划》进一步细化了医疗卫生事业发展的原则目标和路径。按照健康为本、服务大局,全员覆盖、优质高效,整体筹划、重点突破,政府主导、多元驱动,坚持创新、注重效率的原则,持续推动起步区医疗卫生事业发展。

三、主要做法

新区创新规划建设"五个一体化"的医疗卫生共同体模式。

1. 防治一体化　坚持预防为主,防治结合,将临床医疗、疾病预防、健康管理、康养康复等有机融为一体,在综合医院设置公共卫生服务部,在社区卫生服务中心设置公共卫生服务科,构建全病程管理、防治养一体的特色医疗卫生服务体系。

2. 区域一体化　以综合医院为龙头,社区卫生服务中心为枢纽,社区卫生服务站为基点,整合所在区域的公共卫生服务部、急救中心,构建新型整合式医疗共同体。

3. 线上线下一体化 运用互联网、大数据、人工智能等信息技术拓展医疗服务空间和内容,实现医疗资源上下贯通、信息互通共享、业务高效协同,构建覆盖诊前、诊中、诊后的线上线下一体化医疗服务模式和有序的分级诊疗格局。

4. 人员管理一体化 对区域内人员实行统一管理、统一调配、合理轮换,综合医院专科医生定期到基层出诊,实现优质医疗资源下沉,基层医生定期到综合医院进修学习,不断提高基层医疗技术水平;推行岗位管理,采用社会化引人用人方式,建立面向人力资源市场、体现知识价值的薪酬激励机制。

5. 医教研一体化 创建一流综合性临床教学医院,医疗是中心,教学是关键,科研是内核,三者互为条件、相互促进,打造医教研一体的国家级医疗救治中心和医师培训管理中心。建设一批临床重点学科和重点实验室,发展精准医学,注重医工结合,强化多学科诊疗,开展临床重大疾病防治应用研究和国际前沿技术研究。

"五个一体化"对新区医疗卫生体系构建指明了方向。2022年5月14日,新区管理委员会印发文件,明确提出建设防治一体化、区域一体化、线上线下一体化、人员管理一体化、医教研一体化"五个一体化"的整合型医疗卫生共同体,促进优质医疗资源下沉,强化基层医疗卫生建设,落实分级诊疗制度,实现医疗服务均质化。在人员管理方面,防治一体化体现在医疗功能与公共卫生功能的有机融合,综合医院设置公共卫生服务部,社区卫生服务中心设置公共卫生服务科,社区卫生服务站设置公共卫生服务岗,建立防治一体化的三级体系。

2020年10月3日,河北省委编办正式批复雄安宣武医院人员岗位控制数2606个(含260个公共卫生岗),为下一步人员岗位设置明确了方向。人员管理一体化体现在编制周转池制度。围绕加强医疗卫生人才队伍建设,强化医疗卫生公益属性,创新机构编制管理,按照"总量控制、空编集中、统筹周转、按需使用"的原则,建立编制周转池。新区探索建立卫生人力资源库,实行行业组织管理,根据用人控制数,卫生技术人员在医共体范围内自由流动,在不同类型的医疗机构接受不同的薪酬政策和绩效考核管理,实现"统一身份、统一社保、优质优酬",促进卫生行业内部、医疗卫生体系内人才竞争和自由流动,极大地释放人才队伍潜力,激发人才队伍活力。

在此过程中,首都医科大学宣武医院的无私帮助起到了巨大作用。一是经与首都医科大学宣武医院沟通,新区将启动区内的社区卫生服务中心和社区卫生服务站,一并委托首都医科大学宣武医院运营,全部纳入雄安宣武医院进行一体化管理。初步考虑基层医疗卫生机构按照基层医疗卫生机构核算办法,医院按照医院核算办法,每年预算经费由新区划拨给雄安宣武医院。雄安宣武医院进行统一管理,制定相应激励政策,促进优质医疗资源下沉,鼓励优秀高水平医务人员主动到基层去,保证公共卫生人才薪酬不低于医疗救治人才,探索医保经费打包支付等措施,真正实现医疗卫生人员管理一体化、疾病防治一体化,把疾病预防工作落到实处。二是从2018年,首都医科大学宣武医院对口帮扶容城县人民医院,帮扶心内科、神经内科、神经外科3个科室,共计开展手术150例,查房1000人次,会诊350人次,门诊1600人次,转诊14人次,积极开展急性脑梗死患者静脉溶栓、数字化全脑血管造影术、左束支区域起搏等新技术,帮助相关科室迅速提升医疗服务能力,填补县域心内科、神经内科、神经外科领域医疗空白,为新区的建设提供优质的医疗保障。

四、成果成效

按照建设时序,医疗卫生机构建成一个、交付一个、运营一个,新区开展了多场人员招聘活动,初步建立了一批人才队伍。在一体化人员管理政策精神的指导下,雄安宣武医院首批招聘的医院筹备专班工作人员已经到岗,正在开展第二批 466 名医务人员招聘的报名工作。在人才类别上,坚持医疗救治人才和公共卫生人才同步筹划、同步招聘、同步培训,从源头上实现医防有机融合。容东片区 14 个社区卫生服务站、雄东片区 4 个社区卫生服务站、容西片区社区卫生服务中心工作人员已经招聘完毕,人员培训后上岗工作。一是为当地群众提供了便捷可靠的医疗卫生服务,促进了群众从村民向市民身份的转变,有力提升了群众的幸福感和获得感。二是自下而上地构建医疗卫生服务体系。各医疗卫生单位基于自身特点,建设时序并不一致,基层医疗卫生机构率先建成、率先运营、率先服务。新区结合当地实际,统筹谋划,结合当地群众回迁时序,开展人员招聘,从基层起步,从健康档案入手,自下而上建立医疗卫生服务体系。三是形成了选人用人的正确导向,通过各社区卫生服务站选人用人实践,坚持总量控制、按劳分配、多劳多得、优绩优酬的原则,定量考核与定性考核相结合,实绩分析与群众公认相结合,全面、客观、准确评价医疗卫生机构工作开展情况,将考核结果与绩效工资挂钩,充分调动各社区卫生服务站积极性,同时各站采取了多种方式自主分配,充分体现服务、技术、管理等要素的价值,合理拉开收入差距,避免平均主义,调动人员积极性,形成积极向上的总体氛围。

五、经验总结

新区的一体化人员管理政策,是新区推行"五个一体化"的整合型医疗共同体的有机组成部分。为有效解决传统医疗体系的医疗卫生资源配置不均衡、基层医疗卫生力量薄弱、重医疗救治轻疾病预防等问题,探索了新路径。新区以综合医院为龙头,立足自身发展,推行防治一体化、区域一体化、线上线下一体化、人员管理一体化、医教研一体化,建设整合型医疗共同体,辐射带动区域医疗卫生机构共同发展,有序整合组团内公立医疗卫生机构,使组团内各片区医疗卫生服务体系有序衔接,形成"基层首诊、双向转诊、急慢分治、上下联动"的分级诊疗模式,推动各类医疗卫生机构资源共享、联动发展,实现资源配置效益最大化和效率最优化,落实分级诊疗制度,达到同质化水平,建立通畅无缝隙的双向转诊制度,使患者就医合理有序,医疗资源充分利用。其中科学合理的一体化人员管理政策是关键。通过"统一身份、统一社保、优质优酬",打破了限制人才流动发展的桎梏,充分释放人才发展潜力,激发队伍活力;以人员管理为突破口,带动多方面管理运营一体化,为新区人民提供"同质化"的医疗卫生服务,有力保障人民群众生命健康安全。

六、问题困难

新区在推行医疗卫生体系一体化人员管理政策过程中,医疗卫生体系具备分层分级的特点,不同层级医疗卫生机构人员薪酬水平、来源渠道不同,给统筹调度使用人员带来了一定阻力。根据《医院财务制度》(财社〔2010〕306 号),国家对医院实行"核定收支、定项补助、超支不补、结余按规定使用"的预算管理办法。根据《基层医疗卫生机构财务制度》(财社〔2010〕307 号),政府对基层医疗卫生机构实行"核定任务、核定收支、绩效考核补助、超支不补、结余按规定使用"的预算管理办法。由于医院和基层医疗卫生机构定位不同、功能不同、服务内容不同、收入水平不同,不同层级人员薪酬水平存在差距,更多工作人员愿意在医院工作,不愿意在基层医疗卫生机构工作。

七、策略建议

总结雄安新区卫生人才管理政策探索实施的过程,提出三条建议。

1. 建议加强顶层设计,统筹谋划　推动人员管理一体化,涉及编制、录用、晋升、职称等多个方面,关系到财务管理、绩效考核、组织管理等多个层面,牵一发而动全身,必须有全面而强大的顶层设计,有领导的大力支持。同时建立相关部门共同参与的协调推进机制,结合当地实际,切实增强责任感、紧迫感,以对人民健康高度负责任的态度进行统一谋划,层层压实责任,形成强大的推动合力,推进工作有序开展。

2. 建议政策体系设计上要兼顾原则性和灵活性　卫生人员管理一体化是一项新生的探索,探索过程中会不断出现新的问题,在明确坚持"公平公益优先,兼顾效率效益"原则,按照"公益化、实体化、一体化"方向的基础上,可以预留余地,保证政策的灵活性,例如建立卫生人力资源库,根据实际需求,灵活调度人员。

3. 建议建立监测评价反馈机制　鉴于卫生人员一体化管理是创新举措,要对政策体系和各项任务部署落实情况进行自查、检查,推进全方位、全周期、多部门联动的监管评估,跟进人员管理工作进展情况,及时解决改革发展中遇到的各类问题,同时适时邀请第三方开展评估,依托知名专家决策咨询团队,围绕人员管理改革发展,建立健全监测评价机制,完善创新决策评估体系,确保人员管理发展的各项举措有序推进。对于发现的问题和错误,要有纠错机制,及时根据系统内外、人民群众反映的问题,坚持问题导向,深挖问题根源,切实解决实际问题。

卫生人才管理探索与实践永远在路上,雄安新区将始终坚持党管人才的原则,强化党委统一领导,树立卫生人才可持续发展理念,树立强烈的人才意识,用求贤若渴的爱才之心、伯乐相马的识才之智、海纳百川的容才之量、知人善任的用人之术,关心人才、发现人才、培养人才、集聚人才、服务人才,最大限度地把优秀人才集聚到新区卫生健康事业中来,进一步营造全社会都关心、支持卫生人才发展的浓厚氛围,奋力实现群贤毕至、人才辈出、人尽其才的新局面。

（董国庆　宋益平　南沐辰）

参考文献

［1］张新庆.中国医务人员从业状况调查报告（2018）［M］.北京：中国科学技术出版社，2019.

［2］国家卫生健康委统计信息中心.全国第六次卫生服务统计调查专题报告（第二辑）［M］.北京：中国协和医科大学出版社，2021.

［3］蒋蓉,朱佳文,邵蓉.我国31个省份执业药师继续教育管理与实施方式比较研究［J］.中国药房,2022,33（15）：1887-1892.

［4］刘燕莉,王勇.日本药师持续职业发展模式及其启示［J］.中国药房,2022,33（7）：885-890.

［5］蒋蓉,丁瑞琳,邵蓉.美国执业药师继续教育课程和实施管理体系对我国的启示［J］.中国药房,2021,32（15）：1800-1804.

［6］陆超,田侃,喻小勇,等.药师管理主体及监管制度研究［J］.卫生经济研究,2021,38（8）：16-18.

［7］杨庆,李树祥,刘会胜,等.澳大利亚药师继续职业发展模式及其启示［J］.中国医院药学杂志,2020,40（13）：1491-1494.

［8］何颖,于晓江,郑建武,等.新形势下医学实验技术队伍的现状调查及发展建议［J］.医学教育研究与实践,2020,28（4）：682-684.

［9］蔡蓓,粟军,王兰兰.四川大学华西医院高级住院检验技师培训实践及毕业后能力评估的研究［J］.华西医学,2020,35（12）：1527-1530.

［10］郑军,易乐欣,金宇飚,等.病理技术在精准医疗时代下的实践操作［J］.临床与实验病理学杂志,2021,37（4）：485-486.

［11］胡志坚,高志亮,卢敏,等.试论检验医学队伍的规范化建设：从事检验医学技术需要执业资格认定［J］.实验与检验医学,2009,27（3）：306-307.

［12］沈晓勇,汪启东,邓春兰,等.医学影像技师规范化培养模式的探索与实践［J］.中华高等医学教育,2021（6）：18-19.

［13］彭朋,李敏,蒋涛.医学影像技师的继续教育培养模式探索［J］.当代医学,2018,24（17）：179-181.

［14］国家卫生健康委员会.中国卫生健康统计年鉴（2020）［M］.北京：中国协和医科大学出版社,2020.

［15］FREHYWOT S, MULLAN F, PAYNE P W, et al. Compulsory service programmes for recruiting health workers in remote and rural areas: do they work?［J］. Bulletin of the World Health Organization, 2010, 88（5）: 364-370.

［16］WILSON N W, COUPER I D, De VRIES E, et al. A critical review ofinterventions to redress the inequitable distribution of healthcare professionals to rural and remote areas[J]. Rural Remote Health, 2009, 9(2): 1060.

[17] 刘晓云. 农村地区吸引和稳定卫生人员研究的理论框架[J]. 中国卫生政策研究, 2011, 4(5): 11-15.

[18] 刘晓云, 窦丽霞. 离散选择模型在卫生人力政策研究中的应用[J]. 中国卫生政策研究, 2011, 4(8): 24-28.

[19] CHENG T C, SCOTT A, JEON S H, et al. What factors influence the earnings of GPs and medical specialists in Australia? Evidence from the MABEL survey[J]. Health Economics, 2012, 21(11): 1300-1317.

[20] 胡薇, 马赛, 翟铁民, 等. 突发重大公共卫生事件后基层医疗卫生服务体系的发展研究[J]. 中国卫生经济, 2022, 41(4): 59-62.

[21] 管德坤, 孙自学. 我国公共卫生复合型人才培养策略探讨[J]. 中国医院, 2022, 26(1): 69-70.

[22] 林小丹, 徐碧霞, 王冬, 等. 我国专业公共卫生机构人力资源分布特征及预测分析[J]. 中国卫生事业管理, 2021, 38(12): 904-908.

[23] 屈伟, 陈浩, 郑琪, 等. 医防融合视域下基层公共卫生人才队伍的建设与发展[J]. 中国卫生事业管理, 2021, 38(11): 839-843.

[24] 董昊裕, 孙宏鹏. 后疫情时代我国公共卫生学科建设与发展研究[J]. 医学与社会, 2021, 34(9): 116-120.

[25] 何鸿, 屈伟, 廖礼奎, 等. 新形势下基层公共卫生人才发展现状与对策研究[J]. 中国卫生事业管理, 2021, 38(5): 357-361.

[26] 李洁. 从"制度"到"生活": 新中国70年来公共卫生政策演变[J]. 中国公共卫生, 2019, 35(10): 1281-1284.

[27] ANSBACHER H L. The history of the leaderless group discussion technique[J]. Psychological Bulletin, 1951, 48(5): 383.

[28] ARTHUR W, GLAZE R M, VILLADO A J. Unproctored internet-based tests of cognitive ability and ersonality: Magnitude of cheating and response distortion[J]. Industrial and Organizational Psychology, 2009, 2(1): 39.

[29] BEMIS S E. Occupational validity of the general aptitude test battery[J]. Journal of Applied Psychology, 1968, 52(3): 240.

[30] BERRY C M, CLARK M A, McCLURE T K. Racial/ethnic differences in the criterion-related validity of cognitive ability tests: A qualitative and quantitative review[J]. Journal of Applied Psychology, 2011, 96(5): 881.

[31] BIRKELAND S A, MANSON T M, KISAMORE J L, et al. A Meta-analytic investigation of job applicant faking on personality measures[J]. International Journal of Selection and Assessment, 2006, 14(4): 317-335.

[32] DIGMAN J M. Personality structure: Emergence of the five-factor model[J]. Annual Review of Psychology, 1990, 41(1): 417-440.

[33] ELY R J, THOMAS DA. Cultural diversity at work: The effects of diversity perspectives on

work group processes and outcomes [J]. Administrative Science Quarterly, 2001, 46 (2): 229-273.

[34] FAN J, GAO D, CARROLL S A, et al. Testing the efficacy of a new procedure for reducing faking on personality tests within selection contexts [J]. Journal of Applied Psychology, 2012, 97 (4): 866.

[35] GOFFIN R D, CHRISTIANSEN N D. Correcting personality tests for faking: A review of popular personality tests and an initial survey of researchers [J]. International Journal of Selection and Assessment, 2003, 11 (4): 340-344.

[36] GOTTFREDSON L S. Mainstream science on intelligence: An editorial with 52 signatories, history, and bibliography [J]. Intelligence, 1997, 24 (1): 13-23.

[37] HARRELL T W. Some history of the Army General Classification Test [J]. Journal of Applied Psychology, 1992, 77 (6): 875.

[38] JOINER D A. International Task Force on Assessment Center Guidelines. Guidelines and ethical considerations for assessment center operations [J]. Public Personnel Management, 2000, 29: 315-331.

[39] JUDGE T A, KLINGER R L, SIMON L S. Time is on my side: time, general mental ability, human capital, and extrinsic career success [J]. Journal of Applied Psychology, 2010, 95 (1): 92.

[40] LE H, SCHMIDT F L. Correcting for indirect range restriction in meta-analysis: Testing a new meta-analytic procedure [J]. Psychological Methods, 2006, 11 (4): 416-438.

[41] McCLELLAND D C. Testing for competence rather than for intelligence [J]. American Psychologist, 1973, (28): 1-14.

[42] ROTH P L, SWITZER F M, Van IDDEKINGE C H, et al. Toward better meta-analytic matrices: How input values can affect research conclusions in human resource management simulations [J]. Personnel Psychology, 2011, 64 (4): 899-935.

[43] SCHMIDT F L, HUNTER J E. The validity and utility of selection methods in personnel psychology: Practical and theoretical implications of 85 years of research findings [J]. Psychological Bulletin, 1998, 124 (2): 262.

[44] TIPPINS N. Internet alternatives to traditional proctored testing: Where are we now? [J]. Industrial and Organizational Psychology, 2009, 2 (1): 2.

[45] Van HOOFT E AJ, BORN M P. Intentional response distortion on personality tests: using eye-tracking to understand response processes when faking [J]. Journal of Applied Psychology, 2012, 97 (2): 301.

[46] WEINER J A, MORRISON J D. Unproctored online testing: Environmental conditions and validity [J]. Industrial and Organizational Psychology, 2009, 2 (1): 27-30.

[47] XU Y, LI Y, DING W, et al. Controlled versus automatic processes: Which is dominant to safety? The moderating effect of inhibitory control [J]. PLoS One, 2014, 9 (2): e87881.

[48] RUPP D E, HOFFMAN B J, BISCHOF D, et al. Guidelines and ethical considerations for assessment center operations [J]. Journal of Management, 2015, 41 (4): 1244-1273.

［49］GAUGLER B B, ROSENTHAL D B, THORNTON G C, et al. Meta-analysis of assessment center validity［J］. Journal of Applied Psychology, 1987, 72（3）: 493.

［50］PEARLMAN K, SCHMIDT F L, HUNTER J E. Validity generalization results for tests used to predict job proficiency and training success in clerical occupations［J］. Journal of Applied Psychology, 1980, 65（4）: 373-406.

［51］KRISTOF A L, ZIMMERMAN R D, JOHNSON E C. Consequences of individuals' fit at work: A meta-analysis of person-job, person-organization, person-group, and person-supervisor fit［J］. Personnel Psychology, 2005, 58（2）: 281-342.

［52］RESICK C J, BALTES B B, SHANTZ C W. Person-organization fit and work-related attitudes and decisions: examining interactive effects with job fit and conscientiousness［J］. Journal of Applied Psychology, 2007, 92（5）: 1446-1455.

［53］蔡平川. 建立浙江省社会化人才测评体系研究［D］. 杭州: 浙江工业大学, 2005.

［54］封铁英. 科技人才评价现状与评价方法的选择和创新［J］. 科研管理, 2007（S1）: 30-34.

［55］高阳. 空军总医院的后备干部遴选之路［J］. 中国卫生人才, 2010,（6）: 27-29.

［56］李峰, 方素珍. 卫生机构管理者岗位胜任力［M］. 北京: 人民卫生出版社, 2007.

［57］黎光明, 张敏强, 张文怡. 人事测评中的概化理论应用［J］. 心理科学进展, 2013, 21（1）: 166-174.

［58］李思宏, 罗瑾琏, 田瑞雪. 科技人才评价与选拔体系构建思路［J］. 科技进步与对策, 2009, 26（14）: 148-150.

［59］唐宁玉. 人事测评理论与方法［M］. 大连: 东北财经大学出版社, 2016.

［60］苏永华. 论现代人才测评的范畴、功能及其作用［J］. 人类工效学, 1999（2）: 30-33.

［61］郑日昌. 心理测量与测验［M］. 北京: 中国人民大学出版社, 2008.

［62］谢小庆. "科举"中的"科学": 国家公务员录用考试中的能力考试［J］. 百科知识, 1995（11）: 33-34.

［63］王永芳, 王永丽, 李博. 科主任胜任力模型与绩效关系研究［J］. 现代医院, 2009, 9（5）: 3-5.

［64］张爱卿. 人才测评［M］. 2版. 北京: 中国人民大学出版社, 2010.

［65］王垒, 施俊琦, 童佳瑾. 实用心理与人事测量［M］. 北京: 北京大学出版社, 2008.

［66］梁镇, 刘岩. 我国人才测评技术发展现状分析［J］. 商业研究, 2002（2）: 35-37.

［67］许铎. 履历分析测评技术在选拔招聘人才中的应用［J］. 中国人力资源开发, 2002（10）: 31-34.

［68］李育辉, 唐子玉, 金盼婷, 等. 淘汰还是进阶? 大数据背景下传统人才测评技术的突破之路［J］. 中国人力资源开发, 2019, 36（8）: 6-17.

［69］李妍霏. 人工智能助力企业人才选拔数字化变革［J］. 中国国情国力, 2020（4）: 12-15.

［70］鹿雪莹, 张柳柳, 刘守军. 中日两国大学入学考试制度及影响的对比研究［J］. 高教学刊, 2020（33）: 11-14.

［71］教育部考试中心. 中国高考评价体系［M］. 北京: 人民教育出版社, 2020.

［72］郝志华. 成人高考招生考试制度创新研究［J］. 山西青年, 2020（6）: 219.

［73］仲海宁,王艳.自学考试与成人高等教育统筹改革研究［J］.成人教育,2017,37（1）：70-73.

［74］齐学进.住院医师规范化培训制度安排和要求［J］.中国毕业后医学教育,2021,5（6）：488-492.

［75］高鹏,方才妹,於莎莎,等.美国住院医师招收匹配计划简介与借鉴［J］.中国毕业后医学教育,2022,6（1）：88-91.

［76］张蕾,郭姣,陈声宇.护士执业资格考试回顾发展与思考［J］.中国卫生人才,2011（6）：68-69.

［77］劳动和社会保障部培训就业司,劳动和社会保障部职业技能鉴定中心.国家职业技能鉴定教程［M］.北京：现代教育出版社,2009.

［78］李雪、崔文娟.浅谈信息化条件下卫生人才队伍建设［J］.中国卫生人才2010（8）：54-55.

［79］王雪凝.浅谈卫生专业技术人员职称制度改革［J］.中国卫生人才,2017（3）：72-76.

［80］边际.考试的起源和考试的缘起［J］.中国考试,2006（3）：1.

［81］廖平胜.人类考试千年论争的现实解读［R］.武汉：2006.

［82］漆书青.现代测量理论在考试中的应用［M］.武汉：华中师范大学出版社,2003.

［83］魏华林,陈声宇.计算机自适应测验在美国护士执照考试中的应用［J］.考试研究,2020（3）：99-105.